眼科 インフォームド・コンセント
ダウンロードして渡せる説明シート

Webから全項目をPDFでダウンロードできる！

下村嘉一　**監修**　近畿大学 名誉教授
國吉一樹　**編著**　近畿大学医学部眼科学教室 講師

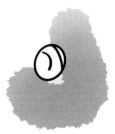

金芳堂

本書のご利用にあたって

　本書は、臨床の現場でインフォームド・コンセントを行う際に、患者さんに「そのまま渡せる説明用資料」を目標に制作されたものです。

　本書の各項目は、PDFファイルでダウンロードしていただけるようになっておりますので（※）、病気や検査・手術内容の説明に適宜ご利用ください。

　ただし、本書の説明は一般的な事例を主な対象としており、患者さんの病状により、その症状や対処方法、治療方針、合併症の発生率には大きな違いがあります。また、医療施設や主治医により治療方法、治療方針の優先順位やその合併症の発生率に対する認識には違いがあります。

　したがって、個々の患者さんの病状や、各医療施設の基本方針、その治療成績を鑑みて、本書の説明を補足・訂正し、お渡しになる医師や医療施設の責任のもとにご利用くださいますようお願いいたします。

　なお、不測の事態を含む本書を使用した際の結果については、著者ならびに出版社はその責を負いかねます。

※「ダウンロードして渡せる説明シート」のご案内

PDFのダウンロード方法については、裏表紙の見返しに説明がございます。

- 本書の各項目（全項目）をPDFファイルでダウンロードしてご利用いただけます。
- PDFファイルでは、掲載写真・図版の一部をカラーにしています。
- ご利用は本書ご購入の読者に限られます。
- 利用上の留意点をよくお確かめのうえご利用ください。

はじめに

　病院に行くことが好きな人はいないでしょう。恐る恐る行った病院で、聞いたことのない病名をいきなり言われても、戸惑うだけでしょう。担当医が良い先生で、丁寧に説明してくれ、その場ではよくわかったつもりでも、家に帰ればその中で一番ショックだった一言しか思い出せません。先生にこう言われたと家族に説明しても、息子や娘には「ちゃんと話を聞いてない」と怒られるばかりです。

　この本は、私たちが日常の診療で10年以上書きためた患者さんへの病状説明文を書き直したり、新しく書き下ろしたりして、1冊の本にまとめたものです。私たちの専門分野以外は、いや、専門分野についても、日本のエキスパートの立場にある先生方にご執筆や監修をいただきました。

　本書はあくまでも患者さんに必要な情報、つまり病気の予後や、治療とその合併症などに重点をおき、できるだけ平易な言葉で説明するように努めました。診断方法や具体的な手術手技についての記載は不要と考え、割愛しました。ですからこの本は、患者さんとその家族はもとより、研修医や看護師、視能訓練士（検査員）が、疾患やその治療の基本を知り、説明のポイントを理解するのにも好適だと思います。

　本書のもう一つの特徴は、各項目をPDFでダウンロードできるようにしたことです。このPDFは印刷して患者さんへの説明に使っていただくことができます。ただし、各疾患やそれに対する治療の考え方には施設により少し違いがあると思いますので、その点について各施設で加筆修正し、使用していただければと思います。

　この本は、平成29年（2017年）の時点で最新のデータを入れました。今後は出版後に寄せられたご意見や医学の進歩を反映して改訂し、第2版、第3版を出してゆきたいと思います。この本が活用され、患者さんが安心して間違いのない眼科診療を受けられることを望みます。

　最後に本書を出版するにあたり、ご執筆や監修をいただいた先生方に深く感謝します。また、お世話になりご心配をおかけした金芳堂の藤森祐介さん、澤田智子さん、そして三島民子さんに感謝いたします。本当にどうも有り難うございました。

平成30年3月3日

國吉一樹

下村嘉一

執筆者一覧

■ 監修
下村嘉一　近畿大学名誉教授

■ 編著
國吉一樹　近畿大学医学部眼科学教室講師

■ 執筆者（五十音順）

阿部考助　阿部眼科院長	下村嘉一　近畿大学名誉教授
生野恭司　いくの眼科院長	杉岡孝二　近畿大学医学部奈良病院眼科准教授
岩橋千春　近畿大学医学部眼科学教室・医学部講師	髙橋　彩　近畿大学医学部眼科学教室講師
江口　洋　近畿大学医学部眼科学教室准教授	月山純子　社会医療法人博寿会山本病院眼科医長
大黒伸行　JCHO大阪病院眼科主任部長	留守祥子　トメモリ眼科・形成外科副院長
大杉秀治　おおすぎ眼科院長	留守良太　トメモリ眼科・形成外科院長
瓶井資弘　愛知医科大学眼科学講座教授	中井　慶　淀川キリスト教病院眼科部長
日下俊次　近畿大学医学部眼科学教室主任教授	野本裕貴　近畿大学医学部眼科学教室講師
國吉一樹　近畿大学医学部眼科学教室講師	橋本茂樹　橋本眼科院長
栗本拓治　神戸大学医学部附属病院特定助教	眞下　永　JCHO大阪病院眼科
河野剛也　大阪市立大学大学院医学研究科視覚病態学准教授	松下賢治　大阪大学医学部眼科学教室講師
後藤　聡　東京慈恵会医科大学眼科学講座講師	丸山和一　大阪大学視覚先端医学寄付講座講師
五味　文　兵庫医科大学病院眼科主任教授	丸山耕一　川添丸山眼科
西信良嗣　滋賀医科大学眼科学講座准教授	三村　治　兵庫医科大学眼科名誉教授
清水朋美　国立障害者リハビリテーションセンター病院第二診療部部長	村木早苗　むらき眼科院長

目　次

本書のご利用にあたって……………………………………………………………… ii
「ダウンロードして渡せる説明シート」のご案内 …………………………………… ii
はじめに………………………………………………………………………………… iii
執筆者一覧……………………………………………………………………………… iv
目次……………………………………………………………………………………… v

目のしくみ（國吉一樹）　　2

眼球の構造……………………………………………………………………………… 2
ひとみとレンズ………………………………………………………………………… 3
目の動きと神経………………………………………………………………………… 3
目から脳へ……………………………………………………………………………… 4
眼に分布する血管……………………………………………………………………… 5

眼科を受診するにあたって（國吉一樹）　　6

1 眼科を受診する際の一般的留意事項……………………………………………… 6
2 受診を急ぐ症状・急がない症状…………………………………………………… 8
3 点眼薬について…………………………………………………………………… 10

眼科検査（國吉一樹）　　14

1 散瞳について……………………………………………………………………… 14
2 眼科造影検査について…………………………………………………………… 17
3 近視・遠視・乱視と眼鏡処方…………………………………………………… 21

手術と抗VEGF治療　　26

1 眼科手術の一般的注意点と麻酔について（國吉一樹）………………………… 26
2 抗VEGF治療（髙橋　彩・河野剛也）…………………………………………… 29

白内障　　32

1 白内障とその治療（國吉一樹）…………………………………………………… 32
2 後発白内障（國吉一樹）…………………………………………………………… 42
3 眼内レンズ縫着手術（橋本茂樹）………………………………………………… 45
4 多焦点眼内レンズ（留守良太）…………………………………………………… 48

緑内障（野本裕貴・松下賢治）　56

1. 緑内障の基礎と分類 …… 56
2. 緑内障の治療戦略 …… 65
3. 緑内障の点眼治療 …… 68
4. 緑内障のレーザー治療 …… 74
5. 緑内障の手術治療 …… 78

目のエイジング　86

1. ドライアイ（杉岡孝二）…… 86
2. 老眼と眼精疲労（國吉一樹）…… 90
3. 飛蚊症と光視症（國吉一樹）…… 94

近視・遠視と弱視・斜視（阿部考助）　98

1. 子どもの近視・遠視・乱視と眼鏡合わせ …… 98
2. 弱視とその治療 …… 103
3. 子どもの斜視 …… 110
4. 斜視手術の適応と実際 …… 116
5. 成人の斜視とその治療 …… 121

色覚異常　126

1. 色覚異常の種類と検査（村木早苗）…… 126
2. 先天色覚異常（村木早苗）…… 130
3. 後天色覚異常（國吉一樹）…… 134
   色覚異常カラー図説 …… 137

コンタクトレンズ（月山純子）　140

1. コンタクトレンズ Q&A …… 140
2. カラーコンタクトレンズ Q&A …… 147

まぶたの病気　150

1. 「ものもらい」と「めばちこ」（國吉一樹）…… 150
2. まぶたの手術を受けられる方へ（留守祥子）…… 152
3. 逆まつ毛（下眼瞼内反症）（留守祥子）…… 155
4. 眼瞼下垂とその治療（留守祥子）…… 158
5. 二重まぶたの手術（重瞼術）（留守祥子）…… 163

6 眼瞼けいれんとボツリヌス治療（三村　治）……………………………………………………… 167

涙道（後藤　聡） 172

1 乳児のなみだ目（流涙）と目やに―先天性鼻涙管閉塞開放術（ブジー）―……………… 172
2 中高年のなみだ目（流涙）・目やにとその治療―涙管チューブ挿入術―………………… 178
3 涙のう炎と涙のう鼻腔吻合術………………………………………………………………… 183

結膜の病気（江口　洋） 188

1 結膜炎………………………………………………………………………………………… 188
2 アレルギー性結膜炎………………………………………………………………………… 191
3 流行性結膜炎（ウイルス性結膜炎）……………………………………………………… 194
4 翼状片………………………………………………………………………………………… 197
5 結膜弛緩症…………………………………………………………………………………… 199

角膜の病気と手術 202

1 水疱性角膜症（杉岡孝二）………………………………………………………………… 202
2 角膜感染症（江口　洋・下村嘉一）……………………………………………………… 206
3 角膜ヘルペス（江口　洋・下村嘉一）…………………………………………………… 209
4 円錐角膜（江口　洋・下村嘉一）………………………………………………………… 215
5 角膜の手術（角膜移植）（江口　洋・下村嘉一）………………………………………… 218

全身の病気と目（國吉一樹） 224

1 糖尿病と目の合併症………………………………………………………………………… 224
2 アトピー性皮膚炎と目……………………………………………………………………… 235
3 高血圧と目…………………………………………………………………………………… 238

網膜の病気と治療 242

1 加齢黄斑変性（國吉一樹・河野剛也）…………………………………………………… 242
2 中心性漿液性脈絡網膜症（國吉一樹・五味　文）……………………………………… 253
3 強度近視と合併症（1）―脈絡膜新生血管と近視性網脈絡膜萎縮（変性近視）―
　　（大杉秀治・生野恭司）……………………………………………………………………… 258
4 強度近視と合併症（2）―近視性牽引黄斑症―（大杉秀治・生野恭司）……………… 263
5 硝子体出血（國吉一樹・瓶井資弘）……………………………………………………… 267
6 網膜剥離（國吉一樹・瓶井資弘）………………………………………………………… 272
7 網膜静脈閉塞症（國吉一樹・瓶井資弘）………………………………………………… 279
8 網膜動脈閉塞症と眼動脈閉塞症（國吉一樹・瓶井資弘）……………………………… 286

- 9 黄斑浮腫（國吉一樹・瓶井資弘） ... 290
- 10 網膜上膜（國吉一樹・瓶井資弘） ... 294
- 11 黄斑円孔（國吉一樹・瓶井資弘） ... 298
- 12 血管新生緑内障（國吉一樹） ... 302
- 13 網膜色素変性・網膜／黄斑ジストロフィ（國吉一樹） ... 305
- 14 硝子体手術（國吉一樹・瓶井資弘） ... 311

ぶどう膜と目の炎症　322

- 1 ぶどう膜炎（岩橋千春・大黒伸行） ... 322
- 2 虹彩炎（真下　永・大黒伸行） ... 328
- 3 原田病（中井　慶・大黒伸行） ... 333
- 4 ベーチェット病（西信良嗣・大黒伸行） ... 339
- 5 サルコイドーシス（丸山和一・大黒伸行） ... 345
- 6 子どものぶどう膜炎（丸山耕一） ... 349
- 7 術後眼内炎（髙橋　彩・國吉一樹） ... 355

未熟児網膜症（國吉一樹・日下俊次）　358

視神経、大脳と目の病気（栗本拓治）　366

- 1 視神経炎 ... 366
- 2 遺伝性視神経症 ... 372
- 3 視神経の外傷（外傷性視神経症） ... 376
- 4 脳や鼻の病気と目の障害 ... 378

眼球打撲（鈍的眼外傷）（國吉一樹）　382

視覚障害とロービジョンケア（清水朋美）　386

- 1 視覚障害の認定 ... 386
- 2 障害年金 ... 390
- 3 介護保険 ... 394
- 4 指定難病 ... 397
- 5 補助具 ... 399
- 6 ロービジョン外来 ... 402

眼病と遺伝（國吉一樹）　404

眼科

インフォームド・
コンセント
ダウンロードして
渡せる説明シート

- 目のしくみ
- 眼科を受診するにあたって
- 眼科検査
- 手術と抗VEGF治療
- 白内障
- 緑内障
- 目のエイジング
- 近視・遠視と弱視・斜視
- 色覚異常
- コンタクトレンズ
- まぶたの病気
- 涙道
- 結膜の病気
- 角膜の病気と手術
- 全身の病気と目
- 網膜の病気と治療
- ぶどう膜と目の炎症
- 未熟児網膜症
- 視神経、大脳と目の病気
- 眼球打撲（鈍的眼外傷）
- 視覚障害とロービジョンケア
- 眼病と遺伝

目のしくみ

眼球の構造

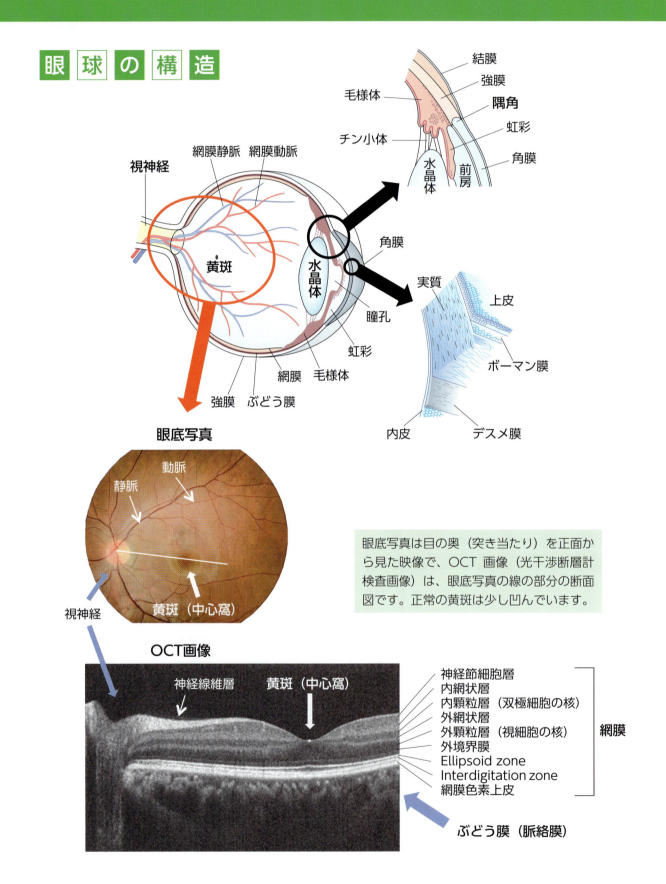

眼底写真は目の奥（突き当たり）を正面から見た映像で、OCT 画像（光干渉断層計検査画像）は、眼底写真の線の部分の断面図です。正常の黄斑は少し凹んでいます。

ひとみとレンズ

ひとみ（瞳孔）は明るいところでは小さく、暗いところでは大きく開きます。これにより目の中に入る光の量を調節しています。
ひとみのすぐ後ろには「水晶体」というレンズ組織があり、外界の像を網膜の上へ逆さまに映し出すことでものを見ています（次ページ「目から脳へ」参照）。

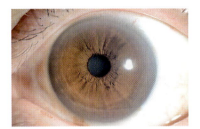
明るいところ

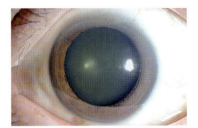
暗いところ

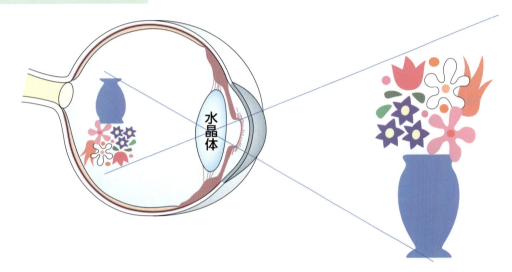

目の動きと神経

目には6本の筋肉が付着していて、目を動かしています。それぞれの筋肉には神経があり、目の動きを調節しています。左右の目は同時に同じ動きをします。目は上下左右だけでなく、回転も可能です。
目を動かす筋肉のほか、上眼瞼挙筋（まぶたを上げる筋肉）と瞳孔括約筋（ひとみを縮める筋肉）は、動眼神経により動いています。

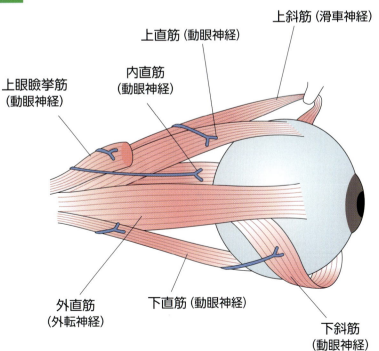

目のしくみ

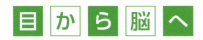 目から脳へ

人は目でものを見ているのではなく、脳でものを見ています。
網膜に映った映像は、網膜の視細胞で電気信号に変換され、視神経、視交叉、視索、外側膝状体、視放線を経て、大脳の後頭葉(後ろの部分)に達します。大脳の後頭葉を「一次視覚野(V1)」といいます。その後、さらに大脳の各部分 (V2-V8) へ信号は伝達されて情報処理を行い、映像として認識されます。視界の左半分は網膜の右半分に映し出されます(図中の赤)。網膜の右半分からの信号はその後、視交叉で左右眼からの信号が統合されて、右の視索、右の外側膝状体、右の視放線を経て右の大脳後頭葉へ伝達されます。つまり、視野の左半分は右脳で、視野の右半分は左脳で見ているのです。

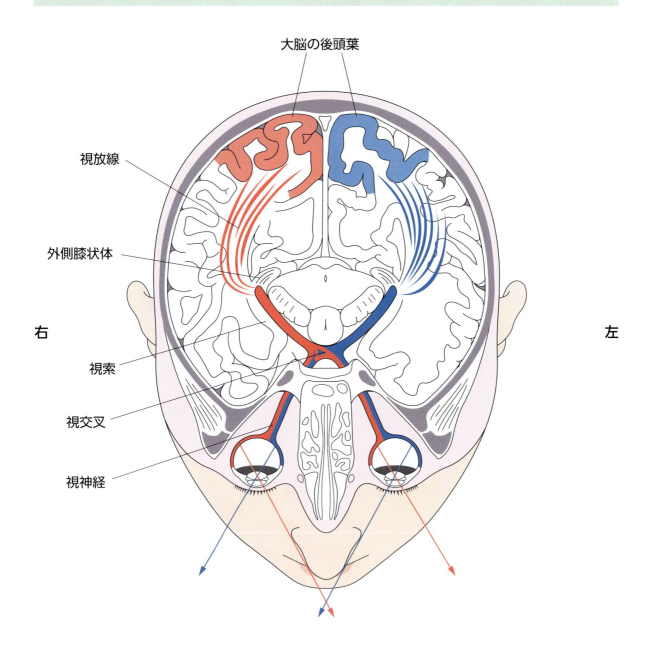

眼に分布する血管

眼には内頸動脈からの血液が流れて酸素や栄養を供給しています。内頸動脈は、眼動脈のほか、前大脳動脈や中大脳動脈など、脳への血流の多くを担っています。
椎骨動脈は後大脳動脈につながります。椎骨動脈の枝と内頸動脈は、後交通動脈で結ばれています。
それに対して、まぶたや眼の周りには外頸動脈からの血液が流れて酸素や栄養を供給しています。

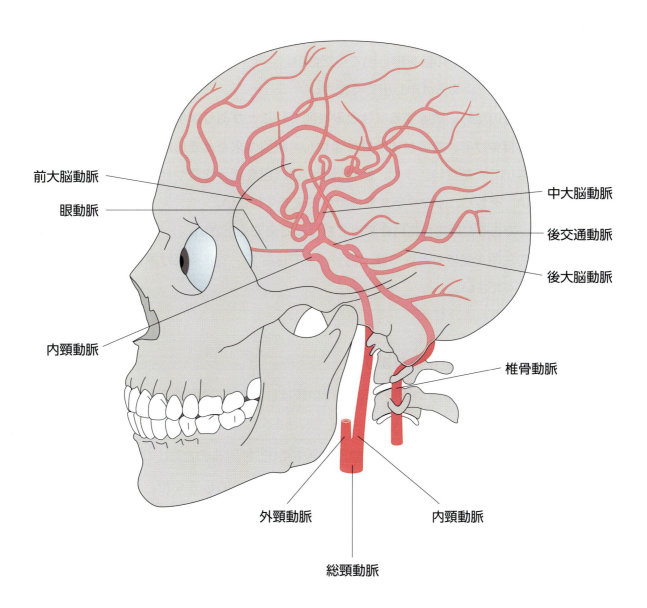

眼科を受診するにあたって

1 眼科を受診する際の一般的留意事項

> **ポイント**
>
> ①「目やにがある」「目が赤い」「急に見えなくなった」「目が非常に痛い」などの症状がある場合には、まず受付でその旨を申し出てください。
> ②アレルギーを持っている方は申し出てください。
> ③眼科では、検査のために散瞳する（ひとみを開く）ことがあります。散瞳すると、数時間はまぶしくぼやけて、ものがよく見えません。眼科へ来るときには自動車や自転車を運転して来ないでください。また、眼科受診の日は目を使う作業や仕事の予定を入れないでください。そして、サングラスを持参して来てください。
> ④眼科受診は、できるだけ誰かに付き添ってもらって来てください。
> ⑤病状や手術の説明を受けるときには、自分一人ではなく、できるだけ家族も一緒に来て説明を聞いてください。

✚ 眼科では、診察前に検査があります

　眼科では、診察前に視力検査や眼圧検査を行います。また、視野検査や造影検査を予約で行う場合があります。

　視力検査や眼圧検査は、内科でいえば血圧や脈拍などを測るのと同じで、いわば、「目のバイタルサイン」です。ですから検査は指示通り受けるようにしてください。必要な検査ができなかった場合や受けなかった場合には、それにより病状把握が遅れ、結果的に治療が遅れる場合があります。

　ただし、「目が赤い」「目やにが出る」「急に見えなくなった」「目が非常に痛い」などの症状がある場合には、検査前に受付に申し出てください。

眼科の検査とその特徴

眼科にはさまざまな検査がありますが、主な検査とその注意点を表1にまとめました。眼科では目に接触したり、ひとみを広げて（散瞳して）行う検査が多いので、検査のあとは、まぶしくぼやけて、よく見えません。ですから自動車や自転車を運転して来ないでください。また、できるだけ付き添いの人と一緒に来院してください。

表1 眼科の主な検査とその注意点（目への接触や散瞳の有無）

検査名	検査の目的・内容	目に接触	散瞳	備考
スリット検査/写真	角膜や水晶体の診察	×	×○	まぶしい 黄色素を使うことがある
眼底検査/写真	網膜や視神経の診察	×	○×	まぶしい
眼底造影検査	眼底の血の巡りなどの精密検査	×○	○	点滴をとって検査する まぶしい アレルギー反応の可能性がある
視力/屈折検査	視力と屈折異常の検査	×	×○	子どもでは散瞳薬を使うことがある
眼圧検査	眼圧を測定する	○×	×	目に接触して測定することがある 風が目に当たる
OCT検査	網膜の断面図の検査 （加齢黄斑変性、緑内障など）	×	○×	散瞳することが多い
視野検査	見える範囲を調べる	×	×	検査に時間がかかる
ERG検査	網膜の電気的反応を調べる	○	○×	ゼリーを目に塗布する 検査に時間がかかる まぶしい
超音波検査	目の中の状態を調べる	○	×	ゼリーを目の周囲に塗布する

○必ず行う　　○×原則として行う　　×○行うことがある　　×原則として行わない

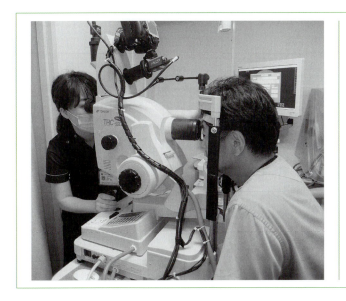

図1 眼底写真の撮影風景
検査で用いるフラッシュ光などは、目や眼病に悪影響はないことが確認されています。

症状や治療方法については個人差がありますので、担当医にお尋ねください。

2 受診を急ぐ症状・急がない症状

> **ポイント**
> ①一般的に、急に症状が出た場合には受診を急ぎます。
> ②目の手術後1週間以内に、視力が落ちたり、目が痛くなってきた場合には、すぐに受診してください。
> ③急に目の動きが悪くなったり、斜視になったり、ものが二重に見えるという場合には、先に脳外科を受診したほうがよいことがあります。

眼科受診のタイミング

受診のタイミングの基本は、「急に発症した場合ほど受診を急ぐ」と、「手術後1週間以内の変化は受診を急ぐ」の二つです。逆に何年も症状があって変化がないものは、受診を急ぎません。

目の動きが急に悪くなったり、斜視になったり、ものが二重に見えるという場合には、まず脳外科で脳や脳の血管に異常がないかどうかを確認してもらってください。

一般的に、両目とも同じ場所の見え方がおかしい場合には、目よりも視神経や大脳の異常が原因であることが多く、片目だけ見え方がおかしい場合には、目やそのすぐ後ろの神経や組織に病気がある場合が多いです。

眼科受診が必要な主な症状と受診のタイミングを表1にまとめます。ただし表中の疾患名は参考で、実際には診察を受けないと正しい診断名はわかりません。

2 受診を急ぐ症状・急がない症状

表1 主な目の症状と受診のタイミング

	症状	考えられる疾患（参考）	治療	受診のタイミング
自覚症状	視力低下	さまざま	必要	急な視力低下は急ぐ 以前からのものは数日～数週間以内で良い
	視野欠損 視野狭窄	網膜剥離、緑内障、網膜色素変性、脳の病気など	必要	急な視野欠損は受診を急ぐ
	ころころする しょぼしょぼする	異物飛入、逆まつ毛、ドライアイ、角膜炎、結膜炎など	必要	痛みを伴ったり視力が低下した場合は急ぐ。以前からのものは数日以内で良い
	痛い	さまざま	必要	急ぐ
	まぶしい	目の炎症、角膜の病気、網膜や神経の病気	必要	急に発症したものは急ぐ
	暗いところが見えにくい	網膜の病気など	必要	数日～数週以内
	色覚異常	先天/後天色覚異常	先天性は不要、後天性は必要	生まれつきのもの（先天性）は急がない 最近発症したものは、数日～数週間以内
	ものがゆがんで見える	加齢黄斑変性、黄斑円孔、黄斑前膜、網膜剥離など	必要	数日以内
	ものが小さく（大きく）見える	加齢黄斑変性、中心性漿液性脈絡網膜症、黄斑前膜など	必要	数日以内
	黒いものが飛ぶ	生理的飛蚊症、網膜裂孔、網膜剥離、硝子体出血など	生理的飛蚊症は不要	急に発症したものは急ぐ 以前からのものは、数日～数週間以内
	光るものが見える	網膜の病気、偏頭痛、まれに脳疾患	脳疾患は必要	頻度が高いものは急ぐ 脳外科を先に受診しても良い
	めまい	耳の病気や血圧異常、貧血など（目の病気ではない）	必要	耳鼻科や内科を受診する
	ものが二重に見える	斜視、目を動かす筋肉や神経の障害、脳内病変	必要	急に発症したものは脳外科を先に受診する
「白目」の症状	白目が充血	結膜炎、角膜炎、ぶどう膜炎（虹彩炎）、強膜炎、脳の病気など	必要	数日以内
	白目に出血	結膜下出血、結膜炎など	結膜下出血は不要	数日以内
	白目がふくらんでいる	アレルギー性結膜炎、眼窩脂肪脱出など	必要	数日以内
「黒目」の症状	黒目に白いものが入っている	翼状片、コロボーマ、角膜炎など	程度や年齢次第	急に生じて痛みを伴う場合は急ぐ 以前からあるものは数週間以内
	黒目が白い	角膜炎、角膜潰瘍など	必要	急に生じたものは非常に急ぐ
	瞳孔が白い	白内障、陳旧性網膜剥離など	必要	数日～数週間以内
まぶたの症状	まぶたが腫れる、腫瘤が触れる、痛い	麦粒腫（ものもらい）、霰粒腫（めばちこ）、結膜炎など	必要	数日以内
	まぶたが腫れて、かゆい	アレルギー性結膜炎など	必要	子どもで目がふさがる様な腫れは急ぐ
	まぶたが下がる	加齢性、重症筋無力症、動眼神経麻痺、脳動脈瘤など	加齢性以外は必要	急に発症したものは急ぐ 脳外科を先に受診しても良い
目の位置や動き	斜視	さまざま（脳腫瘍や脳動脈瘤を含む）	必要	急に発症したものは、脳外科を先に受診する
	目の動きがおかしい、横目で見る	さまざま（斜視、脳腫瘍や脳動脈瘤、甲状腺疾患、糖尿病を含む）	必要	急に発症したものは、脳外科を先に受診する

症状や治療方法については個人差がありますので、担当医にお尋ねください。

3 点眼薬について

ポイント

①点眼薬（目薬）は決められた使用方法や保存方法、使用期限を守りましょう。

②点眼薬は1滴、目に入れば十分です。

③点眼のあとは「まばたき」はせず、静かに目をつむり、3分間ほど、目頭（涙のう）を押さえましょう。

④複数の点眼を使う場合には、5分以上、間隔をあけてください。

⑤点眼を始めてから何か気になることがあれば、点眼を中止し、眼科を受診してください。

点眼薬と涙の量

目の表面（結膜のう）にある涙の量は約30マイクロリットル（0.03 cc）です。点眼薬（目薬）の1滴の量はおよそ25〜40マイクロリットル程度ですから、<u>点眼薬は1滴、目に入れば十分</u>です。2滴以上を目に入れても、あふれるだけで効果は同じばかりか、副作用が増えます。

中には目を洗うように大量の点眼薬を使う人がいますが、これは絶対にやめてください。

点眼のしかた

①手をよく洗います。

②仰向けに寝るか、ソファなどにすわって顔ができるだけ上向きになるような姿勢をとります。

③点眼時には点眼びんの先が目やまつ毛に触れないように注意します。

④点眼びんを利き手で持ち、反対側の手でまぶたを開き、点眼します（図1）。

⑤点眼薬は1滴目に入れば十分です。目に入れば、まばたきをせず、静かに目を閉じます。

⑥その後、3分間ほど目頭（涙のう部）を軽く押さえます。

> **注意**
> 1. 点眼のあと激しくまばたきをしたり、強く目をつむると、目に入れた点眼薬が目から流れ出てしまいます。
> 2. 点眼びんがまつ毛や目に接触すると、点眼薬が細菌などで汚染されます。
> 3. 複数の点眼薬を使う場合には、定められた順番を守り、5分以上間隔をあけて順次点眼してください。

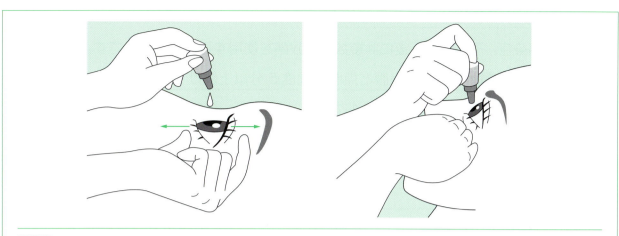

図1　点眼のしかた
（左）片手で目を開き、点眼します。
（右）げんこつを作って目の下に置き、そこへもう一方の手を置いて点眼します（げんこつ法）。

点眼方法の工夫

　悪い目に点眼することは困難です。なぜなら点眼びんがよく見えないからです。たとえば鼻の穴へ目薬をさしてみようとしても、なかなかうまく鼻の穴へ入りません。なぜなら鼻は見えないからです。

　そのために点眼補助具が販売されていますので、担当医に尋ねてください。また、げんこつ法という点眼方法があります（図1）。

子どもへの点眼

　子どもは点眼が嫌いです。暴れる子どもに点眼薬をさすのは困難で危険です。その場合には馬乗りになったり頭を両足で挟んだりして、頭部をしっかり固定して、点眼してください（図2）。

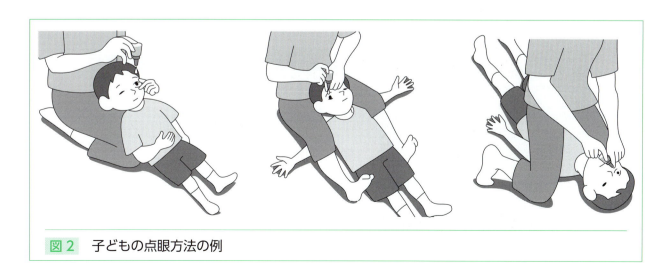

図2　子どもの点眼方法の例

症状や治療方法については個人差がありますので、担当医にお尋ねください。

複数の点眼薬を使用する場合の注意点

　緑内障や感染症、そして手術後には複数の点眼薬を使用することが多いです。この場合は、決められた点眼の順番を守り、点眼と点眼の間は5分以上開けるようにしてください。連続して点眼すると、所定の効果が得られないことになり、病気が悪化する結果につながります。

点眼薬の保存方法

　点眼薬は原則として遮光保存です。また、高温になる場所での保存は避けてください。緑内障薬の一部や抗炎症薬の一部には冷所保存のものがありますので、これらは冷蔵庫に保管してください。

> **冷所保存が必要な点眼薬の例（商品名）**
> ジクロード点眼薬0.1％、リンデロンA液、キサラタン点眼薬、ザラカム配合点眼薬、リズモンTG点眼薬0.5％など。

点眼薬の使用期限

　点眼びんには「開封前使用期限」が記載されていますので、それまでに使うようにしてください。また、いったん開封したものは1ヵ月以内に使用してください。期限を過ぎて残った点眼薬は捨ててください。

　なお、錠剤などを使用前に液に溶かして使う点眼薬があります（用時溶解型点眼薬、表1）。この場合は溶解してからの使用期限が決まっており、また冷所保存のものがありますので、注意が必要です（表1）。

表1　主な用時溶解型点眼薬の使用期限

点眼薬（商品名）	使用期限	備考
カタリンK点眼用 0.005％	溶解後3週間（冷所保存）	白内障薬
タチオン点眼用 2％	溶解後3〜4週間（冷所保存）	白内障薬
ベストロン点眼用 0.5％	溶解後7日間（冷所保存）	抗菌薬
エコリシン点眼薬	溶解後7日間	抗菌薬
ピバレフリン点眼薬 0.04％、0.1％	溶解後1ヵ月間	緑内障薬

1本の点眼薬はどのくらいもちますか？

簡単に計算してみましょう。点眼薬により差はありますが、大ざっぱには以下のとおりです。

種類にもよりますが、点眼薬は一びんに5cc程度入っているものが多いです。点眼薬1滴を0.025ccとすると、両目の場合、1回に0.05ccとなり、一びんで両目へ100回点眼できることになります。つまり1日3回点眼の場合は、約1ヵ月もちます。

ですから、1週間に一びんの点眼を消費するのは「点眼薬の使いすぎ」であるし、2ヵ月以上も点眼がもつのは「点眼をさぼっている」と担当医に判断されても仕方ありません。

点眼びんを間違わないように

目の悪い方で、点眼びんの文字がわからず、手で触って形で覚えている方もいます。こうした方は点眼薬と他の薬（水虫の薬など）を間違えて点眼してしまうことが実際にあり、大変なことになります。

たとえば、点眼びんにテープや輪ゴムを巻くなどして、点眼の種類が触るだけでわかるようにすることができます。1日1回点眼する薬は輪ゴム1巻き、2回点眼する薬は2巻きするなど、いろいろと工夫してみてください。

眼科検査

1 散瞳について

> **ポイント**
> ①眼科では、診察や検査のために「ひとみ」を点眼薬で大きく広げることがあります。これを「散瞳」といいます。
> ②散瞳するとまぶしくなり、ぼやけて、よく見えません。この症状は4～5時間続きます。ですから、眼科を受診するときにはサングラスを持参し、自動車を運転して来ないでください。
> ③眼内の病気（眼底の病気）の場合には、受診するたびに散瞳します。
> ④点眼薬アレルギーのある人は、必ず申し出てください。
> ⑤過去に眼科で散瞳は危険と言われたことのある人は、申し出てください。
> ⑥散瞳後、緑内障発作が起こることがあります。帰宅後、何か異常に気づいたときは、眼科外来に連絡するか、近くの眼科を受診してください。

散瞳とは？

散瞳とは、点眼薬を使ってひとみを大きく広げることです（図1）。

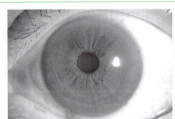
散瞳前

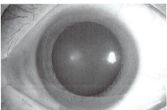
散瞳後

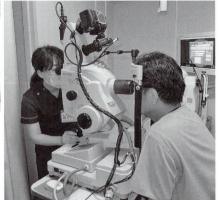
散瞳しての眼底写真撮影

図1
眼科を受診すると、散瞳するかもしれません。自動車や自転車に乗って来ないでください。

散瞳に使う点眼薬には数種類あり、それぞれ散瞳の持続する時間は異なります。最も一般的に用いる散瞳薬では、点眼後15分ほどで効果が出てきて、2時間くらい散瞳は続きます。

糖尿病があったり、ぶどう膜炎や打撲により目に炎症がある場合、そして高齢者の一部には散瞳薬が効きにくいことがあります。この場合は複数回、散瞳薬を点眼します。

散瞳が必要な目の病気

眼底の病気を診察するには、散瞳が必要です。また、角膜や結膜、視神経の病気、緑内障でも、散瞳しての眼底検査が必要な場合があります。散瞳が必要な主な眼底疾患は以下のとおりです。

> 飛蚊症、光視症、糖尿病、高血圧、網膜剥離、網膜裂孔、眼底出血、加齢黄斑変性、網膜静脈閉塞症、虹彩炎、ぶどう膜炎（原田病、サルコイドーシス、ベーチェット病など）、網膜黄斑ジストロフィ（網膜色素変性など）、など

また、眼科検査には散瞳が必要なもの、あるいは散瞳したほうが検査のクオリティーが上がるものがあります。以下のとおりです。

> 眼底写真、眼底造影検査、眼底自発蛍光検査、OCT（光干渉断層計）検査、ERG（網膜電図）検査、など

散瞳の副作用

散瞳の副作用は、①まぶしくなり、視界がぼやける、②緑内障発作、③アレルギー反応、です。

①まぶしくなり、視界がぼやける

散瞳薬を点眼すると、5分くらいでまぶしくなり、視界がぼやけてきます。この状態は4～5時間続き、翌日には元の状態に戻ります。ただしアトロピンという点眼薬を使った場合には、まぶしく、ぼやけた状態は2週間ほど持続します。

散瞳した状態ではまぶしくてよく見えませんので、サングラスを持参して来てください。そして、自動車の運転はできません。自転車も避けてください。また、細かいものを見なければならない作業は不可能になります。近視の人よりも、裸眼視力の良い、いわゆる目の良い人ほど、散瞳後のぼやけ感は強い傾向があります。

②緑内障発作

散瞳すると緑内障発作が起こることがあります。これは失明のリスクが高い副作用です。この発作は、散瞳して数時間後に起こることが多いです。発症は急で、目が痛く、赤く充血し、ひどい場合には頭が非常に痛く、嘔吐します。緑内障発作は診察である程度予測できますが、完全に予測することは不可能です。散瞳して帰宅してから何か異常を感じたら、眼科外来に連絡するか、近くの眼科や眼科の救急センターを受診してください。

なお、緑内障発作のリスクが高い人は、若いころ目がとても良かった60歳以上の人で、白内障手術を受けていない人です。逆に、近視の人や白内障手術を済ませた人は、緑内障発作のリスクは低くなります。

③アレルギー反応

時に、散瞳薬に対するアレルギー反応が起こります。目は赤く充血し、数日以上治りません（眼科受診が必要です）。過去に点眼薬に対するアレルギーのあった人は、必ず申し出てください。

治療としての散瞳

眼病の治療に散瞳が必要なことがあります。目の中に炎症がある場合（ぶどう膜炎や虹彩炎など）、眼科手術後、そして弱視の治療で散瞳薬を用いることがあります。状況によっては散瞳薬を目に注射（結膜下注射）することもあります。治療としての散瞳は、通常の散瞳薬のほか、効果の持続が長いアトロピンを用いることが多いです。

2 眼科造影検査について

ポイント

①この検査では、造影剤を腕から注射して、眼底の疾患を精密に検査します。
②薬剤アレルギー、じんましん、ぜんそく、ヨードアレルギー（造影剤アレルギー）、接触性皮膚炎、アトピーなどのアレルギー症状があった方は、事前に申し出てください。
③検査時は必ず散瞳しますので、自動車や自転車を運転して来院しないでください。
④検査直前の体調チェックの結果により、検査を中止にすることがあります（例：血圧が高い場合など）。
⑤食事は検査2時間前までに済ませ、できるだけ軽食にしてください。
⑥常用されているお薬は、必ず服用して来てください。
⑦妊娠されている方は、原則として検査できません。
⑧検査前にトイレをお済ませください。
⑨検査時に点滴を行いますので、腕の出しやすい服装でお越しください。
⑩検査終了後、数時間～1日くらいは、尿や皮膚が黄色くなりますが、自然におさまりますので心配ありません。

造影検査とは？

　主として眼底の病気（糖尿病網膜症、加齢黄斑変性、ぶどう膜炎、網膜静脈閉塞症など）を対象に行う検査です。造影剤を5ccほど注射をして、それが目の中の網膜にある血管に流れ出てくる様子を連続的に写真やビデオに記録します。この検査により、網膜の循環状態（血のめぐりが良いか悪いか）、病気の原因となっている悪い血管や、血管のコブの有無や大きさ、そして炎症の有無などがよくわかり、以後の治療方法の判定に大きく役立ちます。
　この検査は眼底の病気に対する必須の検査のひとつで、大きな眼科では、頻繁に検査を実施しています。この検査を受けないと、診療方針が正確に立てられないことがあります。

造影検査の実際

　まず、使う造影剤が体に合うかどうか、皮膚反応によるテストを行います。このテストが陰性で、体調不良がない場合、検査を実施します。検査前に腕から点滴をとり、「吐き気止め」の注射を行います。そのあと数分してから、点滴から造影剤を注射し、検査を開始しま

症状や治療方法については個人差がありますので、担当医にお尋ねください。

2 眼科造影検査について

す。検査では、眼底の状態を連続デジタル写真あるいはビデオに撮影します。造影剤には「フルオレセイン」と「インドシアニングリーン」の2種類あり、病気により使い分けます。検査時間は「フルオレセイン」の場合は10分程度、「インドシアニングリーン」の場合は、休憩を入れながら30分程度かかることがあります。これら2種類の造影検査を同時に行うこともあります。検査が終わるとしばらく休憩し、点滴を抜いて検査終了です。

注意点

① 検査が始まって30秒から1分程度で気分が悪くなることがあります。検査中に気分が悪くなったときには、すぐにおっしゃってください。
② まれに、検査前の「吐き気止め」により気分が悪くなることがあります（特に10～20歳代の人）。
③ 検査中は連続的に写真をとるためにストロボの光がまぶしいのですが、検査に必要なことなので、しばらくがまんしてください。

造影剤について

① フルオレセイン

　一般的な眼底疾患でよく使われる造影剤です。特に、糖尿病網膜症、加齢黄斑変性、ぶどう膜炎、網膜静脈閉塞症などの病気には、必須の検査となります。

　フルオレセインはオレンジ色の色素で、うすめると入浴剤のような黄色になります。主として腎臓、そして肝臓からも排泄されます。検査のあとは皮膚が黄色くなり、尿が黄色～オレンジ色になりますが、数時間～1日程度でおさまるため心配ありません。腎障害のある人（透析中の人）にも使えますが、腎障害があると尿への排泄が遅れるために、通常よりも長い間（障害の程度によっては数日間）、皮膚や尿の黄染が続きます。

② インドシアニングリーン

　主として内科で肝機能検査に用いられている造影剤で、深緑色をしています。眼科では1990年代から用いられるようになり、近年では、加齢黄斑変性やぶどう膜炎の診断には欠かせない造影剤となっています。検査の副作用はフルオレセインよりもずっと少なく、また検査後に皮膚の色が変わったりすることもありません。

造影検査の副作用

眼底造影検査の副作用は、レントゲンで使う造影検査とよく似ていて、副作用が発生する

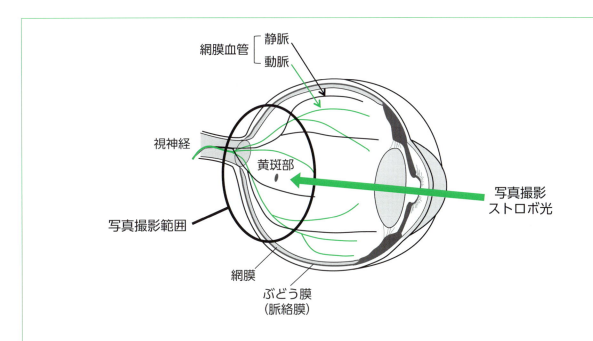

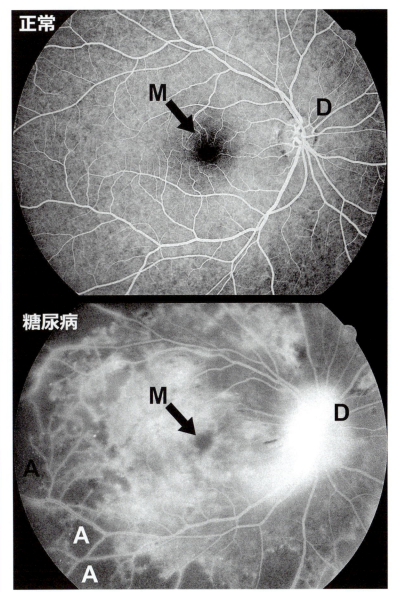

図1 フルオレセイン蛍光眼底造影検査の例
M：黄斑部、D：視神経

正常では視神経から血管が網膜の各部へ分布しています。造影剤は白いので、血管は白く写っています。黄斑部には血管がないので黒く写ります（M）。
糖尿病にかかって10年程度経過すると、糖尿病網膜症が起こります（下）。糖尿病網膜症が進行すると、視神経乳頭に病的血管（新生血管）が発生し、造影検査では新生血管から白い造影剤が大量に漏れ出します（D）。周辺の血管は閉塞して黒くなっています（A）。

2　眼科造影検査について

頻度も似ています。

　フルオレセインの副作用で特に多いものは悪心・嘔吐で、10〜40歳代の人に頻度が高いです。悪心・嘔吐は検査の前半に起こりやすく、しばらく休憩すると自然に良くなることが多いです。それに対して、インドシアニングリーンは、副作用はほとんどありません。

　主な副作用には次のようなものがあり、その頻度を示します。

副作用	フルオレセイン	インドシアニングリーン
悪心・嘔吐・くしゃみ	3〜4％	0.15％
じんましん	1.5％	0.2％
アナフィラキシー・ショック	0.03〜0.05％*	0.009〜0.07％*
死亡	5万例に1例*	300万例に1例*

＊報告により差があります

3 近視・遠視・乱視と眼鏡処方

> **ポイント**
>
> ①近視や遠視は目の長さ（目の奥行き）で決まります。
> ②乱視の多くは、角膜（黒目の皮）のゆがみが原因です。
> ③近視や遠視、乱視で見づらいときには、適切な眼鏡をかけて、良い視界を確保してください。
> ④子どもの近視は背が伸びる間は進み続けます。これを止める方法はありません。
> ⑤子どもの近視は進行するのでレンズの度数がすぐに狂ってしまいます。顔は大きくなり、眼鏡のフレームはすぐに小さくなります。眼鏡のレンズやフレームはまめに交換し、常に良い視界を確保してあげてください。

✦ 正視、近視、遠視（図1）

　近視（近眼）とは、近くはよく見えるが遠くはぼやけて見えない目のことです。日本人をはじめ東洋人には近視の人が多く、中には非常に強い近視の人がいます（強度近視）。逆に、眼鏡がなくても遠くがよく見える目を正視といいます。そして「遠視」という言葉もあります。

　正視、近視、遠視は、何が違うのでしょうか？　実は、眼球の大きさ（奥行き）が違うのです（図1）。

　近視の人は眼球が前後に長く、遠視の人は眼球が前後に短い（眼球が小さい）のです。正視はその中間です。その結果、正視の人は、目の中のレンズ（水晶体）のピントが眼球の奥（網膜）にピッタリと合うのですが、遠視の人は網膜よりも後ろにピントが合い、近視の人は網膜の手前でピントが合ってしまうのです。その結果、ものがはっきりと見えなくなります。

✦ 子どもの近視の進行は止まりますか？

　子どもの近視は進行します。これは体の成長に伴って目が大きくなるからで、止める方法はありません。身長の伸びが止まる頃には近視の進行もゆるやかになります。ですからあまり神経質にならず、むしろ眼鏡をきちんと合わせて良い視界を確保し、勉強や生活に思う存

症状や治療方法については個人差がありますので、担当医にお尋ねください。

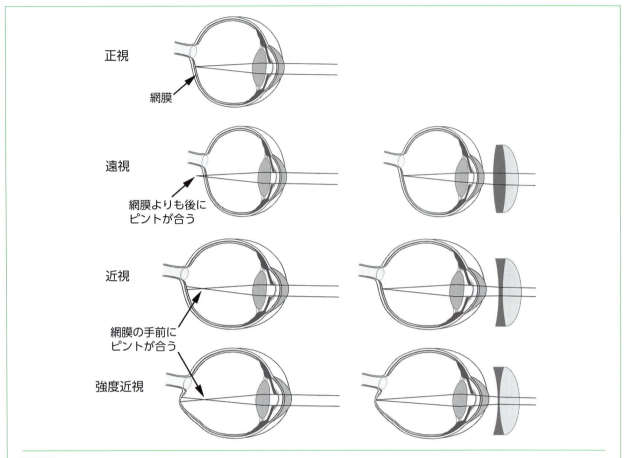

図1　正視、遠視、そして近視
遠視は眼球が小さく、近視では眼球が前後に長いのです。その結果、目の奥（網膜）にピントを合わせようとすれば、遠視では凸レンズのメガネが必要で、近視では凹レンズのメガネが必要になります。

分、力を注ぐのがよいと思います。

乱視とは？

　乱視は、多くが角膜（黒目の皮）のゆがみによるものです（図2）。誰でも多少の乱視はあるものですが、乱視が強くなると遠くも近くもはっきりと見えず、子どもの場合は視力の発達に支障をきたします。ですから子どもの強い乱視は眼鏡できちんと矯正することが大切です（「近視・遠視と弱視・斜視」の項を参照）。

　ゆがみが「いびつ」な乱視を不正乱視といいます。不正乱視は目のケガや角膜の病気に伴うものが多く、眼鏡では矯正できません。眼鏡をかけてもよく見えないときや、乱視がどんどん進行するときには、眼科を受診してください。

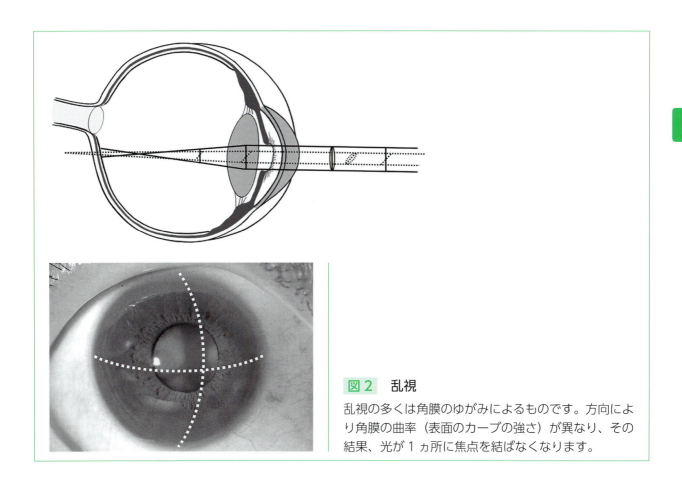

図2 乱視
乱視の多くは角膜のゆがみによるものです。方向により角膜の曲率（表面のカーブの強さ）が異なり、その結果、光が1ヵ所に焦点を結ばなくなります。

眼鏡は眼鏡屋さんで作る？　眼科で処方箋を作る？

　乱視が少ない普通の近視は眼鏡屋さんに直接行って眼鏡を作ってもらっても問題はありません。しかし次の場合には、眼科を受診して眼鏡処方箋を作り、それを眼鏡屋さんへ持って行って眼鏡を作りましょう。

　①子どもの遠視、乱視（別項を参照してください）
　②強い乱視、近視、遠視
　③目に病気があって視力が悪い時
　④手術をした目

眼鏡のレンズについて

　眼鏡のレンズで大切なものは、「素材」、「屈折率」、「アッベ数」、そして「コーティング」です。

　①素材

　　現在はプラスチックレンズが主流です。最近のプラスチックレンズは、耐用性が上がり、軽くて素晴らしいレンズが開発されています。値段は種類によりさまざまですが、高価な

レンズには高いだけの理由があります。レンズの種類については眼鏡屋さんによく相談してください。

②屈折率

ガラスやプラスチックの光を曲げる力のことです。屈折率が大きいと眼鏡レンズをうすく軽くできます。しかし屈折率の高いレンズは③のアッベ数が小さくなる傾向があり、悩ましいところです。

③アッベ数

プリズムや噴水で「虹」ができます。虫眼鏡などのレンズで紙の上に像を映すと、像のエッジに色がにじみます。これらは色により屈折が微妙に異なるからで、これを「色収差（いろしゅうさ）」といいます。

アッベ数は色収差（分散）の逆数で、アッベ数の大きなレンズは色のにじみが少ない良いレンズです。しかし先に書いたように、アッベ数の大きなレンズは屈折率が低くなり、どうしてもレンズが厚く重くなってしまいます。アッベ数（色のにじみ）と屈折率（レンズの厚み）のバランスをどう取るかはとても難しい選択で、技術者が常に研究しているテーマの一つです。

④コーティング

コーティングとは眼鏡レンズの表面加工のことで、素材と同じくらい大切です。近年は反射がとても少なく紫外線をよくカットし、かつキズがつきにくいコーティングが開発されています。コストパフォーマンスも年々上がり、非常に高性能なコーティングが一般に普及しています。

眼鏡枠（フレーム）はとても大切！

眼鏡をかけてきちんと見えるには、レンズと眼球が正しい位置関係にあることが絶対条件です。これが狂っていると、よく見えないばかりか眼精疲労の原因になります。ですから、眼鏡枠は、レンズと同じかそれ以上に大切です。特に遠近両用眼鏡は、ゆるんでいない眼鏡枠で顔にきちんとかけることが重要です。

子どもは年々成長し、近視は進行します。ですからすぐにレンズの度数は合わなくなり、眼鏡枠も小さくなってしまいます。また、子どもは眼鏡の使い方が荒っぽいので、レンズはキズだらけで眼鏡枠はすぐにガタガタになります。出費は大変ですが、子供の良い視界を確保してあげるために、眼鏡枠やレンズは、近視の進行や成長に合わせて、まめに交換してあげてください。

MEMO

手術と抗VEGF治療

1 眼科手術の一般的注意点と麻酔について

> **ポイント**
>
> ①眼科手術の多くは局所麻酔下で行い、仰向けの状態で行います。手術中は顔に清潔布を覆い被せます。
> ②風邪や下痢など、体調の悪いときには来院せず、電話で連絡をしてください。
> ③手術の日は朝、顔をよく洗って化粧はせず、指輪やネックレスはあらかじめ外してください。
> ④次の人は申し出てください。
>   　長時間の仰向けが不可能な人、腰が曲がっている人
>   　閉所恐怖症の人
>   　薬剤アレルギーや食物アレルギーのある人
> ⑤全身麻酔は風邪をひくと不可能になります。風邪が治ってから2週間以上経過しないと、全身麻酔はかけられません。
> ⑥ワクチンを接種してすぐは全身麻酔をかけることができません。生ワクチンは手術前3～4週間、不活化ワクチンは手術前2日～1週間は接種しないでください。

◆ 眼科手術中は全く動けない？

　眼科の手術は多くは局所麻酔で行います。手術中は仰向けになり、ちょうど「理髪店で髭をそってもらうような姿勢」でじっとしている必要があります。非常にデリケートな手術ですから、微動だにできないと緊張しているかもしれません。

　しかし局所麻酔ですから、手術中は先生や看護師さんと話をすることができます。痛かったり、咳が出そうになったり、あるいはトイレに行きたくなれば、遠慮せず声に出して言ってください。がまんを続け、突然動いてしまうことが一番危険です。

眼科手術の注意点

①腰が曲がっているなどの理由で、仰向けになれない人は申し出てください。

②閉所恐怖症ではありませんか？　眼科の手術は顔に布をかけて行いますので、若干の圧迫感があります。

③薬や食べ物のアレルギーがある人は申し出てください。アトピー性皮膚炎やぜんそくなどのアレルギー疾患をお持ちの場合も申し出てください。

④手術日は顔を洗って化粧はせず、ネックレスやピアス、指輪などの装飾品類は外して来てください。

⑤風邪や下痢など体調の悪いときには来院せず、電話で連絡してください。

眼科の麻酔

眼科の局所麻酔には数種類あります。以下の表1にその特徴をまとめます。

表1　眼科の局所麻酔とその特徴

麻酔の種類	方法	適応	利点	欠点など
点眼麻酔	点眼	白内障手術 結膜手術	手軽で痛みがない	麻酔効果が不足の場合はテノン嚢下麻酔を追加する
テノン嚢下麻酔	結膜（白目）から鈍針を眼球の後ろに入れ麻酔薬を注入	白内障手術をふくむ眼科手術一般	手軽で痛みがほとんどない 強い鎮痛作用	眼球運動を抑制できない
球後麻酔	眼球の外下方から専用の針を眼球の後ろに刺入し、麻酔薬を注入	硝子体手術 網膜剥離手術 など	眼科の基本麻酔 強い鎮痛作用 眼球運動を抑制する	注射による痛みがある 術後に一過性の眼球運動障害を起こすことがある 術後に目周囲に「青あざ」ができやすい 時に球後出血を起こし、手術ができないことがある（図1） ごくまれに眼球穿孔を起こす
顔面神経ブロック	耳の前に注射する	網膜剥離手術	眼瞼など眼周囲の筋を麻痺させる	注射による痛みがある

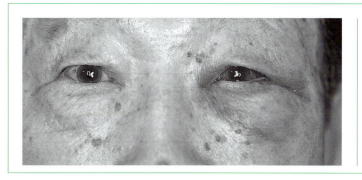

図1　左目の球後出血

球後麻酔は古くから行われている麻酔で、手技は確立しています。しかし時に、眼球の後ろから出血を起こす場合があります（球後出血）。球後出血を起こせば手術は中止になり、出血が吸収されるまで数週間待つ必要があります。出血が多い場合には、目のまわりが腫れ上がり、青黒くなります。

症状や治療方法については個人差がありますので、担当医にお尋ねください。

全身麻酔の注意点

子どもや、認知症のある人、障害のある人、あるいは難しい手術の場合は全身麻酔が必要なことがあります。全身麻酔に関して特に注意すべき点は以下のとおりです。なお全身麻酔に関する一般的な注意は麻酔科にお尋ねください。

①風邪をひくと治ってから2週間は全身麻酔をかけることができません。

②歯がグラグラしている場合は予め歯科で治療を受けてください。全身麻酔中に歯が抜けて気道に入ると大変なことになります。

③全身麻酔をする前にワクチンを接種するとアナフィラキシーショックなどの副作用を起こすことがあります。生ワクチンは全身麻酔の前3～4週間、不活化ワクチンは2日～1週間は接種しないでください。ただしこの期間は近年短縮される傾向にあり、また病院によって規程が異なりますので、詳細は麻酔科に問い合わせてください。

【生ワクチン】 ポリオ、麻疹、風疹、麻疹風疹混合（MRワクチン）、BCG、流行性耳下腺炎（おたふくかぜ）、水痘（水ぼうそう）

【不活化ワクチン】 三種混合ワクチン（ジフテリア、百日咳、破傷風）、インフルエンザ、日本脳炎、B型肝炎、肺炎球菌、インフルエンザ菌b型（ヒブ；Hib）

2 抗VEGF治療

> **ポイント**
>
> ①VEGF（血管内皮増殖因子）は、滲出型加齢黄斑変性や近視性網脈絡膜新生血管などを含む新生血管黄斑症、糖尿病網膜症、黄斑浮腫、未熟児網膜症、血管新生緑内障などの発症や病状の悪化に関与しています。
>
> ②VEGFの働きを抑える薬（抗VEGF薬）を眼内へ投与することで、上の病気を抑制、改善させることができます（抗VEGF治療）。
>
> ③抗VEGF薬は高価で、投与後数ヵ月以内にその効果はなくなります。つまり繰り返して治療を受ける必要があります。
>
> ④抗VEGF治療の効果には個人差があります。
>
> ⑤抗VEGF薬の全身副作用には、心筋梗塞や脳梗塞などがあります。また、妊婦への使用はできません。
>
> ⑥抗VEGF治療の合併症は、眼内炎、白内障、出血、網膜剥離などです。眼内炎は失明のリスクがあります（確率0.05〜0.1％）。

抗VEGF治療とは？

VEGFは、vascular endothelial growth factor（血管内皮増殖因子）の頭文字を取ったもので、糖タンパクの一種です。この糖タンパクは血管の伸長に関与していて、体中のさまざまな生理的機能や、病気の発生と悪化に関与しています。抗VEGF治療とは、VEGFの作用を阻害する薬剤（抗VEGF薬）を用いて、病気を抑制、改善しようというものです。

抗VEGF治療が有効な眼疾患（表1）

抗VEGF治療が有効な眼疾患には表1のようなものがあります。これらの疾患はいずれも最近まで良い治療法のない難病でした。抗VEGF治療は現在、これらの疾患に対して最も有効です。しかし抗VEGF治療にも大きな限界があり、今後さらに研究をすすめる必要があります。なお、各疾患の病態や治療方法の詳細については、本書の各項目を参照してください。

抗 VEGF 薬の種類と特徴 (表 2)

現在、3 種の抗 VEGF 薬が眼科用剤として認可されています。それ以外にベバシズマブ（アバスチン®）という製剤が適用外使用として眼疾患に用いられることがあります。ベバシズマブを用いる場合には、各施設の倫理委員会の承認を得てから患者とその家族へ説明を行い、同意を得たうえで使用します。

抗 VEGF 治療の実際

抗 VEGF 薬は 1 回の投与で疾患を完治できるものではありません。1 ヵ月〜数ヵ月おきに繰り返して投与を行う必要があります。投与のパターンは、疾患や、施設・担当医の考え方によって若干、異なります。主な投与方法は以下のとおりです。

①疾患が悪くなると投与する
②初めに数回続けて投与を行い、その後は疾患が悪くなると投与する
③ある一定の期間繰り返して投与を行う
④上記を組み合わせて投与を行う

抗 VEGF 薬は眼内へ注射します。具体的には、点眼による局所麻酔と消毒の後、角膜輪部（黒目の縁）から約 3.5 mm 離れた結膜（白目）の部分から薬液を眼内へ注射します。痛みはほとんどなく、通常、入院の必要はありません。

なお注射後の感染を予防するため、注射の数日前から数日後にかけて抗菌薬の点眼を行うことが多いです。

抗 VEGF 治療の副作用と合併症 (表 3)

抗 VEGF 治療の全身的な副作用には、心筋梗塞、脳梗塞などがあります。心筋梗塞と脳梗塞は、その既往があるとリスクは高くなり、6 ヵ月以内にイベントのあった患者さんには抗 VEGF 治療は控える場合があります。また胎児への影響は明らかでないので、治療中の妊娠や授乳は避けたほうが良いです。

抗 VEGF 治療の眼合併症には眼内炎（感染性・非感染性）、結膜下出血、一過性の眼圧上昇、白内障、網膜剥離、眼内の出血（硝子体出血）などがあります。この中で感染性眼内炎は、頻度は低いものの失明のリスクがあります。網膜剥離や眼内出血は、抗 VEGF 治療の合併症というよりも、原疾患（糖尿病や加齢黄斑変性など）によるものがほとんどです。抗 VEGF 治療の副作用と合併症を表 3 にまとめました。

表1 抗VEGFが有効な主な眼疾患

疾患	保険適用	備考
滲出型加齢黄斑変性	あり	日本人に多いタイプの加齢黄斑変性
近視性脈絡膜新生血管	あり	非常に強い近視の黄斑に生じる病的血管
糖尿病黄斑浮腫	あり	「黄斑浮腫」とは網膜の中央部がむくむこと
網膜静脈閉塞症に伴う黄斑浮腫	あり	
糖尿病網膜症	なし	進行を防ぐ、あるいは手術前に用いて術後経過の改善をはかる
血管新生緑内障	なし	病的血管による急性かつ重症の緑内障
未熟児網膜症	なし	未熟児（特に28週未満の出生児）に多く発症し、小児失明の大きな原因となっている
炎症性疾患・外傷・網膜色素線条に伴う脈絡膜新生血管	なし	病態は滲出型加齢黄斑変性に類似
コーツ病	なし	血管から網膜へ水分が漏出する疾患

表2 抗VEGF薬の種類と特徴

薬剤名	商品名	眼科保険適用	特徴	薬価（1本）（2019年）	認可
ペガプタニブ	マクジェン®	あり	わが国初の眼科用抗VEGF薬。$VEGF_{165}$を抑制。効果はやや低いが全身への副作用は少ない	109,648円	2008年9月
ラニビズマブ	ルセンティス®	あり	VEGF-Aを広く抑制する	157,776円	2009年3月
アフリベルセプト	アイリーア®	あり	VEGF-A、VEGF-B、PlGFを抑制する	138,653円	2012年11月
ベバシズマブ	アバスチン®	なし	大腸癌、肺癌、乳癌、卵巣癌等に認可	—	—

表3 抗VEGF治療の副作用と合併症

	種類	頻度	症状	治療方法	予後
全身副作用	心筋梗塞・脳梗塞	不明	胸痛、四肢麻痺、構語障害など	専門治療	不良
	月経不順	不明	月経不順	経過観察または専門治療	良好
眼合併症	眼内炎（感染）	0.05〜0.1%	視力低下、眼痛、充血	抗菌薬投与手術	失明することがある
	結膜下出血	90%	結膜が赤くなる	経過観察	自然軽快
	一過性眼圧上昇	必発（重症はまれ）	暗くなって見えない	経過観察または前房穿刺	多くが自然緩解 視野異常を残すことがある
	白内障	不明	かすんで見えない	手術	手術をすれば良好
	網膜剥離	不明	視野狭窄	手術	視力障害を残すことがある
	眼内出血（硝子体出血）	糖尿病や加齢黄斑変性では多い	かすんで見えない	手術（程度による）	視力障害を残すことがある

症状や治療方法については個人差がありますので、担当医にお尋ねください。

白内障

1 白内障とその治療

> **ポイント**
> ①白内障を治すには、手術しか方法がありません。
> ②白内障手術は痛くない安全な手術ですが、ときに予期しないことが起こります。
> ③手術後の見え方の希望（どこにピントを合わせるか）は、手術前によく相談してください。
> ④今かかっている病気、飲んでいる薬、そして過去にレーシックなどの手術を受けた人は申し出てください。
> ⑤タクシーやバス、トラックなどのドライバー、色を扱う仕事や趣味を持つ人は申し出てください。
> ⑥白内障手術をすると（閉塞隅角）緑内障が良くなることがあります。

白内障とは？

目の中にあるレンズ状組織（水晶体）が濁ってくる現象が「白内障」です。カメラのレンズにあたる「水晶体」が濁るため、その後ろの網膜（カメラのフィルムにあたる部分）にまで光が十分とどきません（図1）。そのために、かすんだり、ぼやけたりするのです。

白内障の原因と治療

多くは老化現象であり、病気ではありません。程度には個人差がありますが、50歳を超えると多かれ少なかれ誰でも白内障があります。しかし、糖尿病やアトピー性皮膚炎、ダウン症の場合や、過去に眼球を強くぶつけたり、ステロイドという薬を使っている場合には、若いうちに白内障が始まることがあります。まれに子どもや新生児に白内障が見つかることもあります。

進行した白内障の治療は手術が基本です。点眼薬で白内障の進行を抑えることはできますが、元に戻すことはできません。

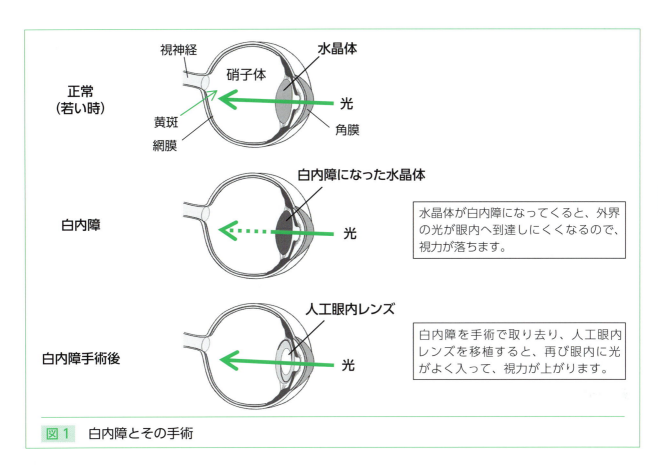

図1 白内障とその手術

手術は、いつ受けると良いですか？

　白内障手術の適応の目安は、矯正視力（メガネやレンズを使ったベストの視力）がおよそ0.6以下に下がった場合です。しかし、矯正視力が1.0でも、裸眼視力が落ちてきた場合や、明るいところでかすみが強い場合には、手術の適応となります。

　また、緑内障の中でも「閉塞隅角緑内障」になりやすいタイプの目（前房が浅い目）の場合には、たとえよく見えていても、早めに白内障手術を受けたほうがよい場合があります。緑内障に関しては、別項を参照してください。

手術のあとは、どのくらい良くなりますか？

　手術のあとは水晶体の濁りがとれますので、手術前よりもすっきりと見え、色はあざやかに見えて、手術を受けて良かったと思われることでしょう。しかし、思ったほど見えない場合や不便なこともあります。これに関しては、後述の「手術後の見え方と白内障手術の限界・欠点・注意点」を参照してください。

1　白内障とその治療

眼内レンズの選択　◀◀ 重要

　白内障手術では、人工の眼内レンズを移植します。移植した眼内レンズは一生、使えます。つまり入れ替える必要はありません。移植する眼内レンズの度数は数十種類も用意されていて、各自の目に合わせて最適な度数のレンズを選びます。最適な度数は、目のサイズ（目の奥行き＝眼軸長）と角膜の曲率（黒目のカーブの強さ）を測定し、それを式に入れて計算します。

　眼内レンズの最大の欠点は、自在なピント合わせができないことです。ですから白内障手術の後は、遠くも近くも自在にはっきり見えるというわけではありません。そこで、「度数選び（どこにピントを合わせるか）」を手術前によく考える必要があります。

　片方の目だけを手術する場合には、手術しない方の目の度数に合わせることが普通です。しかし両目とも手術をする場合には、各自の好みを反映させることができます。おおよそ以下の3つのパターンがあります。

　①裸眼で遠くのものをはっきりと見たい（近くをはっきりと見るには老眼鏡が必要）

　②裸眼で近くのものをはっきりと見たい（遠くをはっきりと見るには眼鏡が必要）

　③中間（1～2メートル）の距離がはっきりと見たい（つまり遠くや近くをはっきりと見るにはそれぞれ眼鏡が必要）

　これらは、各自の生活スタイル、好み、あるいは以前の目の状態に従って選択するのがよいでしょう。つまり、もともと目が良かった人は「①遠くに合わせる」のがよいでしょう。もともと近視だった人は「②近くに合わせる」のがよいでしょう。ただし近視が強かった人は、近視を弱める眼内レンズを選択するとよいでしょう。「③中間の距離がよく見えるようにする」のは、普段の生活には便利です。特に高齢の方は、このようなレンズを選ぶと便利です。なおピントの位置は若干の誤差を伴いますので、100％希望通りというわけにはいきません。

　「眼内レンズは自在にピントを合わせることはできない」と書きましたが、実際は、遠くも近くもある程度は見えるものです。特に明るいところではピントの合う範囲が広くなります。ですから「白内障手術の後は1ヵ所にしかピントが合わない」と神経質になりすぎることはありません。

　現在は、遠くと近くの2ヵ所にピントを合わせることのできる「多焦点眼内レンズ」があります。この多焦点レンズには長所も短所もあります。別項に解説していますので、参照してください。

手術前の検査

手術前には、眼内レンズの度数を決定したり、他に病気がないか調べるために検査が必要です。散瞳して（ひとみを開いて）眼底検査をしたり、角膜の内側にある細胞（角膜内皮細胞）の状態を調べることも重要です。その他、全身的な検査も行いますので、指示通りに検査を受けてください。

全身疾患について

白内障手術で特に注意が必要なものは、「糖尿病」「アトピー性皮膚炎」「ステロイド」と「前立腺肥大」です。これらの場合には術後の炎症が強くなったり、創の治りが悪かったり、細菌感染が起こりやすくなります。アトピー性皮膚炎には白内障のほか網膜剥離の合併が多いです。また、「前立腺肥大」で薬を飲んでいる人は、白内障手術が難しい場合があります。

> 現在、治療を受けている体の病気や薬の内容、アレルギーの有無は、必ず申し出るようにしてください。なお眼科手術と全身疾患に関する一般的な事項は「眼科手術の一般的注意点と麻酔について」の項を参照してください。

手術の実際

白内障手術とは、濁った水晶体の中身（白内障）を超音波を使って取り去り、残った水晶体の袋（水晶体嚢）の中に眼内レンズを移植する手術です（図1）。これを超音波白内障手術といいます。手術時間は15分くらいですが、手術準備や後片付けを含めますと30分から1時間程度かかります。麻酔は点眼のみか、軽い注射だけです。しかし難しい白内障の場合には球後麻酔や全身麻酔を行うこともあります。白内障手術は日帰りで行う施設も増えましたが、入院して手術を行っている施設もあります。

眼科手術に関する一般的注意事項は別項に説明しましたので、そちらを参照してください。

手術後の見え方と白内障手術の限界・欠点・注意点

白内障手術は技術と手術器械の進歩により痛みもなく短時間で終わるようになりました。患者さんの負担や合併症は劇的に減少しています。しかしそれでも以下に述べるような限界や注意点があります（表1を参照）。

①思ったほど見えない

眼球の奥にある「黄斑」や「網膜」に手術前に病気やキズがあったり、糖尿病網膜症や

1 白内障とその治療

表1 白内障手術の限界・欠点・注意点

限界・欠点	確率	いつ起こるか	症状	ハイリスク（どんな人に多いか）	対処方法	備考
眼鏡が必要	100%	術後	近くが見えない遠くが見えない	全員（誰でも起こる）	メガネ多焦点レンズ	現在の技術では克服が困難
思ったほど見えない	不明（2〜5%）	術後	ピントが合わない	ドライアイ、強度近視、緑内障、網膜・黄斑疾患角膜手術後（レーシックなど）ぶどう膜炎、視神経の病気など	点眼、内服、手術（対処法がない場合もある）	100%予測はできない
まぶしい（羞明）	100%	術後	まぶしい	全員（誰でも起こる）	サングラス	予防法なし
色の見え方が違う	100%	術後	色があざやか、違う	全員（誰でも起こる）	なし	予防法なし
グレア	50〜100%（程度による）	術後	点光源が尾を引く（特に夜間）	全員（誰でも起こる）	YAGレーザーまたはなし	予防法なし
ドライアイの悪化	10〜50%（程度による）	術後数日〜数ヵ月	ころころするぼやけて見える	高齢者、ドライアイ（誰でも起こる）	点眼（治癒しない）	予防法なし
後発白内障	50〜100%（程度による）	術後数ヵ月〜数年以上	白くかすむ	若年者（誰でも起こる）	YAGレーザー	YAGレーザーで視力回復
飛蚊症	20〜50%	術後	蚊のようなものが視野に飛ぶ	全員（誰でも起こる）	なし	急な発症の時は網膜疾患の可能性あり
眼瞼下垂	10〜20%	術後	まぶたが下がる	高齢者、女性	経過観察手術（程度による）	眼科手術の欠点（予防法なし）
目の病気の発生、悪化	不明	術後数ヵ月〜数年	視野狭窄、視力低下、変視、目のかすみなど	虹彩炎、ぶどう膜炎、網膜色素変性、喫煙、屋外作業など	各疾患に対する治療（困難なことあり）	禁煙し、強い紫外線は避ける
眼内レンズ落下	1%以下	術後数ヵ月〜数年以上	視力が急に落ちる	高齢者、アトピー性皮膚炎網膜色素変性など	眼内レンズ縫着手術	視力回復可能

緑内障があったり、視神経が弱っていたりすると、期待ほど視力が出ない場合があります。意外に影響が強いのは、後で述べる「ドライアイ」です。これらは手術前に検査を行いますが、100%検知できるわけではありません。

②まぶしさについて

眼内レンズは白内障のある水晶体よりもずっとクリアで光をよく通します。したがって手術のあとは「まぶしさ（羞明）」が強くなります。家の中などでは問題はありませんが、日中の屋外ではサングラスが必要です。特に農業や漁業を営んでいる人は、サングラスは必須です。

③**色の見え方**

手術のあとは色がくっきり、はっきりと見えます。しかし手術前後で色の見え方が違うので、絵を描いたり、デザインなど色を扱うことを仕事にしている人には違和感があり、

仕事がしづらくなるかもしれません。また、片方の目だけ手術を受けた人は、左右眼で色の見え方が異なるので、慣れるのに少し時間がかかるでしょう。

④「グレア」について

夜間、点光源など（自動車のヘッドライトなど）が尾を引いて見える現象を「グレア」といいます。通常はあまり問題になりませんが、プロドライバーなどは夜間の運転が困難になることがあります。これは眼内レンズの宿命で、100％防ぐ方法はありません。

⑤ドライアイの悪化

「ドライアイ」とは別名「乾き目」、「涙液減少症」といいます。一種の老化現象です。症状は「目がコロコロする」「くちゃくちゃする」「かすんで見えにくい」といったものです。60歳以上では誰でも多少ドライアイになり、目の手術を受けるとドライアイは悪くなります。ドライアイに対しては人工涙液などの対症療法しかなく、根本的な治療法はありません。

⑥後発白内障

手術をして数ヵ月～数年たつと、移植した眼内レンズの後ろの膜組織が再び濁ってきて、視力が落ちることがあります。後発白内障といいます。これは外来でレーザー処置（YAGレーザー）をすればまた見えるようになりますので、あまり心配はいりません。

⑦眼瞼下垂

目の手術のあと、まぶたが少し下がることがあります（眼瞼下垂）。原因はよくわかっていませんが、手術中に器械で目を開けるので、それで目の周りの筋肉が弱るのではないかと言われています。眼瞼下垂は高齢の方ほど起こりやすいです。

⑧他の眼病の悪化

白内障手術前から虹彩炎やぶどう膜炎などがある人は、白内障術後に炎症が再燃することがあります。特にベーチェット病の方の白内障手術は要注意です。一方、網膜の病気が悪くなることがあります。たとえば「網膜色素変性」という網膜の病気があると、白内障手術のあとに病気が進行することがあります。また、白内障手術のあとは、「加齢黄斑変性」という病気のリスクが上がるといわれています。

⑨眼内レンズの脱臼

頻度は低いですが、移植した眼内レンズの位置がズレて脱臼したり目の中に落ちてしまうことがあります。それまで見えていた目が急にぼやけて見えなくなります。高齢者やアトピー性皮膚炎、網膜色素変性や緑内障のある人に多くみられます。眼内レンズが脱臼した場合には、もう一度手術を行って眼内レンズを眼球に縫い着ける手術（眼内レンズ縫着

症状や治療方法については個人差がありますので、担当医にお尋ねください。

手術）が必要です。

⑩目はぶつけないで

手術のあと眼球をぶつけると、容易にキズ口が開いて、眼球が破裂します。そうなるとほとんど失明します。くれぐれも目をぶつけないようにご注意ください。

✦ 手術の合併症

白内障手術の合併症は昔よりもずっと減って、とても安全な手術になりました。それでも以下の合併症が起こりえます（表2を参照）。

①眼内レンズの度数ズレ（1〜2％）

手術で移植する眼内レンズの度数は、術前の検査データで計算します。しかしデータには誤差があるため、若干の「度数ズレ」は誰にでも起こります。通常は再手術が必要なほどの「度数ズレ」が起こることはあまりありません。しかし眼内レンズの度数ズレがひどい場合には、再手術をして眼内レンズを入れ替えます。入れ替えの手術は通常の白内障手術よりもやや煩雑で難しい手術となります。大きな度数ズレが起こりやすい人は、①近視が強い人（強度近視）、②レーシックなどの角膜の手術を受けた人です。

表2　白内障手術の主な合併症

合併症	確率	いつ起こるか	症状	ハイリスク（どんな人に多いか）	予測・予防	対応方法	予後
眼内レンズの度数ズレ	1〜2％	術後	ピントが合わない	強度近視 レーシック後	できない	眼内レンズ入れ替え手術	かなり回復
眼内レンズが入らない	1％以下	手術中	ぼやけて見えない	高齢者、緑内障 網膜色素変性 進んだ白内障	できない	コンタクトレンズ 眼鏡 再手術	ある程度回復
白内障落下（核落下）	1％以下	手術中	ぼやけて見えない	高齢者 進んだ白内障	できない	硝子体手術	ある程度回復
黄斑浮腫	1％程度	術後数日〜数ヵ月	ぼやけて見えない	なし（誰でも起こる）	非ステロイド系点眼	点眼、注射	回復しないことがある
角膜の濁り（水疱性角膜症）	1％以下	術後数日〜数ヵ月	ぼやけて見えない	角膜内皮減少、虹彩炎 緑内障レーザー	ある程度できる	角膜移植	角膜移植をしても視力低下が残る
網膜剝離	0.5％以下（アトピー除く）	術中発見（アトピー） 術後数日〜数ヵ月	ベールが広がる 視力低下、失明	アトピーは特に多い 眼内レンズが入らない人 白内障が落下した人	できない	網膜剝離手術（硝子体手術）	ある程度回復〜視力低下
術後眼内炎	0.1％以下	術後数日〜数ヵ月（多くは1週間以内）	目の痛み、充血 急激な視力低下	高齢者、糖尿病、アトピー性皮膚炎 ステロイド、抗がん剤	できない	点滴、注射 眼内レンズ抜去 硝子体手術	失明の可能性がある
駆逐性出血（駆出性出血）	0.1％以下	手術中	強い痛みとその場で失明	強度近視、高血圧、高齢者 手術中の痛みや力み 術式変更	できない	硝子体手術	失明する

重要 ▶ レーシックなどの角膜手術を受けた人は、必ず手術前に申し出てください。

②手術方法（術式）の変更（1～2％以下）

白内障が進行すると通常の超音波手術では処理が無理な場合があります。この場合は「嚢外摘出術」や「嚢内摘出術」という方法で白内障を取り除きます。術式を変更すると、手術は1時間以上かかります。また、術後の炎症は強く、角膜の状態も悪くなるので、視力が上がるのに相当な時間がかかります。

③眼内レンズが移植できない（1％以下）

水晶体を支えている組織（チン小帯）が弱い場合は、先に述べた「嚢内摘出術」に手術方法を変更します。こうなると、眼内レンズは通常の方法では移植できません。嚢内摘出術を行った場合は、もう一度手術を行って、眼内レンズを縫い着けたり（眼内レンズ縫着手術）、コンタクトレンズや眼鏡によって視力を得ますが、視力には限界があります。

チン小帯が弱いことが多いのは、①高齢の人（特に90歳以上）、②白内障が進んでいる人、③眼球打撲、緑内障、網膜色素変性がある人などです。チン小帯が弱いか弱くないかは手術前の検査や診察ではわかりません。手術中に初めて判明するので、困った合併症です。

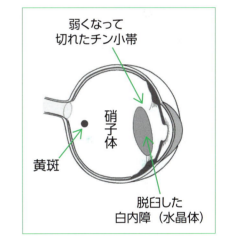

④白内障が硝子体へ落下（1％以下）

これは手術中に白内障の一部（核）が、水晶体の後ろにある硝子体へ落ち込んでしまうことをいいます。こうなると、硝子体手術という大きな手術が必要になります。硝子体手術のできる病院は限られていますので、転院して再手術になることがあります。

⑤黄斑浮腫（1％程度）

白内障の手術後に、眼球の奥にある網膜の中央部「黄斑」に水がたまって腫れてくることがあります。これを黄斑浮腫といいます。黄斑浮腫が起こると急に視力が落ちてしまいます。黄斑浮腫の詳しい成因は不明で、非ステロイド系点眼薬に予防効果があるとされています。術後の点眼にはこの非ステロイド系点眼薬が必ず含まれていますので、決められた点眼はきちんと行うようにしてください。黄斑浮腫の治療には、点眼、内服、眼球への注射などがありますが、効果は一定せず、いったん良くなっても後に再発することがあります。

⑥水疱性角膜症

黒目（角膜）の裏には角膜内皮細胞という細胞が並んでいて、この働きで黒目は透明に保たれています。角膜内皮細胞が少ないと、手術のあと黒目が濁って見えなくなることがあります。これを水疱性角膜症といいます。水疱性角膜症のハイリスクは、①緑内障のレーザー治療（レーザー虹彩切開術）、②虹彩炎やぶどう膜炎の既往、③眼球打撲の既往、などです。角膜内皮細胞は手術前に検査しますので、ある程度、リスクは予測できます。

水疱性角膜症になって回復しない場合には、後日、角膜移植を行います。しかし角膜移植を行っても視力向上には限界があります。

⑦網膜剥離（1％以下；ただしアトピー性皮膚炎には多い）

網膜剥離とは眼底にある光を感じる膜「網膜」が剥がれてくる疾患で、放置すると失明します。近年は白内障手術のあとに網膜剥離を起こすことは減少しました。しかしアトピー性皮膚炎の人には網膜剥離は多く見られます（10～30％）。これは手術の合併症というよりも、アトピー性皮膚炎の眼合併症です。網膜剥離には白内障と別の手術が必要です。入院は1週間以上必要で、視力障害が残る場合があります。

⑧術後眼内炎（0.1～0.2％）

「術後眼内炎」とは、眼手術のあとに眼内へ細菌が入って化膿することです。すぐに注射、点滴や手術が必要です。原因となる細菌の種類によっては、あらゆる治療を行っても失明することがあります。多くは手術後1週間以内に起こりますが、時に手術のあと数ヵ月から数年たってから眼内炎が起こることもあります（遅発性眼内炎）。術後眼内炎のハイリスクは、1）アトピー性皮膚炎、2）糖尿病、3）ステロイドの内服、4）抗がん治療、5）高齢者、などです。術後眼内炎の予防は抗菌薬の点眼です。決められた点眼はきちんと行ってください。

 眼内炎の症状は、「よく見えていたのに急にかすんできた」「目が痛い」などです。術後数日でこのような症状が出た場合には、すぐに眼科を受診してください。

⑨駆逐性出血（0.1％以下）

手術中に眼の奥のほうから大出血を起こすことがあります。これを「駆逐性出血」あるいは「駆出性出血」といい、失明します。昔は恐れられていた合併症ですが、手術創が小さくなった今ではほとんど起こらなくなりました。ハイリスクは、1）強度近視、2）手術中の高血圧、3）術中痛みが強い場合、4）緊張してきばりやすい人、5）術式を変更

した場合、などです。

> **まとめ** 白内障手術は痛くない安全な手術ですが、患者さんによっては合併症が起こりやすいこともあります。手術の限界や合併症をよく理解したうえで手術を受けるようにしてください。

MEMO

2 後発白内障

> **ポイント**
> ①「後発白内障」とは、白内障手術で眼内レンズを固定するために残した水晶体の袋（嚢）が再び濁ってくる現象です。本来の白内障とは別物で、また病気ではなく、白内障手術を受けた人にはだれにでも起こります。
> ②症状は、白くかすむ、ピントが合わない（ぼやけて見える）など、白内障と同じです。
> ③再手術は必要ありません。外来でレーザー処置を行います。濁りを YAG レーザーで除去することで、視力は回復します。
> ④レーザー処置の合併症はほとんどありませんが、まれに網膜剥離や出血、炎症（眼内炎）が起こります。

後発白内障とは？

　白内障とは目の中のレンズ組織「水晶体」が混濁してくる現象で、多くは加齢によるものです。白内障は点眼薬（目薬）や内服薬（飲み薬）で回復させることはできず、手術が必要です。手術では、水晶体の袋（水晶体嚢）は残し、その内部の混濁した組織（核や皮質）だけを吸引除去します。そして残した水晶体嚢の中へ人工眼内レンズを固定します（図1）。この人工眼内レンズの後ろに残っている水晶体嚢（後嚢）は手術から数ヵ月〜数年で再び混濁することがあります。これが後発白内障で、症状は白内障と同じく、「白くかすむ」「ぼやけて見える」などです。

　ですから後発白内障は、症状は白内障と同じですが、実は本来の白内障とは別物で、治療法は異なり、再手術の必要はありません。

後発白内障はどんな人に起こりますか？

　後発白内障は現代の白内障手術を受けた人なら誰でも起こりえます。しかし特に若い人や糖尿病のある人、網膜色素変性のある人などは、白内障手術のあと比較的早期に発生し、頻度も高い印象があります。

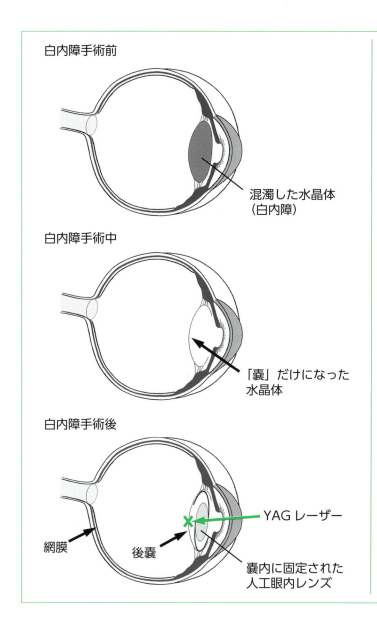

図1 後発白内障とYAG（ヤグ）レーザー

現代の白内障手術では、水晶体の内部の濁った部分だけを吸引除去して水晶体の袋（嚢）は残し、その中に人工眼内レンズを固定します。後発白内障はこの残した嚢、特に「後嚢」に濁りが生じる現象です。この場合はYAGレーザーを用いて後嚢に孔をあけ、濁りを除去します。出血や痛みはありません。

後発白内障の治療（外来で処置し、入院は不要です）

後発白内障はもう一度手術をする必要はありません。濁った後嚢に「YAGレーザー」という特殊なレーザー光線を用いて孔（あな）をあけ、再び光がよく通るようにします（図1）。

● YAGレーザーの実際

まず点眼薬でひとみを広げます（散瞳（さんどう））。そしてレーザー処置を行います。レーザー処置にはコンタクトレンズを用いる場合と用いない場合があります。YAGレーザー光線は目には見えません。レーザー処置そのものは数分以内に終わり、痛みはありません。その後は眼圧が上がってこないかチェックをして、終了です。散瞳開始から眼圧チェック終了まで、1時間程度必要です。目を切ったり注射したりするわけではないので、入院したり、眼帯の必要はありません。

レーザー処置を受けた日の生活に制限はありません。食事も入浴も通常どおり行えます。

症状や治療方法については個人差がありますので、担当医にお尋ねください。

術後は炎症を抑える点眼薬を使うことがあります（使用しない場合もあります）。

● YAGレーザー後の視力向上

レーザーをしたその日はあまり違いを感じないかもしれませんが、数日以内に「かすみが取れた」と感じることでしょう。しかし網膜などに別の眼病のある人は、期待ほど視力が上がらないこともあります。

YAGレーザー処置の合併症

ほとんど合併症のない安全な処置ですが、以下の合併症の可能性があります。

①飛蚊症（50〜70％）

飛蚊症とは蚊が飛んでいるように見える症状です。多少の飛蚊症は問題なく、徐々に改善することが多いのですが、飛蚊症が強い場合には眼科を受診して眼底検査を受けてください。次に述べる網膜裂孔や網膜剥離の可能性があります。

②網膜裂孔、網膜剥離、出血（1％以下）

時にレーザーの衝撃が網膜に伝わって孔があいたり、出血したりすることがあります（網膜裂孔ないし網膜剥離）。この場合は別のレーザー処置や手術が必要になります。

③遅発性眼内炎（0.1％以下）

まれに処置後に眼内に炎症を起こすことがあります（遅発性眼内炎）。この原因は不明ですが、眼内レンズと後嚢の間にひそんでいた細菌が眼内に広がるからではないかと推定されています。遅発性眼内炎の発生はまれですが、予測や予防は不可能です。炎症が強い場合には手術が必要で、視力が低下することがあります。

④眼内レンズの脱臼（頻度は不明だが、まれ）

眼内レンズの固定が悪いときにはYAGレーザーの衝撃により眼内レンズが脱臼（位置がズレたり）することがあります。脱臼すると視力が落ちますので手術が必要です。

特殊な後発白内障

「液性後発白内障」と呼ばれるものがあります。これは眼内レンズと後嚢の間に白く濁ったゼリーのような物質が貯留するものです。処置は通常の後発白内障と同じYAGレーザーを用います。この液性後発白内障をYAGレーザーで処置をすると、濁ったゼリー状物質が眼底に移動して、手術が必要になることがあります。非常にまれな合併症です。

3 眼内レンズ縫着手術

ポイント

① 「眼内レンズ縫着手術」とは、眼球の壁（強膜）に眼内レンズを固定する手術です。
② この手術は、眼内のレンズ組織（水晶体や眼内レンズ）がなくなったり、脱臼したり落下したりしたときに行います。
③ 手術時間は1時間程度です。
④ 縫い着けた眼内レンズが脱臼したり、再び落下することがあり、その場合は処置や再手術が必要です。
⑤ 手術後に網膜剥離や出血を起こすことがあり、その場合は再手術が必要です。

どんなときにこの手術が適応ですか？

この手術は以下の2つの場合に適応となります。
① 水晶体や以前に移植した眼内レンズが脱臼した場合
② 通常の白内障手術では眼内レンズが移植不可能な場合

① 水晶体は目の中にある組織で、カメラでたとえるとレンズの役割をしています。水晶体はチン小帯という線維組織によって支えられています。このチン小帯は、高齢になると弱くなり、アトピー性皮膚炎、緑内障や網膜色素変性などの病気があると特に弱くなります。チン小帯が弱くなって切れてしまうと水晶体が脱臼し、目はピントを合わせることができなくなります（図1）。

② 水晶体が加齢により濁ってくると白内障になります。白内障の手術では濁った水晶体を取り去って、かわりに人工の眼内レンズを目の中に移植し固定します。しかしチン小帯が弱い場合などでは眼内レンズを移植できない場合があります。この場合にも、目はピントを合わせることはできなくなります（無水晶体眼）。

手術のメリット

水晶体や眼内レンズが脱臼などの理由で眼球内の所定の位置になければ、レンズのないカメラと同じで何も見えなくなります。このような場合は、コンタクトレンズや度の強い眼鏡

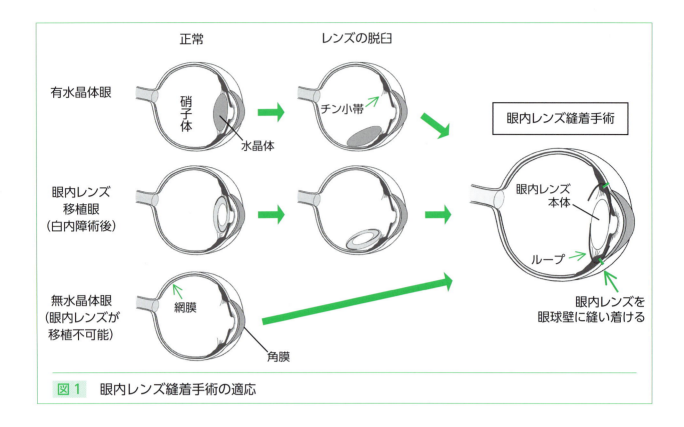

図1 眼内レンズ縫着手術の適応

で視力を得ることは可能ですが、コンタクトは脱着や消毒が煩雑で、眼鏡は度が強くて、ものがゆがんで見えます。眼内レンズ縫着手術を行うと、これらの不便が解消します。

また、脱臼した水晶体や眼内レンズは放置しても多くは何ともありません。しかし時に炎症や網膜剥離、出血、緑内障などを起こすことがあります。この場合は脱臼した水晶体や眼内レンズを摘出する必要があります。その際、同時に眼内レンズの縫着手術を行うと良いでしょう。

手術の方法

「眼内レンズ縫着手術」とは、読んで字のごとく、眼内レンズを眼球の壁に縫い着ける手術です。最近は眼内レンズを眼球壁に直接縫い着けず、眼内レンズの支持部（ループ）を眼球壁に埋め込む手術（眼内レンズ強膜内固定術）を行うことが増えてきましたが、手術結果は同じです。

手術手技は通常の白内障手術よりもずっと煩雑で、1時間程度かかります。

手術の限界・合併症など

この手術は、普通の白内障手術よりも時間がかかるうえに、術後に乱視が多いのが欠点です。網膜剥離や出血のリスクは、通常の白内障手術よりもかなり高くなります。

また、縫い着けたレンズが傾いて（脱臼して）処置が必要になったり、せっかく縫い着けたレンズがまた外れて（落下して）再手術が必要なことがあります。特にアトピー性皮膚炎のある患者では、眼内レンズの再落下は高頻度に起こります。この手術の主な限界・合併症は後ろに表1としてまとめました。

術後の経過

手術のあとは眼内レンズが眼内に固定されますので、裸眼視力は大幅に回復するでしょう。しかし眼内レンズ縫着手術は通常の白内障手術よりも術後炎症が強いため、視力が安定するには数ヵ月を要する場合があります。眼内レンズは自在なピント合わせができないことは通常の白内障手術と同じですので、手術のあとは眼鏡が必要です。眼鏡の処方は手術後状態が安定してから（通常は数週間以上経過してから）行います。

その他、一般的な注意事項は**「眼科手術の一般的注意点と麻酔について」**を参照してください。

表1 眼内レンズ縫着手術の主な限界・合併症

手術の限界・合併症	確率	いつ起こるか	症状	ハイリスク	予測・予防	対応方法	予後
乱視などの屈折異常	100%	術後	ぼやける	特になし（すべての人）	できない	眼鏡	かなり回復
眼内レンズの脱臼	10～20%	術後	ほとんどない	特になし（すべての人）	できない	処置（整復）	再発を繰り返すことがある
眼内レンズの再落下	10%程度	術後	見えなくなる	アトピー性皮膚炎	できない	再手術	再々落下することがある
眼内レンズの支持部が露出	頻度不明	術後	結膜充血、眼脂、眼痛	強膜内固定術	できない	再手術	かなり回復
網膜剝離	10%以下	術後数日～数ヵ月	ベールが広がる視力低下、失明	特になし（すべての人）	できない	手術（術後うつぶせ）	ある程度回復～視力低下
出血（硝子体出血）	5～20%程度	術後数日以内	かすんで見えない	特になし（すべての人）	できない	経過観察 手術	ある程度回復
角膜の濁り（水疱性角膜症）	1%以下	術後数日～数ヵ月	かすんで見えない	角膜内皮減少、虹彩炎、緑内障レーザー	ある程度できる	角膜移植	視力低下が残る
黄斑浮腫	1%程度	術後数日～数ヵ月	ぼやけて見えない	特になし（すべての人）	点眼	点眼、注射	回復しないことがある
術後眼内炎	0.1%	術後数日～数ヵ月（多くは1週間以内）	目の痛み、充血、急激な視力低下	高齢者、糖尿病、アトピー性皮膚炎、ステロイド、抗がん剤	できない	点滴、注射 手術	失明の可能性がある
駆逐性出血（駆出性出血）	1%以下	手術中	強い痛みとその場で失明	強度近視、高血圧、術中の痛みなど	できない	手術	失明する

これらのほか、眼手術や麻酔に伴う一般的な合併症があります（他項を参照）。

症状や治療方法については個人差がありますので、担当医にお尋ねください。

4 多焦点眼内レンズ

ポイント

①多焦点眼内レンズとは、遠近2ヵ所にピントが合う、人工眼内レンズです。
②一部を除いて健康保険適用外です。自費診療となります。
③一部の任意保険で診療費をある程度カバーできます。特に先進医療特約が適用されることがありますので、詳しくは自分の加入している保険会社に問い合わせてください。
④手術方法やリスク、合併症は、通常の白内障手術と全く同じです。
⑤近くを上手に見るためには術後にトレーニングが必要です。トレーニングをすることにより、早く快適に多焦点眼内レンズのメリットを享受できます。
⑥見え方に少し「クセ」があり、夜間は明るい光がにじんで見えます。プロドライバーなどは仕事に支障をきたす場合があります。

白内障とその手術

　白内障とは目の中のレンズ組織「水晶体」が濁ってくる現象で、多くは加齢が原因で、病気ではありません。レンズが曇りガラスのように濁ってくるので、かすんでよく見えなくなります（図1）。いったん白内障になってしまうと、点眼薬や内服薬でもとに戻すことはできません。視力を回復するには、手術をして濁った水晶体を吸引し、かわりに人工のレンズ（眼内レンズ）を移植するしかありません。これがいわゆる白内障手術です（図1）。

水晶体と人工眼内レンズの違い

　生きている水晶体は弾力性があるので、遠くや近くに自在にピント合わせができます。白内障手術で移植する眼内レンズには弾力性がないので、遠くにも近くにも自在にピント合わせをすることはできず、理論的には1ヵ所にしかピントは合いません（現実的には1ヵ所ではなく、その前後、ある程度の範囲にピントが合います）。この従来の眼内レンズ（単焦点レンズ）の欠点を克服するために開発されたのが「多焦点眼内レンズ」です。ただし「多焦点眼内レンズ」といっても、あらゆる場所にピントが合うわけではなく、現在のレンズは遠・近にピントが合う「2焦点眼内レンズ」です（図2）。ただし、それを感じさせないように工夫された眼内レンズも日々、開発されているので担当医から最新の情報を得るように

4 多焦点眼内レンズ

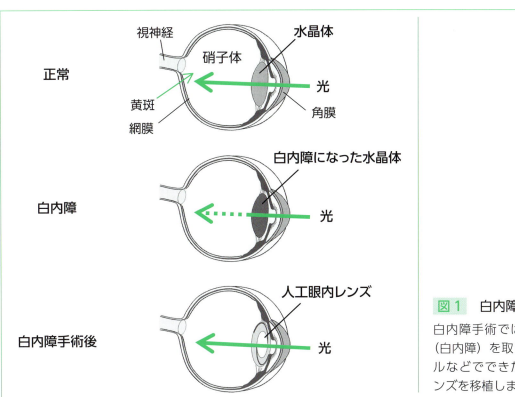

図1 白内障とその手術
白内障手術では濁った水晶体（白内障）を取り除き、アクリルなどでできた人工の眼内レンズを移植します。

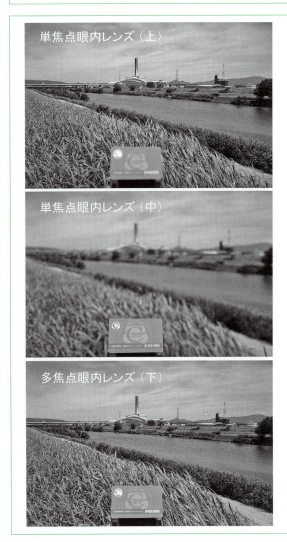

図2 単焦点眼内レンズ（上、中）と多焦点眼内レンズ（下）の見え方の例

単焦点レンズでは、遠くの景色がよく見えるようにレンズの度数を選べば、近くのもの（写真中のカード）を見るには老眼鏡が必要です（上）。逆に近くにピントを合わせれば、遠くをはっきりと見るために眼鏡が必要です（中）。
多焦点眼内レンズは、レンズの構造を工夫して、遠くと近くの2ヵ所にピントが合うレンズです（下）。
（この図はイメージで、実際の見え方とは異なります）

症状や治療方法については個人差がありますので、担当医にお尋ねください。

表1　単焦点眼内レンズと多焦点眼内レンズ、そして遠近両用メガネの比較

	単焦点眼内レンズ （従来の眼内レンズ）	多焦点眼内レンズ	遠近両用メガネ
費用	健康保険	一部を除き自費 （先進医療特約の適用あり）	自費
ピント	1ヵ所	2ヵ所（遠近・遠中）	累進 （一定の範囲はどこでもピントが合う）
長所	健康保険適用 ピントの合うところは見える 実績がある	同軸で遠近が見える （視線を上下に動かさなくても遠近が見える）	使いやすく、よく見える 合わないときには変更が簡単
短所	1ヵ所とその前後にしかピントが合わない（遠方、近方どちらかを見るために眼鏡が必要）	健康保険適用外 コントラストが低い 夜間、光がにじんで見える（ハロ）	遠近を見るには視線を上下に動かす必要がある 顔の外に装用する

してください。

では、遠近両用眼鏡と多焦点眼内レンズはどう違うのでしょうか？

遠近両用眼鏡の多くは「累進焦点レンズ」というレンズを使い、遠くを見るには眼鏡の上方を使い、近くを見るには眼鏡レンズの下部を使ってものを見るという仕組みです。それに対して多焦点眼内レンズは、一つのレンズが同軸で2ヵ所に焦点が合うように設計されているので、正面を見たまま視線を動かさなくても遠近にピントが合うことが特長です。

多焦点眼内レンズの見え方

手術をして多焦点眼内レンズを移植しても、若い頃と同じような遠近の見え方に戻るわけではありません。多焦点眼内レンズを移植すると、「遠くと近くにピントの合った2枚の写真が重なって見える」という状態になります。その二重の映像から、どちらかの映像を脳が無意識的に選択し、遠・近どちらかを見るという仕組みです。たとえば網戸を通して富士山を見る状態を想像してください。富士山に注目していれば山が見えますが、網戸に集中すれば網戸だけが見えます（図3）。

多焦点眼内レンズの種類と特徴

多焦点眼内レンズにはいろいろなタイプがあります（表2）。遠近2焦点の眼内レンズでは近くのピント位置を何種類か選択できます。遠距離と中距離の2焦点眼内レンズも選択できます。乱視を矯正できる多焦点眼内レンズもあります。

それぞれのレンズに違いはあっても優劣はなく、自分のニーズと、レンズのキャラクターや欠点をよく理解して選択する必要があります。仕事や趣味、日常の生活環境などを担当医

に伝え、具体的なイメージを想像しながら、希望に近いタイプの眼内レンズを選択することをお勧めします。

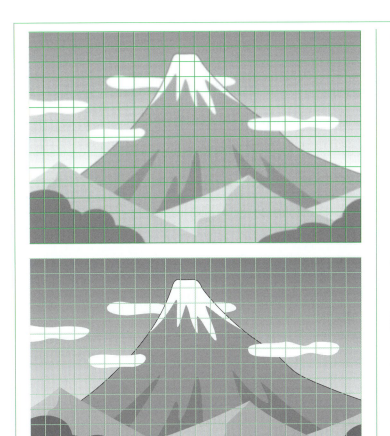

（上）近くの網戸を見ている状態

（下）遠くの富士山を見ている状態

図3　多焦点レンズの見え方のイメージ

多焦点眼内レンズでは、遠くの像と近くの像が重なって見えている状態になります。トレーニングにより、そのどちらかの像に注視することができるようになり、遠くも近くも眼鏡なしで見えるようになります。

表2　多焦点眼内レンズの種類と特徴

	通常型	乱視矯正型
回折型多焦点眼内レンズ		
屈折型多焦点眼内レンズ		
健康保険の適用	なし	なし
先進医療特約の適用	あり	なし

症状や治療方法については個人差がありますので、担当医にお尋ねください。

多焦点眼内レンズの手術方法、リスク

多焦点眼内レンズを用いた白内障手術は、手術そのものは通常の白内障手術と全く同じです。手術の詳細や合併症などについては、「白内障とその治療」の項目を参照してください。

多焦点眼内レンズの手術費用

多焦点眼内レンズ手術は、健康保険の適用外です。自費診療となり、高額な治療費となります。もし民間の生命保険や医療保険に加入している場合には、手術に際してある一定の金額を受け取ることができるかもしれません。また、「先進医療特約」に加入している場合には、治療費を保険で全額カバーできる場合があります。ただし「先進医療特約」で治療費をカバーするためにはさまざまな条件があり、どの施設でどの眼科医に手術をしてもらっても保険がおりるとは限りません。

> **重要** ▶ 手術費用を民間の保険でカバーできるかどうかは、自分の加入している保険会社に問い合わせ、事前に必ず確認してください。

術後のトレーニング（近方視トレーニング）

手術を受けた「新しい目」で近くを上手に見るためには、近くでピントの合う位置（読書距離）を自分で確認する必要があります。早く多焦点眼内レンズに慣れてそのメリットを享受するには、「近くを見るためのトレーニング（近方視トレーニング）」をお勧めします（図4）。

【近方視トレーニングの実際】

① 大きな文字の書いてある本や新聞を持ち、顔ギリギリまで近づけます。文字はぼやけて見えません（図4左）。

② 次に、本や新聞を顔からゆっくりと遠ざけていきます。すると文字が見えてくる距離がありますので、そこで止めてください（図4右）。そのときの肘の角度が文字を読むときの新しい距離です。最初は細かい文字でなく、大きな文字の書いてある本や新聞を使った方が、ピントの合う位置をさがしやすいでしょう。

③ ▶ 本や新聞を顔から近づけたり遠ざけたりすると、どこでピントが合っているのか、わかりません。必ず図4-1→図4-2のように「近くからゆっくりと離していく」という、一方通行でトレーニングを行ってください。

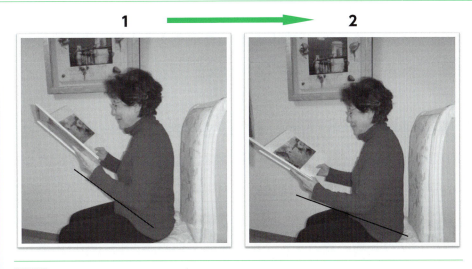

図4 近方視トレーニング
本を顔の近くからゆっくりと離していき（1→2）、文字が見えるところで手を止めます（2）。そのときの肘の角度を体で覚えましょう。

④トレーニングは毎日続けてください。そのうち、手や肘が新しい角度を覚えます。また、手術後しばらく経過すると、ピントの合う位置は少し変化します。以前の位置で近くが見づらいと感じたときには、もう一度、近方視トレーニングを行って、新しい適切な読書距離を見つけてください。

多焦点眼内レンズの限界：ハロ・グレア

多焦点眼内レンズの欠点は、像のコントラストがやや低く、像のまわりに「にじみ」ができることです。通常の眼内レンズでも多少の「にじみ」はありますが、多焦点レンズでは瞳孔が大きくなる夜間に「にじみ」を感じます。これを「ハロ」または「グレア」といい、こ

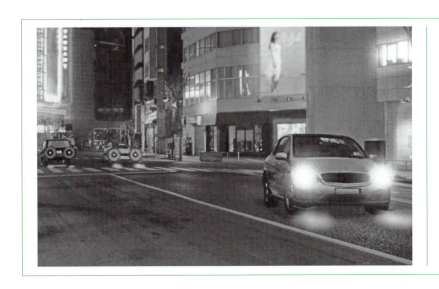

図5 夜間の光のにじみ（ハロ・グレア）
蛍光灯やヘッドライト・テールランプがにじんで見えます。

症状や治療方法については個人差がありますので、担当医にお尋ねください。

れにより、夜間の電灯や車のヘッドライトなどがにじんで見えます（図5）。日常生活に影響することは少ないといえますが、夜間に屋外で仕事をする人や、夜に運転を行うプロドライバーなどは担当医によく相談してください。

多焦点眼内レンズが合わない人

　前述のハロ、グレアを含めて、多焦点眼内レンズによる独特の見え方にどうしても慣れることのできない患者さんもいます。手術後数ヵ月以内であれば、単焦点眼内レンズに入れ替える手術を行うことも可能です。しかし再手術は組織の癒着などがあって最初の手術よりは難しく、合併症のリスクも高くなります。再手術は、担当医としっかり相談し、慎重に決断してください。

MEMO

緑内障

1 緑内障の基礎と分類

ポイント

①緑内障は目の中の神経線維が障害されることで視野が狭くなっていき、悪くなると失明する可能性のある病気です。
②緑内障にはいくつかのタイプがあり、進行のスピードには個人差があります。
③緑内障には発症と進行に眼圧が大きく関係しています。ですから治療の基本は、眼圧を下げることです。
④一方で「急性緑内障発作」とは緊急を要する緑内障で、目や頭が非常に痛くなり、嘔吐を伴います。すぐに治療が必要です。

緑内障とは？

人や動物の目の内側には「網膜」という膜組織があります（図1）。網膜は外界の光を捕らえて電気信号に変換します。網膜の内側には神経節細胞とその線維組織があり、線維組織は束ねられて視神経となり、大脳へ信号を送ります（図1）。

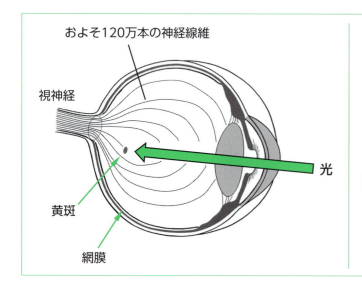

図1 網膜の神経線維と視神経

網膜の内層には神経節細胞があり、そこから伸びる神経線維は網膜の表面を走って束ねられ、眼球の後ろで視神経になって、大脳へ視覚信号を送ります。

56　症状や治療方法については個人差がありますので、担当医にお尋ねください。

1 緑内障の基礎と分類

緑内障は、この神経節細胞とその線維が減ることにより視野（見える範囲）が狭くなっていき、失明に至る危険がある病気です。成人の中途失明の原因のトップは、日本では現在、この緑内障です。

緑内障の多くは慢性の緑内障です。しかしなかには急性に発症する緑内障があって、これについては本稿の最後に説明します。

緑内障はめずらしい病気ではない

最近行われた大規模な調査では、40歳以上の日本人の20人に1人が緑内障にかかっています。しかしそのほとんどは自覚症状がなく、放置されています。

緑内障は末期まで症状がありません。しかも自覚症状が出てから治療を始めても手遅れです。このような緑内障を早期発見するには、検診が重要になってきます。

緑内障の症状

> **重要** ▶▶ 緑内障の視野障害は自分ではわかりません。

慢性緑内障の症状は「視野狭窄」です。しかし緑内障の視野狭窄は、中央ではなく周辺から始まるため、初期には気づきません。緑内障が進行し、視野狭窄が中央部におよんで初めて「見え方がおかしい」「視力が落ちた」という症状が出てきます。しかし、もう片方の目の症状が軽ければ、視力が低下しても気づかないことがあります。つまり自覚症状が生じるのは、両目ともにかなり病状が進行してからのことが多いです。

そのため緑内障は、検診や他の症状で眼科を受診した際に偶然発見されることがほとんどです。

緑内障の原因

> **重要** ▶▶ 緑内障の進行は眼圧に左右されます。

視神経の細胞と線維は、生まれたときには120万本くらいですが、年齢とともにゆっくりと減少し、個人差もありますが、70歳頃には80万本くらいにまで減少します。しかしその程度では視野や見え方に影響はありません。

しかし緑内障では視神経の細胞と線維が正常よりも早く減少し、おおよそ半分程度に減少すると、減少した部位の網膜の感度が落ちてきます。これが緑内障の視野狭窄です。

症状や治療方法については個人差がありますので、担当医にお尋ねください。

どうして緑内障では視神経の細胞とその線維が正常よりも早く減っていくのでしょうか？

その大きな要因は、「眼圧」です。眼圧とは目の硬さ、目の内圧のことで、正常値は10～21 mmHgです。視神経とその細胞は圧に弱く、眼圧が正常よりも高くなると死滅スピードが上がります。

しかし眼圧が正常範囲でも視神経細胞の死滅スピードが正常よりも速い場合があります。これを正常眼圧緑内障といいます。日本人にはこの正常眼圧緑内障が多いため、眼圧が正常でも安心することはできません。

緑内障の定義には「眼圧を十分に下げることにより障害を抑制しうる」というものがあります。緑内障の治療の基本は眼圧の下降です。ですから正常眼圧緑内障の場合には、治療により正常値下限かそれ以下に眼圧を下げなければならないことがあります。

眼圧と房水

> **重要** ▶▶ 眼圧は隅角の状態に左右されます。

目の中では房水と呼ばれる水分が産生され、眼内を循環し、眼外へ排出されています。房水の産生と排出は常にバランスが取られて、眼圧は一定の範囲に保たれています。このバランスが悪くなると眼圧は上がったり下がったりします。その中で、房水の産生は、特殊な病気にならない限り変化はありません。ですから眼圧には、房水の排出状態が大きく影響します。

房水は毛様体という組織で作られ、角膜と虹彩の隙間である「隅角」から眼外へ排出されます（図2）。房水は隅角にある「線維柱帯」と呼ばれるフィルター組織を通ってシュレム管へ入り、そこから血管内へ排出されます（図3）。

緑内障のいろいろ

> **重要** ▶▶ あなたの緑内障はどのタイプか、よく把握しましょう！

「緑内障」は一種類の病気ではありません。緑内障にはさまざまな種類があり、それぞれ治療が異なります。あなたの緑内障はどのタイプでしょうか？ 自分の緑内障のタイプをよく把握することが、緑内障治療の重要なスタートポイントです（図4）。

①原因による分類：原発緑内障と続発緑内障

成人になってから発症する緑内障は、「原発緑内障」と「続発緑内障」に分かれます。

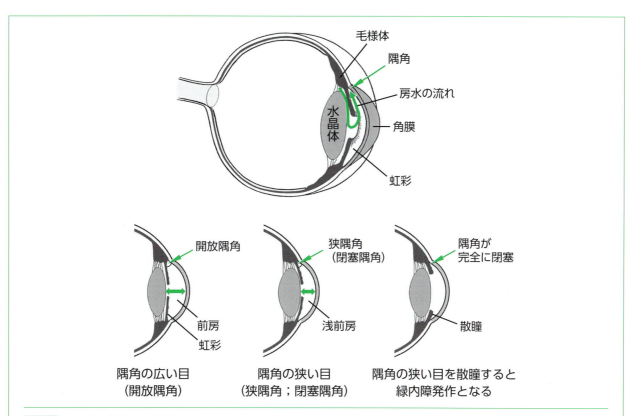

図2　房水の流れと隅角

「房水」とは目の中の前部を満たしている水分です。房水は毛様体で産生され、虹彩（茶色目）と角膜のすきまの「隅角」から血液の中へ排出されます（上図の矢印）。隅角の広さ（角度）は人によって異なり、広い人（開放隅角）から狭い人（狭隅角または閉塞隅角）までさまざまです（下）。虹彩と角膜の隙間を「前房」といいますが、一般的に、前房の浅い目の隅角は狭いことが多いです。

ひとみが開くと（散瞳すると）、虹彩はアコーデオンのように縮まり、厚くなります。その結果、狭隅角の目を散瞳すると隅角が完全に閉塞してしまうことがあります。これを急性緑内障発作といいます（下右）。

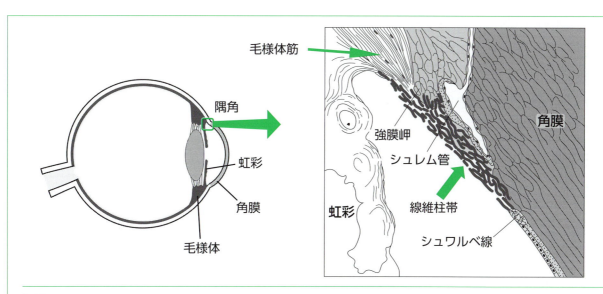

図3　隅角の解剖（右の図は左の眼球の緑四角の部分の拡大図です）

隅角は、虹彩の付け根と角膜の最周辺部の後ろの間の突き当たりの部分です。目の中の水「房水」は隅角から血液中に排出されます。房水はまず線維柱帯というフィルターを通ってシュレム管に入り、そこから血管内へ排出されます。その経路以外にも、房水は毛様体筋経由でも排出されます。

症状や治療方法については個人差がありますので、担当医にお尋ねください。

「原発緑内障」とは、緑内障の原因となる他の眼病のないものをいいます。それに対して「続発緑内障」は他の眼疾患が原因で起こった緑内障で、原因となる眼疾患には糖尿病、ぶどう膜炎や、角膜の病気、その他、目の手術後に起こるものなどがあります。ステロイドなど、薬剤の副作用で起こる緑内障も続発緑内障の一つです。

一般的に原発緑内障に比べて続発緑内障のほうが治療が困難です。それは緑内障と、その原因となっている眼疾患の両方を同時に治療していく必要があるからです。

②眼圧による分類：特に正常眼圧緑内障

原発緑内障の中には、眼圧が高い緑内障と、眼圧が正常範囲内の緑内障とがあります。眼圧が正常範囲内である緑内障を「正常眼圧緑内障」といいます。日本人には正常眼圧緑内障が多いので、眼圧が正常だから緑内障ではないと安心することはできません。

それに対して、続発緑内障は眼圧が高く、正常のものはありません。

③隅角による分類：開放隅角緑内障と閉塞隅角緑内障（図2）

目の中の水分である房水の流出路、「隅角」の形状による緑内障の分類です。隅角が狭くて（狭隅角で）房水が眼外へ流れ出にくくなっているものを「閉塞隅角緑内障」といい、隅角は広いが線維柱帯という水の出口にあるフィルターに問題があり、水が流れ出にくくなっているものを「開放隅角緑内障」といいます（図2、3）。

> ●薬の禁忌になっている緑内障は閉塞隅角緑内障です。
>
> 内服薬や、内科や外科検査の注意書きに「緑内障の方は担当医にご確認ください」と書いていることがありますが、この場合の「緑内障」とは、閉塞隅角緑内障のことで、開放隅角緑内障ではありません。ですから緑内障の患者さんすべてが問題となるわけではありませんので、あなたの緑内障は「閉塞隅角緑内障」なのか「開放隅角緑内障」なのかを、よく把握しておくことが大切です。

④子どもの緑内障：発達緑内障

生まれつきの（先天的な）緑内障を発達緑内障（先天緑内障）といいます。頻度は約3万人に1人とまれな緑内障で、隅角の発育不全が原因です。

発達緑内障は診断が困難な緑内障です。子どもは診察がむずかしいうえに、眼圧が高くても何も訴えません。また片方が失明しても片方が見えていれば子どもは不自由を感じません。

発達緑内障では、黒目（角膜）が大きくなることがあります。これを医学用語で「牛眼」といいます。発達緑内障では牛眼が唯一の症状のことがあります。

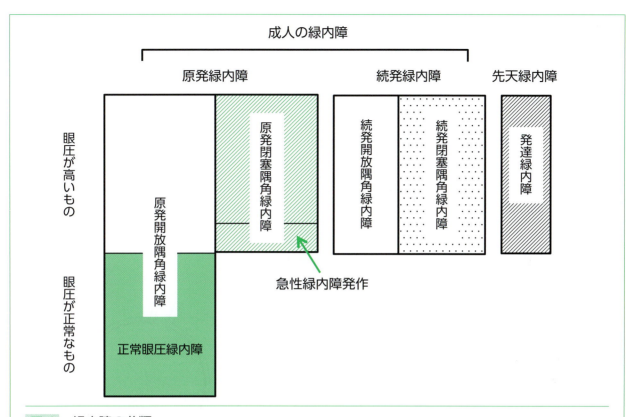

図4 緑内障の分類
原発開放隅角緑内障には眼圧が正常範囲のものがあり、これを特に「正常眼圧緑内障」といいます。原発・続発閉塞隅角緑内障は、眼圧の変動が激しいことがあり、病院で眼圧が正常でも、家で眼圧が高いことがあります。

緑内障になりやすい目：遠視・近視と白内障 （図5）

①遠視

若い頃に裸眼視力が1.5や2.0の人は軽い遠視のことが多いです。遠視の目は、眼球のサイズ（前後径）が小さめで、隅角は狭いことが多いです（図5）。ですから前述の閉塞隅角緑内障になりやすくなります。

狭隅角の人が散瞳したり（図2）、うつむき姿勢になったりすると（図5）、隅角が完全に閉塞して眼圧が急激に上昇し、眼痛や視力低下を生じることがあります。これを「急性緑内障発作」といいます（後に説明）。

②近視も緑内障のリスクです

一方で、近視の目は眼球のサイズ（前後径）が長いので、隅角が広いという点では問題ありません。しかし強度の近視では、視神経が脆弱で緑内障の合併頻度が高いです。しかも強度の近視では近視による視野障害が起こりますので、視野狭窄がある場合にはそれが近視によるものか、あるいは緑内障を合併しているのか、診断の難しいことがあります。

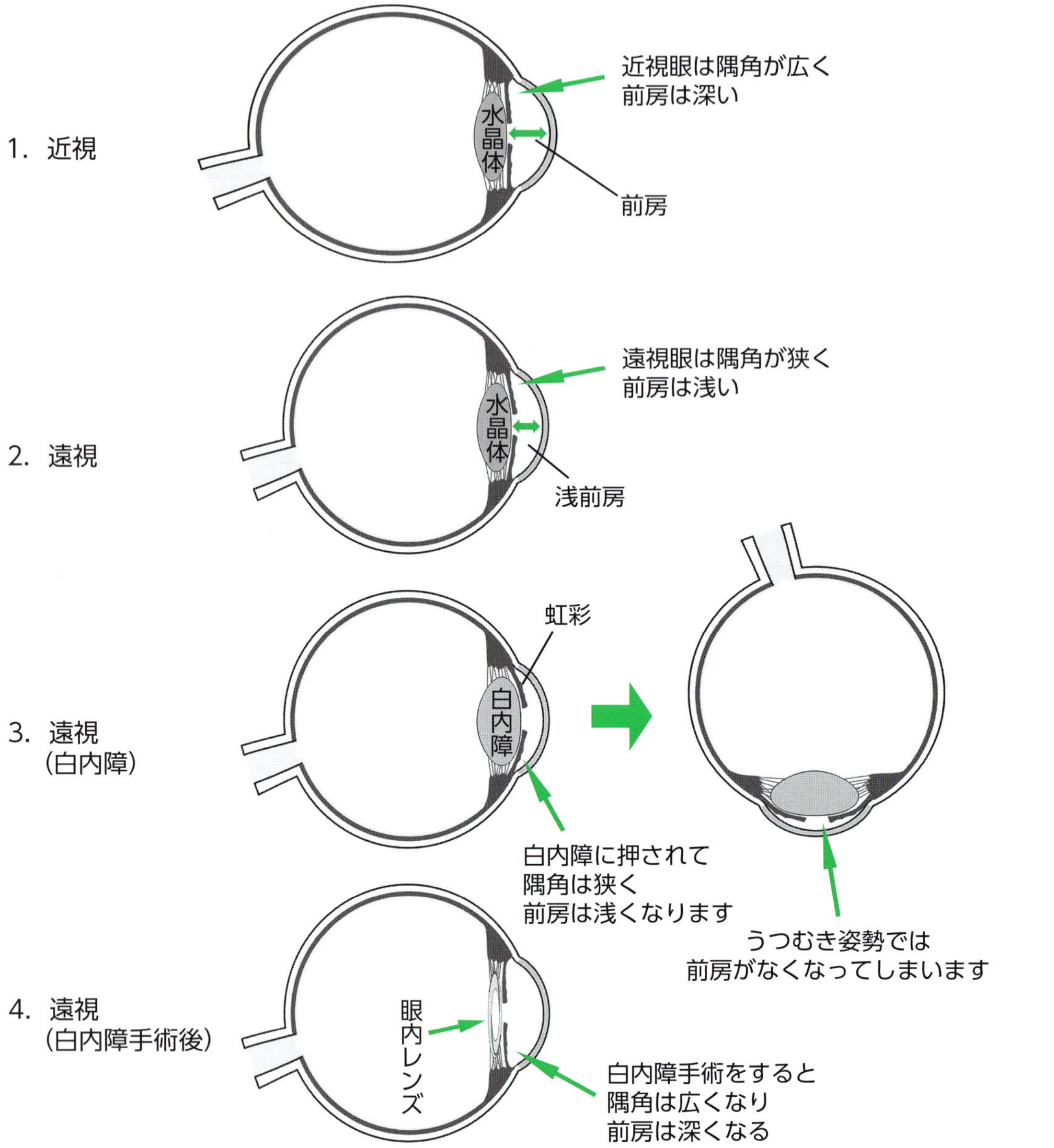

1　緑内障の基礎と分類

図5　遠視・近視・白内障と隅角

遠視の目は眼球のサイズ（前後の長さ）がやや小さく、近視はやや大きいです。その結果、目の中の水（房水）の出口である隅角は、遠視で狭く、近視で広くなります。

白内障になると水晶体が厚くなりますので、虹彩（茶色目）は後ろから押されて隅角は狭くなってきます。そのような状態でうつむき姿勢をとると、白内障の重みで隅角が完全に閉じてしまうことがあります（急性緑内障発作）。

狭い隅角を広げるのに白内障手術はとても有効です。なぜなら人工の眼内レンズは、もとの水晶体よりも、ずっと薄くできているからです。

高齢者で急に進む緑内障：落屑緑内障と閉塞隅角緑内障

> **重要** ▶ 家にいるときに目がかすんだりすることがあれば、それを担当医に伝えましょう。

　高齢の人に多い緑内障に落屑緑内障（または落屑症候群）があります。これは、虹彩の先端（瞳孔領）に白い沈着物が付着し、この沈着物が瞳孔の動きに伴い前房内に入り込んで、線維柱帯（房水の出口のフィルター組織）が詰まることによって起こります。落屑緑内障は、眼圧の変動が激しいのが特徴です。

　また、遠視などで隅角の狭い目の人が白内障になると水晶体が厚くなり、もともと狭い隅角がさらに狭くなります（図 5-3）。水晶体（白内障）の動きや姿勢により、眼圧は急に上がることがあります（図 5-3：うつむき姿勢）。

　このように、落屑緑内障や閉塞隅角緑内障では眼圧の変動が激しいので、病院での診察時には眼圧は正常でも、家にいる間に眼圧が高くなるときがあり、急激に視野が悪化することがあるので要注意です。眼圧が上がると「かすみがかかったように」見え、「電灯などの光に輪がかかったように」見えます（虹視症）。

> **重要** ▶ もしあなたが、落屑緑内障や閉塞隅角緑内障と診断されていて、家にいるときに急に目がかすむ（そして回復する）症状がある場合は、眼圧が高くなっている可能性があります。早めに担当医を受診し、「目がかすむときがある」と報告してください。

高眼圧症

　さきほど、眼圧が正常でも緑内障の場合があると説明しました（正常眼圧緑内障）。それとは逆に、眼圧が高くても緑内障でないこともあります。これを「高眼圧症」といいます。

　高眼圧症は緑内障ではないので、治療の必要はありません。しかし眼圧が高いのは確かなので、本当に緑内障でないかどうかを慎重に判断する必要があります。

　ですから「高眼圧症」と言われた場合は、数年に一度程度の視野検査はしておいたほうが良いでしょう。

急性緑内障発作…強烈な眼痛と頭が割れるように痛くなる

> **重要** ▶▶ 急性緑内障発作の予防は、レーザー処置か白内障手術です。

隅角が急に閉塞して起こる激烈な急性緑内障を「急性緑内障発作」といいます。

突然、目が真っ赤になり視力低下、眼痛、頭痛、嘔吐があります。頭が割れるように痛くなるので、脳出血や、くも膜下出血などの脳外科の病気と誤診されることがあります。

急性緑内障発作は、隅角が完全に閉塞して眼圧が急激に上がることにより発症します。これはもともと慢性の閉塞隅角緑内障がある人や、緑内障ではないが隅角が狭い人にも起こります。急性緑内障発作は失明することが多く、緊急治療を要します。

急性緑内障発作の治療はレーザー処置や点滴です。それでも治らないときには手術をします。しかし治療をして眼圧が下がっても視力障害は残り、失明することもあります。

急性緑内障発作は起こってからでは遅いです。予防が大事です。予防は、レーザー治療か、早めの白内障手術です（図5）。先生に、「あなたは目の中の部屋（前房）が狭くて緑内障発作を起こしやすいから白内障手術をしたほうがよい」と言われたときには、「まだよく見えているから大丈夫」と決めつけないで、担当医の説明をよく聞き、よく考えてください。

2 緑内障の治療戦略

> **ポイント**
> ①緑内障は進行性の病気です。どんな治療を行っても、進行を完全に止めることはできません。
> ②治療の目標は、緑内障の進行スピードを遅らせることです。それによって、人生を全うするまで生活できる視力を維持することです。
> ③治療はまず点眼薬、それで不十分な場合にレーザー治療や手術を考えます。
> ④治療の評価には、眼圧と視野検査、そしてOCT（オーシーティー）検査の結果が重要です。
> ⑤緑内障点眼薬は新薬が次々と出ています。2種類以上の有効成分をまとめた「配合剤」が増え、患者さんの負担が少なく、効果がより高くなってきました。

緑内障は治るのですか？

緑内障は進行性の病気で、現在あらゆる治療を行ってもその進行を完全にストップさせることはできません。また、失った視野を取り戻すことはできません。

ですから緑内障に対する治療の目的は、失った視野や視機能を取り戻すことではありません。緑内障の進行をできるだけ抑えて、人生を全うするまで生活に困らない視機能を維持することが治療の目的です。

眼圧を下げる

緑内障の治療の基本はまず、「眼圧を下げること」です。しかし治療により眼圧が下がっても視野障害が進む場合には、さらに眼圧を下げなければなりません。

眼圧を下げる手段は3つあり、①点眼薬、②レーザー治療、そして、③手術、です。

まずは点眼薬で眼圧を下げます。点眼薬には現在、さまざまな種類のものが開発されています（「緑内障の点眼治療」の項を参照）。点眼薬をいろいろと工夫して眼圧がある程度下がっても視野障害が進むことがあります。あるいは副作用などにより十分な点眼薬を続行することが不可能な場合があります。そのときには、レーザー治療や手術を考慮します。レーザー治療は補助的な治療で、手術は最終手段となります。これらについては別項で解説します。

症状や治療方法については個人差がありますので、担当医にお尋ねください。

緑内障の治療戦略

下の図にAさん、Bさん、Cさん、Dさんの4人の緑内障の進行パターンを例示します。縦軸が視野の状態で、下になるほど視野障害が進んでいることを示します。横軸が年齢です（図）。

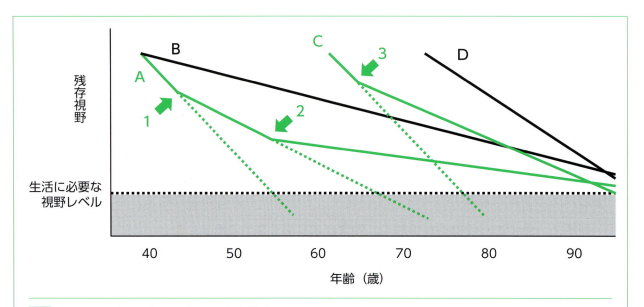

図　緑内障の視野障害の進行と治療戦略

Aさん（緑線A）は40歳頃に緑内障が見つかり、その進行スピードは比較的速いことがわかりました。放置すると50歳代なかばで社会的失明となりそうです。そこでまず点眼治療を開始しました（矢印1）。その後、視野障害の進行スピードはやや落ちましたが、それでも70歳の手前で社会的失明となりそうです。そこで50歳代なかばで緑内障手術を受け（矢印2）、その結果、一生なんとか自分で生活できるレベルの視機能を維持できそうになりました。

Bさん（黒線B）も40歳頃に緑内障が見つかりました。しかし幸い進行スピードは遅く、治療をしなくても一生困ることはなさそうです。

Cさん（緑線C）は60歳代なかばで緑内障が見つかりました。進行スピードは比較的速く、無治療では10年程度で社会的失明になりそうです。そこで点眼治療を開始して緑内障の進行を遅らせました（矢印3）。その結果、90歳くらいまで何とか生活に必要なレベルの視機能は維持できそうです。

Dさん(黒線D)は70歳代なかばで緑内障がみつかりました。進行スピードは中程度ですが、高齢のため、治療しなくても90歳を超えても何とか生活レベルに必要な視野は保てそうです。

このように、若年者と高年者で緑内障に対する治療の考え方が全く異なります。また、高年者でも視野障害の進行スピードが速い場合には、強力な治療が必要です。

緑内障の進行を探る：視野検査とOCT検査

緑内障の進行スピードは一般的にゆっくりで、緑内障が見つかってもすぐに失明するようなことはありません。一般的には眼圧が低いタイプの緑内障よりも高いタイプの緑内障のほうが進行スピードは速く、原発緑内障よりも続発緑内障のほうが進行スピードは速いです。続発緑内障の一部には早急に治療を要するものがあります。

しかしそれは一般論であって、実際は患者さん一人ひとりで進行スピードは全く違います。

緑内障の進行の程度やスピードをはかる検査は「視野検査」と「OCT検査（光干渉断層計検査）」です。

視野検査とは「見える範囲を調べる検査」で、緑内障による視野障害を具体的に表すことができます。検査では、ドームやモニターの中央を見つめながら、視野の周辺部に出てくる光（視標）が見えればボタンを押すなどの合図を繰り返します。視野検査は緑内障に必須の検査ですが、検査にやや時間がかかり、検査にコツや慣れが必要で、結果に若干のバラツキがあるのが欠点です。

OCT検査（光干渉断層計検査）は最近急速に普及した検査で、弱い無害のレーザー光線を使って網膜の厚みを測定する検査です。これにより、視神経から網膜に続く線維の層や神経細胞の層の厚みを精密に測定することができ、緑内障の早期発見に役立つと期待されています。欠点は、測定する場所が毎回少し変化すること、進んだ緑内障の評価には不向きであることです。

上に述べたように、視野検査もOCT検査も、たった1回の検査ではすべてを判定することはできません。何度も検査を繰り返し、結果を比較することが重要です。ですから、必要な場合には1年に何度も同じ検査を繰り返す場合があります。

これらの結果を総合して、現在の治療により緑内障が十分に抑えられているのかどうかを判定します。治療をしていても緑内障がどんどん進むのであれば、治療方針を見直します。

3 緑内障の点眼治療

ポイント

①緑内障の治療の基本は、点眼治療です。
②点眼治療で緑内障は治りません。点眼治療の目的は、眼圧を下げて、緑内障の進行を遅らせることです。したがって、点眼治療は一生続ける必要があります。
③緑内障点眼薬には多くの種類があり、それぞれに特徴があります。点眼の効果を見ながら、種類を変更したり、追加したりしていきます。
④点眼は毎日忘れず決まった時間にしてください。
⑤目が充血する、まぶたが腫れる、目が痛い、見えづらいなどの副作用を感じたら、連絡してください。

主な緑内障点眼薬とその特徴 （表1）

　緑内障点眼薬にはたくさんの種類があり、それぞれ特徴があります。一般的に、眼圧を下げる効果が最も高いものはプロスタグランジン製剤、次いでβ遮断薬となっています。しかし患者さんによって効果は異なり、副作用も違います。ですからどの点眼薬を最初に選択し、どの順番に点眼薬を変更したり追加したりしていくのかは、患者さんそれぞれの病態や背景によって異なってきます。点眼を開始して、気になることや不具合がある場合には、必ず担当医に報告してください。

①プロスタグランジン製剤

　緑内障点眼薬の中で一番眼圧を下げる効果があり、初めに処方されることが多い薬です。この薬は房水が眼外へ出ていくのを促進させることで眼圧を下げます。

　使用方法としては1日1回、夜に点眼します。主な副作用としては、①充血、②眼瞼（目のふち）が黒くなったりまつ毛が濃くなったりします。充血はある程度は仕方がありません。目の周囲が黒くなるのを防ぐには、余分な点眼を避け、点眼後に目のまわりをティッシュなどでしっかり拭くことです。

②β遮断薬（β-blocker）

　上記プロスタグランジン製剤に次いで処方される機会の多い緑内障点眼薬です。この点眼薬は房水産生を抑制することで眼圧を下げます。朝に1回点眼するものと、朝と夜に

各1回（1日に2回）点眼するものがあります。

β遮断薬は喘息や閉塞性肺疾患（肺気腫や慢性気管支炎）の方には使用できません。また、心臓疾患（重症の心不全等）の方も使用できないことがあります。したがって、高齢者にはやや使いづらい点眼薬です。

目に起こる副作用として充血、刺激、かゆみ等があります。これらの症状は一時的なことが多いですが、症状が継続する場合は早めに眼科を受診してください。

③炭酸脱水酵素阻害薬

この点眼薬もβ遮断薬と同じように房水産生を抑制することで眼圧を下げます。朝と夜1日2回または朝昼夜の1日3回の点眼です。

点眼時に刺激感（しみる感じ）が強く、充血やかゆみが生じることがあります。また、エイゾプト®は白濁した点眼薬のため、点眼後は少しかすみます。炭酸脱水酵素阻害薬は重篤な腎障害（腎不全等）で治療中の方は使用できない場合があります。

④$α_2$（アルファーツー）刺激薬

$α_2$刺激薬は、房水の流出促進と産生抑制の両方の働きを持った点眼薬です。眼圧を下げる効果以外にも神経保護の効用も期待されています。

点眼は朝と夜1日2回です。血圧を下げる可能性があるため低血圧の方は担当医と相談して使用する必要があります。また、子どもでは点眼後に眠くなることがあり（傾眠傾向）、特に新生児や2歳以下の乳幼児には使用できません。

この点眼薬の副作用はアレルギー症状として充血、まぶたの腫れが生じることがあります。その際には点眼を中止します。

⑤ROCK阻害薬

わが国で開発された最も新しい点眼薬です。薬剤の眼圧を下げる主な働き方は房水流出促進ですが、流出させる経路が他の薬剤と異なります。

朝と夜1日2回の点眼です。点眼後に目が充血しますが、この充血は2時間程度で改善します。副作用としては、上記の$α_2$刺激薬と同様のアレルギー症状が生じることがあります。

⑥副交感神経刺激薬

自律神経の一つである副交感神経を刺激する点眼薬です。ひとみを小さくする（縮瞳する）ことで虹彩（茶色目）を伸ばし、隅角を広げて房水の流出を促進させます。この薬は、「緑内障の基礎と分類」で解説した、閉塞隅角緑内障に対して使用する点眼で、緑内障全般に対する治療薬ではありません。

症状や治療方法については個人差がありますので、担当医にお尋ねください。

この薬は1日3〜5回、点眼します。この点眼薬の副作用として、瞳孔を収縮させるため暗く見える感じ（暗黒感）を生じることがあります。

⑦その他の点眼薬

上記以外に、$α_1$遮断薬や、$α_1・β$遮断薬があります。$α_1・β$遮断薬は、喘息や閉塞性肺疾患を有する方には使用できません。

配合剤について

最近は、複数の薬効成分を一つの点眼薬の中に入れたものが開発されています（配合剤）。配合剤は、一生点眼を続けなければならない緑内障患者さんの負担を大幅に軽減します。

現在、発売されている配合剤には、プロスタグランジン製剤と$β$遮断薬の配合剤と、炭酸脱水酵素阻害薬と$β$遮断薬を配合したものの2種類があります。

①プロスタグランジン製剤＋$β$遮断薬

朝に1日1回点眼します。副作用および使用に際し注意する患者さんは上記のプロスタグランジン製剤と$β$遮断薬の項目と同じで、まつ毛が濃くなる、目のまわりが黒ずんでくるなどがあり、喘息や閉塞性肺疾患、心臓の悪い方には使えません。

②炭酸脱水酵素阻害薬＋$β$遮断薬

朝と夜1日2回点眼です。これらの点眼は炭酸脱水酵素阻害薬同様にしみる感じが生じやすく、点眼直後はかすんでまぶしく感じるかもしれません。副作用および使用に際し注意する患者さんは上記の炭酸脱水酵素阻害薬と$β$遮断薬の項目と同じで、腎不全、喘息や閉塞性肺疾患、心臓の悪い方には使えません。

緑内障点眼薬の注意

緑内障治療では、長期間（たいていは一生）点眼を続けていくことになりますので、副作用が生じた場合には早く対処する必要があります。そのため、定期的な受診はもちろんのこと、何か普段と違う違和感や症状が生じた際にはすぐに担当医の診察を受け、その点眼を継続するかどうか判断してもらってください。

①充血、まぶたの腫れ

緑内障点眼薬に共通する副作用としては、充血があります。白眼（結膜）が少し赤くなる程度の場合は点眼を継続することがあります。しかし、まぶたの腫れや目やにを伴うような充血が生じる場合はすぐに点眼を中止してください。

②ドライアイと角膜のキズ

（悲しいときやおかしいときに出る涙ではなく）ふだん目を湿らせている涙が減少したり、成分が変化している状態を「ドライアイ」といいます。ドライアイの多くは加齢によるもので、病気ではありません。ドライアイがひどくなると角膜（黒目）の表面にキズができやすく、緑内障点眼によりその症状が悪化する場合があります。症状はコロコロする、ものが入っているような異物感、痛み、視力低下などです。角膜のキズがひどい場合には、その点眼を続行することが不可能な場合があります。

点眼を続けるモチベーション

緑内障は基本的に無症状です。そして点眼薬を使ったからといって、特別、何か「目に見える」効果があるわけではありません。ですから点眼を継続するモチベーションを維持することはとても大変なことです。

仕事が忙しくて点眼を忘れてしまった、旅行に行った際に点眼を忘れて、数日間点眼ができなかったなどはあるでしょう。しかし長い目で見た場合、たまに点眼を忘れることは許容範囲内です。

大切なことは継続です。定期的な眼科受診により、担当医や看護師、検査員に点眼意欲を高めてもらい、点眼治療をがんばって続けましょう。

3 緑内障の点眼治療

表1 主な緑内障点眼薬

種類	商品名(®)	一般名	会社名	回数/日	特徴	主な副作用	禁忌
プロスタグランジン関連薬	レスキュラ	イソプロピルウノプロストン	アールテック-参天	2回	眼圧下降作用はやや弱いが血流増加作用あり	まつ毛が濃くなる 目の縁が黒くなる 虹彩色素沈着 結膜充血 黄斑浮腫（特に手術後）	
	キサラタン	ラタノプロスト	ファイザー	1回			
	トラバタンズ	トラボプロスト	アルコンファーマ		BACフリー（注1）		
	タプロス/タプロスミニ	タフルプロスト	参天		日本人を対象に治験 ミニは防腐剤なし		
	ルミガン	ビマトプロスト	千寿		眼圧下降作用は最も高いがやや副作用が多い		
β遮断薬	チモプトール 0.25%/0.5%	チモロールマレイン酸塩	参天	2回		喘息発作 心不全	気管支喘息、肺気腫等の慢性閉塞性肺疾患 心不全 洞性徐脈 房室ブロックⅡ・Ⅲ度
	リズモン 0.25%/0.5%		わかもと				
	チモレート PF		日本点眼		防腐剤なし		
	ミケラン 1%/2%	カルテオロール塩酸塩	大塚-千寿・武田				
	チモプトール XE 0.5%	チモロールマレイン酸塩（持続性）	参天	1回	ゲル化剤	喘息発作 心不全 霧視	
	リズモン TG 0.25%/0.5%		わかもと-キッセイ		ゲル化剤		
	ミケラン LA 1%/2%	カルテオロール塩酸塩（持続性）	大塚-千寿・武田		粘性付加		
$β_1$遮断薬	ベトプティック	ベタキソロール塩酸塩	アルコン	1回			心不全 妊婦
α遮断薬	デタントール	塩酸ブナゾシン	参天	2回		眼瞼炎	
αβ遮断薬	ハイパジール	ニプラジロール	興和	2回	血流改善効果あり	喘息発作 心不全	気管支喘息 心不全 洞性徐脈 房室ブロックⅡ・Ⅲ度
$α_1β$遮断薬	ミロル	レボブノロール塩酸塩	杏林-科研	1回（2回まで）			
炭酸脱水酵素阻害薬	エイゾプト	ブリンゾラミド	アルコン	2回（3回まで）		懸濁液のためかすみ視 刺激症状（しみる）	重篤な腎障害
	トルソプト 0.5%/1%	ドルゾラミド塩酸塩	参天	3回			
副交感神経刺激薬	サンピロ 0.5/2%	塩酸ピロカルピン	参天	3〜5回		暗黒感 頭痛 近視化	虹彩炎
交感神経刺激薬	ピバレフリン 0.04%/0.1%	ジピベフリン塩酸塩	参天	1〜2回		眼瞼炎 散瞳	狭隅角
交感神経$α_2$刺激薬	アイファガン	ブリモニジン酒石酸塩	千寿-武田	2回	神経保護作用	アレルギー症状	新生児と2歳未満の幼児

症状や治療方法については個人差がありますので、担当医にお尋ねください。

分類	商品名	成分	製造	回数	特徴	副作用	禁忌
ROCK阻害薬	グラナテック	リパスジル塩酸塩水和物	興和	2回		一過性の充血、アレルギー症状	
プロスタグランジン関連薬＋β遮断薬	ザラカム	ラタノプロスト＋チモロールマレイン酸塩	ファイザー	1回	アドヒアランスの改善（注2）二剤併用と比べてほぼ同等の効果 デュオトラバとミケルナはBACフリー（注1）	喘息発作 心不全 まつ毛が濃くなる 目の縁が黒くなる	気管支喘息、肺気腫等の慢性閉塞性肺疾患 心不全 洞性徐脈 房室ブロックⅡ・Ⅲ度
	デュオトラバ	トラボプロスト＋チモロールマレイン酸塩	アルコン				
	タプコム	トラボプロスト＋チモロールマレイン酸塩	参天				
	ミケルナ	ラタノプロスト＋カルテオロール酸塩	大塚-千寿				
炭酸脱水酵素阻害薬＋β遮断薬	コソプト/コソプトミニ	ドルゾラミド＋チモロールマレイン酸	参天	2回	アドヒアランスの改善 二剤併用と比べてほぼ同等の効果（コソプトミニは防腐剤なし）韓国では第一選択薬	喘息発作 心不全 刺激症状	気管支喘息、肺気腫等の慢性閉塞性肺疾患 心不全 洞性徐脈 房室ブロックⅡ・Ⅲ度 重篤な腎障害
	アゾルガ	ブリンゾラミド＋チモロールマレイン酸	アルコン				

（注1）「BAC」フリーとは、「塩化ベンザルコニウム」という防腐剤を含まない点眼薬のことです。
（注2）「アドヒアランスの改善」とは、点眼薬の種類が減ることにより治療を継続しやすくなるという意味です。

4 緑内障のレーザー治療

ポイント

① 緑内障のレーザー治療には、レーザー虹彩切開術とレーザー線維柱帯形成術の2つがあります。
② レーザー虹彩切開術は、閉塞隅角緑内障の治療、特に、急性緑内障発作の予防や治療として行われます。
③ レーザー線維柱帯形成術は、点眼治療の補助や、点眼の種類を減らしたりする目的で行われます。
④ レーザー治療の効果は、経過とともに低下します。

緑内障に対するレーザー治療

緑内障でレーザーを使用する治療には、虹彩にレーザーを行うもの（レーザー虹彩切開術）と、線維柱帯にレーザーを行うもの（レーザー線維柱帯形成術）の2つがあります。どちらも眼圧を下げるために行いますが、治療の適応が異なります。表1にそれぞれのレーザー治療の概要をまとめました。

表1 緑内障に対するレーザー治療

	対象	概要	備考
レーザー虹彩切開術	閉塞隅角緑内障 （急性緑内障発作）	虹彩の根元に小さな孔を開けて水の流れを良くする	経過により孔が閉じ再治療が必要
レーザー線維柱帯形成術	開放隅角緑内障	目の中の水の出口（線維柱帯）にレーザーを当て、水が出ていきやすくする	根本治療ではない 経過により効果が弱まり再治療が必要

「閉塞隅角緑内障」と「開放隅角緑内障」については、「緑内障の基礎と分類」を参照してください。

レーザー虹彩切開術

閉塞隅角緑内障に対する治療です。つまり急性緑内障発作、あるいは狭隅角眼（房水の出口が狭い目）に対する治療として行われます。

この治療ではレーザーを使って虹彩（茶色目）のすみに小さな孔をあけます。この孔を通って目の中の水（房水）の通りが良くなり、眼圧が下がります（図1）。

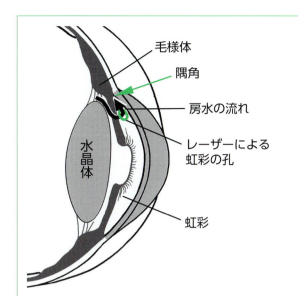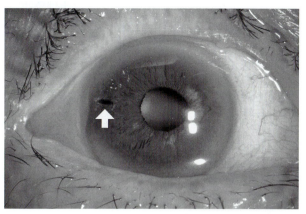

画像提供：高田園子先生（近畿大学）

図1 レーザー虹彩切開術
レーザーを使って虹彩のすみに小さな孔を開け（左図緑丸、右写真白矢印）、房水がその孔を通って隅角へ流れるようにします。

　レーザー虹彩切開術は、狭隅角眼に対して「急性緑内障発作」（「**緑内障の基礎と分類**」の項を参照)」の予防や治療として行われます。最近では、閉塞隅角緑内障の治療として白内障手術を行うことが増えてきました。閉塞隅角緑内障と白内障手術については、次項「**緑内障の手術治療**」の項を参照してください。

　レーザー虹彩切開術の欠点は「水疱性角膜症」と「再閉塞」です。

　水疱性角膜症とは、角膜（黒目）の一番内側に並んでいる角膜内皮細胞がダメージされ、角膜が白く濁ってしまう病気です。レーザー虹彩切開術を行って何年もすると、この水疱性角膜症が起こって視力が落ちる場合があります。視力の低下が著しいときには角膜移植手術が必要になることもあります。

　また、レーザー虹彩切開術は、経過によって術後しばらくすると孔が閉じてしまうことがあります（再閉塞）。その際には再度レーザー虹彩切開術が必要になる場合があります。

■ レーザー線維柱帯形成術

　開放隅角緑内障に対する治療です。レーザー線維柱帯形成術は緑内障を根治するものではなく、点眼治療の補助や、点眼薬の種類を減らしたりする目的で行います。

　この治療では、虹彩の付け根のそばにある「線維柱帯」という部分にレーザーを照射します。線維柱帯とは目の中の水の出口で、網の目のフィルターのような構造をしています。そのフィルターが目詰まりを起こすと眼圧が上がります。レーザー線維柱帯形成術は、その

症状や治療方法については個人差がありますので、担当医にお尋ねください。

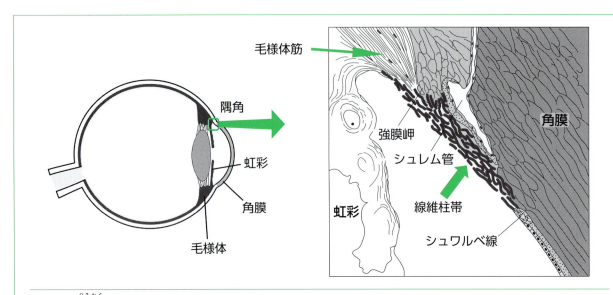

図2　隅角の解剖（右の図は左の眼球の緑四角の部分の拡大図です）

隅角は、虹彩の付け根と角膜の最周辺部の後ろの間の突き当たりの部分です。目の中の水「房水」は隅角から血液中に排出されます。房水はまず線維柱帯というフィルターを通ってシュレム管に入り、そこから血管へ排出されます。レーザー線維柱帯形成術では、この線維柱帯にレーザーを当てることにより、房水がシュレム管へ流れ込みやすくします。

目詰まりを改善して眼圧を下げる治療です（図2）。

治療に用いるレーザーには2つの種類があります（アルゴンレーザーと選択的レーザー）。

アルゴンレーザーの場合は1度レーザーを行った部位は瘢痕化を生じるため、同じ部位に再治療は行えません。これに対し、選択的レーザー線維柱帯形成術では同じ部位に何度でもレーザー治療が行えます。

レーザー線維柱帯形成術は、点眼治療で眼圧下降が十分に得られない場合や、副作用などにより点眼薬に制限がある場合に適応となります。レーザー線維柱帯形成術の効果や、効果を維持できる期間には個人差があります。また、レーザー治療後しばらくすると眼圧下降効果が弱まってきます。その場合には再度、レーザー線維柱帯形成術を行うことがあります。

レーザー治療の流れ

レーザー治療は入院の必要がなく外来で行える治療です。点眼で麻酔を行った後に、特殊なコンタクトレンズを角膜の上に当ててレーザーを行います。痛みはありません。術後は炎症が生じるため炎症を抑える点眼薬を使用しながら外来通院が必要です。点眼の期間は炎症の状態によって異なりますので担当医にご確認ください。

◆ レーザー治療で眼圧が下がらない場合は？

　点眼治療とレーザー治療を行っても眼圧が十分に下がらない場合は、緑内障手術（場合によっては白内障手術）が必要になってきます。

M E M O

症状や治療方法については個人差がありますので、担当医にお尋ねください。

5 緑内障の手術治療

ポイント

①点眼治療やレーザー治療を行っても眼圧が十分に下がらない場合は、手術が必要です。
②手術は緑内障を治すものではありません。眼圧を下げて緑内障の進行を抑えるのが目的です。
③緑内障手術にはいくつかの手術方法があり、それぞれ適応や注意点が異なります。
④緑内障のタイプによっては白内障手術が有効な場合があります。

手術が必要な緑内障とは？

点眼やレーザー治療を行っても、視野障害が進行する緑内障は手術が必要です。

緑内障の治療の基本は眼圧を下げることです。しかし点眼やレーザー治療を行っても眼圧が十分に下がらない場合、あるいは視野障害の進行が止まらない場合には、手術を考慮する必要があります。

手術で緑内障は治りますか？

「緑内障は手術できるの？」、「手術ができるなら、早く治してください」と言われることがあります。

しかし残念ながら手術で緑内障は治りません。手術の目的は眼圧を下げて、緑内障の進行スピードを緩やかにすることです。さらに手術によって、緑内障点眼薬の種類を減らしたり、うまくいけば点眼薬が不要になる場合もあります。

緑内障手術の概要

緑内障手術を理解するために、まず「緑内障の基礎と分類」の項目をよく読み、理解してください。

緑内障手術では、房水（目の中の水）を眼外へ流れやすくしたり、新しい房水の流出経路を作ったりすることで、眼圧を下げます。主な緑内障手術の方法として次のようなものがあります（表1）。

表1　緑内障手術の方法（適応と合併症）

術式	適応	眼圧下降	術後処置	主な合併症
線維柱帯切除術	ほとんどすべての緑内障	++	必要	感染（眼内炎）、低眼圧、出血、視力低下
新しいバイパス手術	炎症に続発した緑内障には非適応	++	必要	角膜内皮障害 機器の露出 術後炎症 感染（眼内炎）
線維柱帯切開術	眼圧が高く、視野障害が比較的軽い緑内障	+	不要	出血、術直後の高眼圧
緑内障チューブ手術	緑内障手術既往眼、血管新生緑内障などの難治性緑内障	++	（必要）	機器の露出、角膜内皮障害 眼球運動障害、感染（眼内炎）、低眼圧、出血、視力低下

✚ 緑内障手術（1）　線維柱帯切除術（トラベクレクトミー）

「バイパス手術」の一種です。線維柱帯切除術では、黒目（角膜）と白目（強膜）の境の場所に小さな孔（バイパス）を開けてやり、そこから目の中の水（房水）が結膜の下に逃げ出せるようにします（図1）。

この手術は眼圧を下げる効果が大きく、ほぼすべての緑内障が適応となります。

この手術の欠点は、①手術で作ったバイパスが癒着して閉塞してしまう、②バイパスを通って細菌などが入り感染症を起こす、という2点です。その他、術後に眼圧が下がりすぎて視力が落ちることがあります。

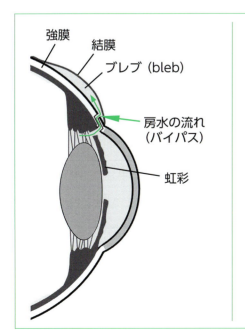

図1　線維柱帯切除術（トラベクレクトミー）

虹彩の隅と強膜（眼球壁）に小さな孔を開けて、目の中の水（房水）を結膜の下に逃がしてやる、いわゆるバイパス手術です。房水が結膜の下にたまって小さな袋になります。この袋を「ブレブ」といいます。

症状や治療方法については個人差がありますので、担当医にお尋ねください。

①バイパスの閉塞

　手術後しばらくすると、手術で作ったバイパスが閉塞し、再び眼圧が上がってくることがあります。そのような場合には、緑内障点眼治療を再開したり、外来処置が必要になります。それでも眼圧が下がらない場合は再手術が必要です。

②術後感染症（2％）

> **重要** ▶▶ 線維柱帯切除術のあとは、一生、常に感染症に注意する必要があります。

　術後感染症は術後すぐ起こるものから術後何年も経って起こる場合があります。頻度は約2％程度と、決して低くはありません。感染症により失明してしまうこともあるので、感染が疑われた場合には早期の処置が必要です。また感染予防のため、術後は抗菌薬の点眼を長期間必要とします。

③術後の低眼圧とそれに伴う合併症：低眼圧黄斑症や駆逐性出血

　術後の低眼圧の多くは徐々に改善することが多いです。しかし、術後に眼圧が下がりすぎてしまうと、視力が低下することがあります。その原因には、網膜の中央部（黄斑）が腫れる「低眼圧黄斑症」や、網膜の下の膜が腫れる「脈絡膜剥離」などがあります。この場合には、外来処置あるいは再手術が必要になることがあります。また、いったん下がった視力が戻らないこともあります。

　その他、まれな合併症（頻度0.2％以下）ですが、手術中あるいは術後に突然目の中に大出血が起こる、「駆逐性出血」というものがあります。もし駆逐性出血が起こると失明に至ります。駆逐性出血のリスクは、角膜や硝子体の手術を受けたことのある目では少し高くなります。

緑内障手術（2）　新しいバイパス手術

　線維柱帯切除術（トラベクレクトミー）はすぐれた眼圧下降効果を持ちますが、手術中に目の中へ出血が起こったり、手術中に急に眼圧が下がるなどの欠点があります。これらの欠点を克服するために小さなバイパス機器を角膜の縁に移植して、それを通して目の中の水（房水）を結膜の下へ逃がしてやる「インプラント手術」が開発されました（図2）。

　この手術は線維柱帯切除術に比較して手術中の眼圧の変動が少なく、出血が起こりにくいため、術後に視力が下がりにくいという大きなメリットがあります。しかし新しい手術なので、バイパス効果がどの程度の期間維持されるのかは不明です。そして機器の内腔が閉塞するなどの理由で手術のあと眼圧が再び上がる場合があり、そのときは、線維柱帯切除術の場

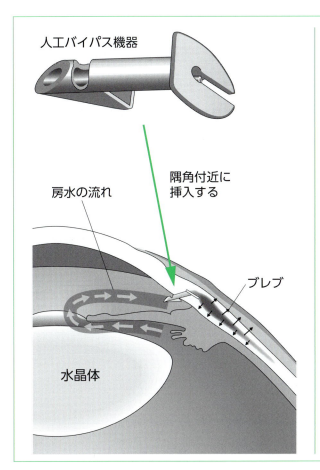

図2 新しいバイパス手術

長さ約 2.6 mm の人工バイパス機器（上）。わが国では 2011 年に認可されました。この機器を角膜（黒目）の縁の部分から眼内（隅角付近）に挿入することにより、機器の内腔を通して房水（眼内の水）を結膜の下へ逃がしてやります。線維柱帯切除術（トラベクレクトミー）の場合と同じく、房水は結膜の下にたまって小さな袋になります（ブレブ）。（黒矢印）

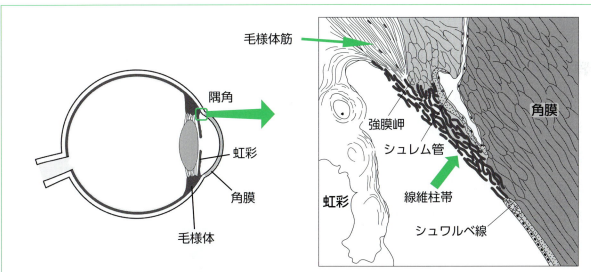

図3 隅角の解剖（右の図は左の眼球の緑四角の部分の拡大図です）

隅角は、虹彩の付け根と角膜の最周辺部の後ろの間の突き当たりの部分です。目の中の水「房水」は隅角から血液中に排出されます。房水はまず線維柱帯というフィルターを通ってシュレム管に入り、そこから血管へ排出されます。その経路以外にも、房水は毛様体筋経由でも排出されます。

合と同じように再手術が必要になります。なお、この新しいバイパス手術は炎症に続発した緑内障に行うことはできません。

緑内障手術（3） 線維柱帯切開術（トラベクロトミー）

　房水は、隅角の先にある「線維柱帯」というフィルターを通って眼内から血液中へ排出されます（図2）。このフィルターの通りが悪くなると眼圧は上がってきます。「線維柱帯切開術（トラベクロトミー）」は、線維柱帯を切り開いて房水を流れやすくする手術です。線維柱帯切開術の眼圧下降効果は、線維柱帯切除術（トラベクレクトミー）に劣ります。ですからこの手術は進行した緑内障には不向きで、視野障害が軽度な比較的早期の緑内障が対象となります。

　この手術のメリットは、術後の処置が不要で、線維柱帯切除術で問題となる、術後の眼内炎や駆逐性出血などの重篤な合併症が少ないことです。

　この手術の合併症には、術後、切開部位から出血して眼圧が上がったり、かすんで視力が落ちたりすることがあります。しかし多くの場合は一時的で、自然に軽快します。

緑内障手術（4） 緑内障チューブ手術

　線維柱帯切除術（トラベクレクトミー）はすぐれた眼圧下降効果を持ちますが、術後しばらくするとせっかく作ったバイパスが閉じてしまったり、バイパスを通して感染が起こったりすることが欠点です。また、血管新生緑内障（別項）をはじめとする続発性緑内障は難治性であることが多く、線維柱帯切除術を行っても効果が不十分な場合があります。

　このような線維柱帯切除術の欠点や限界を克服するために、房水を眼外へ排出させる小さな機器が開発され、わが国では2011年に認可されました。この機器を眼球に移植する手術が「緑内障チューブ手術」です（図4）。

　この機器は「チューブ」と「本体（ボディ）」からできていて、チューブを眼内に挿入し、そのチューブを介して本体を経て房水を眼外へ排出させます（図4）。チューブの内腔は詰まりにくくできており、安定して房水を眼外へ排出させるこ

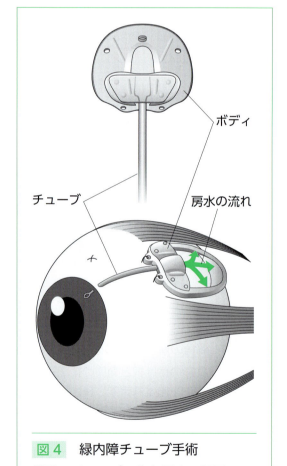

図4　緑内障チューブ手術
機器のチューブの先を眼内へ留置して、房水を機器本体へ逃がすことにより眼圧を下げます。

とができます。

　チューブ手術が良い適応になるのは、何回も緑内障手術を行ったが眼圧が下がらない場合や、血管新生緑内障や角膜移植後などの難治性緑内障などです。チューブ手術の眼圧を下げる効果は線維柱帯切除術と同じように高く、しかも術後の処置は不要です（ただしチューブの種類により処置が必要な場合があります）。

　緑内障チューブ手術の合併症には、チューブの結膜上への露出や眼球運動障害などがあります。チューブが露出すると感染症を起こす危険性があるため、再手術によりチューブを結膜で被覆してやる必要があります。眼球運動障害は、機器のボディの部分が目を動かす筋肉に引っかかることが原因です。眼球運動障害が強い場合には、再手術を行って、チューブ機器自体を除去するか、筋肉と干渉しているボディの一部を切除します。

　チューブ手術を行っても再度眼圧が上がる場合は、目の別の場所へ2本目のチューブを移植することがあります。

手術の実際

　緑内障手術は局所麻酔で可能です。麻酔は眼球のきわに麻酔薬を注射します。過去に麻酔薬を含む薬剤アレルギーのある方は申し出てください。

　手術時間は状態にもよりますが、30分から2時間程度です。手術中は咳き込んだり力んだりしないようにしてください。どうしても咳が出そうになった場合には必ず術者に伝えてください。痛みがある場合もがまんをせず、早めに術者に伝えてください。

術後しばらくは視力が落ちます

　緑内障手術は視力を上げる手術ではありません。緑内障の進行を遅らせるために行う手術です。

　緑内障の手術を受けると、しばらくは手術前よりも視力が落ちます。しかし多くの場合、視力は次第に戻ってきます。

　手術のあと眼圧が下がりすぎた場合には、前述の低眼圧黄斑症や脈絡膜剥離が起こって視力低下の後遺症が残ることがあります。緑内障手術は、術後の眼圧のコントロールが思うようにいかないことがあります。そして、これらの合併症は100％防げるものではありません。

◆ 術後の注意：特に感染症について

目をこすったり、目に何か入ったり、ぶつけたりしないように注意してください。感染を防ぐため、手術後は担当医の許可が出るまで顔を洗ったり、頭を洗ったりはできません。

術後は抗菌薬や抗炎症薬の点眼を一定の期間、継続します。緑内障の点眼薬は術後しばらく中止しますが、いずれ再開が必要なことが多いです。

> 緑内障手術の中で「線維柱帯切除術（トラベクレクトミー）」を受けた方は、術後の感染症に特に注意が必要です。急に充血・眼脂が増えた場合、痛みのある場合は、すぐに眼科を受診してください。早急に治療を行わないと失明に至る危険性があります。

◆ 白内障手術は緑内障の予防や治療になる

若いときに眼鏡なしに遠くまで良く見えた人（少し遠視の人）は、白内障になると、同時に緑内障（閉塞隅角緑内障）が悪くなることがあり、注意が必要です。特に視力が落ちない程度の白内障でも緑内障を引き起こすことがあり、その場合は早めの白内障手術が勧められます。

白内障とは目の中のレンズ組織「水晶体」が濁ってくる現象で、多くは加齢が原因です。白内障が進むと同時に水晶体は少し厚くなってきます。水晶体の前には虹彩（茶色目）があるので、白内障で水晶体が厚くなると虹彩は前方へ押し出され、虹彩の付け根の「隅角」が次第に狭くなってきます（図5）。その結果、眼圧が上昇したり、時には急性緑内障発作を起こすことがあります。

その場合は白内障手術が有効です。白内障手術では混濁した水晶体を吸引除去し、代わりに眼内レンズを挿入します。眼内レンズは水晶体よりずっとうすいので、白内障のある水晶体により前方へ押し出された虹彩が後退し、隅角が広がって、眼圧が上がりにくくなります（図5）。

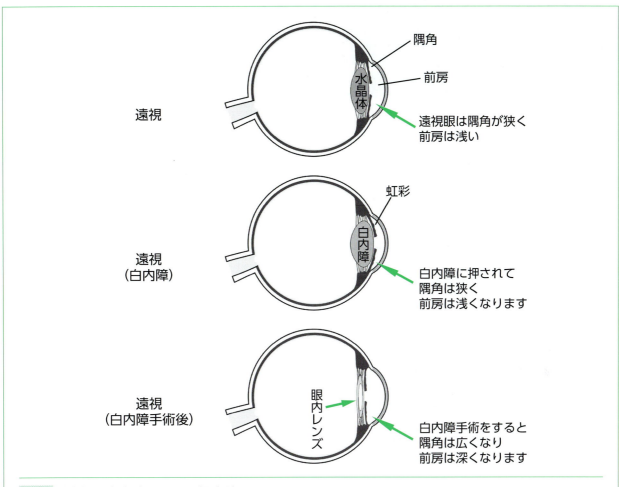

図5 遠視と白内障、そして緑内障

もともと目の良かった人（つまり少し遠視の人）は、白内障になると緑内障になりやすくなります。視力が落ちていなくても、緑内障の治療のために、早めの白内障手術が勧められる場合があります。

目のエイジング

1 ドライアイ

> **ポイント**
> ①ドライアイは、涙の量が減ったり、質が変わることにより、さまざまな症状が現れる病気です。
> ②ドライアイの多くは加齢に伴うもので、治りません。
> ③治療の基本は点眼です。点眼のほか、涙点プラグなどが有効です。

◆ ドライアイとは？

　ドライアイとは「乾き目」ともいわれ、読んで字の如く、涙が減少する病気です。ドライアイは大きく二つに分かれます。一つは加齢によるもの、もう一つは「自己免疫疾患（後に解説）」と呼ばれる疾患群の一症状として発症するものです。現在、日本では約2,200万人のドライアイの患者さんがいるといわれ、そのほとんどが加齢によるドライアイです。

　「ドライアイは涙が減少する病気」と最初に書きましたが、実はそれほど単純なものではありません。涙の質が変わってしまったり、あるいはそこに炎症が関係していたり、実はまだわかっていないことが多いのです。

◆ ドライアイの症状

　ドライアイの症状は以下のようにさまざまです。

> 目が乾く、ごろごろする（目にものが入っているような感じ）、目が痛い、目が重い、目が疲れる、かすんで見える（視力低下）、なみだ目

　ドライアイは単に「目が乾く」という症状だけでなく、さまざまな症状を訴えます。また視力低下もドライアイにより起こります。この視力低下は、まばたきをした瞬間には少し見

えますが、数秒ですぐにかすんで見えなくなるというものです。

　ドライアイでは逆に、「なみだ目」という症状があります。涙がこぼれるという症状です。特に冬など乾燥が激しい季節に風に当たるとなみだ目の症状は強く出やすくなります。これにはドライアイだけではなく鼻涙管の流れが悪い（**鼻涙管閉塞**；別項を参照）なども関連していて、やや複雑です。また、眼瞼けいれん（別項で解説）でもドライアイとよく似た症状をしめすことがあり、要注意です。

　また、ドライアイの多くは角膜上皮障害を伴います。角膜上皮障害とは、黒目の表面にキズがつくことで、ドライアイにより黒目の表面の細胞（角膜上皮細胞）が障害されて起こります（図1）。

　また、角膜上皮障害があると涙の成分が変化し、さらに角膜上皮障害が悪化するという悪循環に陥ることがあります。

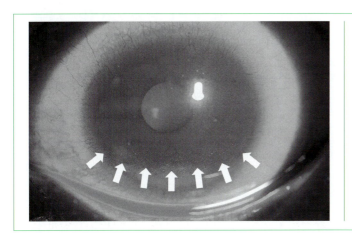

図1　ドライアイによる角膜上皮障害（角膜のキズ）
フルオレセインという色素を使って、キズがよくわかるように染めたものです。ドライアイによる角膜のキズは細かい点状で、特に角膜の下半分にキズが多いのが特徴です。

✚ 涙のふしぎ

　涙と眼表面（目の表面）の状態には密接な関係があります。涙はまばたきによって目の表面を膜のように覆って、乾燥や細菌などから目を守っていますが、眼表面に異常があれば涙に異常が生じ、涙に異常があれば眼表面に異常が生じるという相互関係があります。

　また、涙は単純な液体ではありません。水分の他、あぶら（脂質）や糖たんぱく（ムチン）が涙腺から分泌されて、外から脂質、水分、ムチンの3層を形成して目の表面を覆っています（図2）。涙の表面は脂質の層で覆われていて、涙の蒸発を押さえています。逆に角膜（黒目）や結膜（白目）に一番近いところにはムチンの層があり、目の表面で涙の層が安定して覆う作用をしています。ムチンと脂質の間に挟まれて、水分の層があります。

　ドライアイとは、涙の量が減るだけではなく、涙の中の脂質やムチンと水分のバランスがくずれ、涙が目の表面を安定して覆うことができなくなるのです。先に述べた「なみだ目」

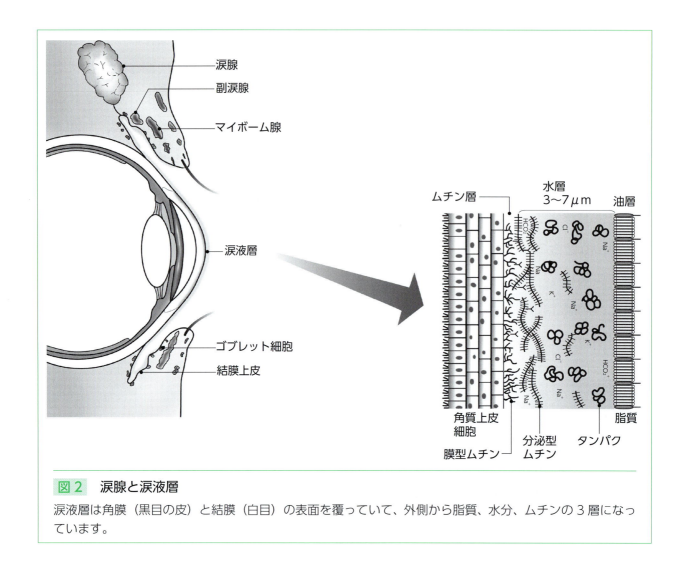

図2　涙腺と涙液層
涙液層は角膜（黒目の皮）と結膜（白目）の表面を覆っていて、外側から脂質、水分、ムチンの3層になっています。

の症状は、まさに、涙が目の表面をきちんと覆うことができずに流れ落ちるから出る症状です。これを眼科医は「涙液の安定性が低下する」と表現します。

ドライアイの原因

ドライアイの原因はさまざまです。誰でも年齢とともに涙の量は減少します。女性は特に年齢とともに涙の減少が著しく、ストレスもドライアイの原因です。涙の量が減少する病気として、シェーグレン症候群という自己免疫疾患（次に解説）があります。また睡眠薬、抗うつ薬、抗不安薬などにより涙の量が少なくなることもあります。またパソコン、運転、読書などの、いわゆる「VDT作業」ではまばたきが少なくなり、ドライアイの原因の一つとなります。その他、眼科手術（白内障や屈折矯正手術）、コンタクトレンズ装用などがドライアイの誘因となります。

ドライアイと自己免疫疾患

　細菌やウイルスなどの外敵から体を守るためのシステムを「免疫」といいます。免疫反応では、体に侵入した細菌やウイルスを「異物（外敵）」と判断して攻撃し、体を守っています。しかし免疫反応が過敏になったり、狂ってしまったりすると、通常は「外敵」と認識されないような物質や、時には自分自身の体の一部を「異物（外敵）」と見なして攻撃することがあります。自分自身の体の一部が免疫反応で攻撃され、破壊されてしまう病気を「自己免疫疾患」と呼びます。

　涙や唾液を作っている「涙腺」や「唾液線」の細胞を敵とみなして攻撃し破壊する自己免疫疾患があります。これはシェーグレン症候群と呼ばれ、この病気では涙や唾液が著しく減少してしまいます。

ドライアイ対策

　長時間のコンピュータ作業は控えて、目が疲れたら休ませましょう。エアコンが効いている部屋は目が乾きやすくなっていますので、加湿器を使用するなど対策に努めましょう。

　眼科を受診してドライアイの点眼薬を使うことも有効です。現在、ドライアイの点眼薬は何種類かあります。従来から用いられてきた人工涙液やヒアルロン酸ナトリウムの点眼薬の他、ムチンや水分の分泌促進薬であるジクアホソルナトリウム点眼薬や、ムチン産生促進薬であるレバミピド点眼薬が最近開発され、現在はドライアイ治療薬の主流になっています。

　さらに重症のドライアイの場合は採血した自分の血液から血清を作成し点眼薬として使用することもあります。また点眼薬で十分な効果が得られない場合は涙液の流出口である涙点という場所にプラグを挿入し、涙の排出を防ぐ、涙点プラグという処置をすることがあります（表1）。

表1　ドライアイの治療

	成分など	作用機序	用法	備考
点眼薬	人工涙液	涙液の補充	1日6回までが好ましい	防腐剤入りと防腐剤なしがある
	ヒアルロン酸ナトリウム	角膜上皮障害の改善 保水作用	1回1滴、1日5～6回点眼	上皮細胞の接着・伸展を促進
	ジクアホソルナトリウム	水分とムチンの分泌促進 角膜上皮障害の改善	1回1滴、1日4回点眼	コンタクトをしていても使用可能
	レバミピド	角結膜ムチン産生促進 角結膜上皮障害の改善	1回1滴、1日6回点眼	胃炎治療薬のレバミピド錠（ムコスタ）と同一成分
その他	涙点プラグ	自分の涙を目の表面にとどまらせる	手術により涙点に挿入	涙に含まれるたんぱく質なども補充できる

症状や治療方法については個人差がありますので、担当医にお尋ねください。

2 老眼と眼精疲労

ポイント

①年齢とともに目の中のレンズ組織「水晶体」はゆっくりと硬くなってきます。その結果、自在にピント合わせができなくなり、近くがぼやけて見えにくくなります。これが老眼です。

②老眼になると乱視も増加して、ますます見づらくなってきます。これをがまんしていると目が疲れるばかりか、頭痛や肩こりの原因となります。これが「眼精疲労」です。

③老眼や乱視で見づらいときには、がまんをせず、早めに眼鏡を作りましょう。

④遠近両用眼鏡は、どこを特に見たいのか、眼鏡屋さんとよく相談して作りましょう。

⑤眼鏡は1日中、顔に直接かけて使います。自分の顔に合った、良い眼鏡枠（フレーム）を選びましょう。眼鏡枠がゆるんできたときには、眼鏡屋さんで調整してもらってください。

老眼と老眼鏡（図1）

40歳を超えると誰でも近くが見づらくなります。これがいわゆる「老眼」です。若い頃は、目の中のレンズ組織「水晶体」はやわらかくて弾力性があり、自由にピント合わせができます。しかし年齢とともに（実は10歳代のころから！）水晶体は次第に硬くなり、ピントの合う位置がだんだん限られてしまいます。これが老眼です。

ずっと目の良かった人は、30歳代に入ると老眼を感じることがあるでしょう。近視の人でも老眼の影響があり、今までよく見えていた近くが見えなくなり、ピントの合う範囲がとても狭くなってしまいます。

眼精疲労

老眼や乱視などで見えづらいのにがまんして生活していると、目に思わぬ負担がかかり、頭痛や肩こりなど、体の調子が悪くなることがあります。これを眼精疲労といいます。眼精疲労の治療の基本は眼鏡です。無理せず早めに眼鏡を使いましょう。特にずっと目が良かった人は、30歳代に入ると知らず知らずのうちに目に負担をかけていることがあります。「朝は見えるが午後はちょっと…」とか、「夕方には肩こりがひどくて疲れる」などの症状がある場合は、一度眼科を受診して目をチェックしてもらってください。

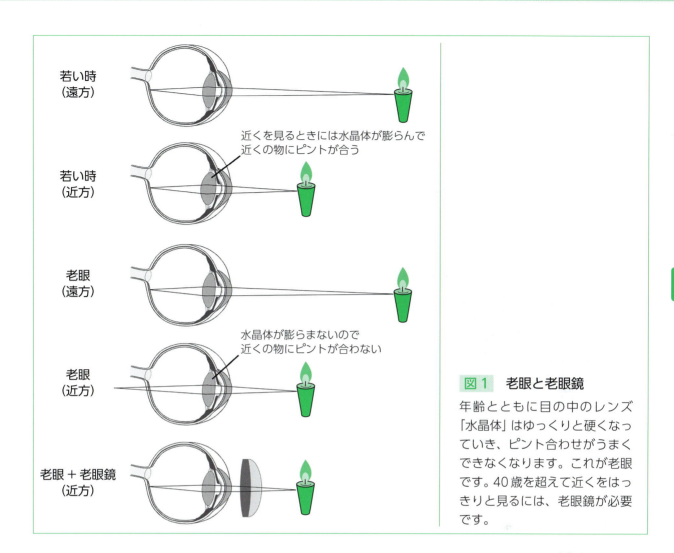

図1　老眼と老眼鏡

年齢とともに目の中のレンズ「水晶体」はゆっくりと硬くなっていき、ピント合わせがうまくできなくなります。これが老眼です。40歳を超えて近くをはっきりと見るには、老眼鏡が必要です。

乱視とは？

　乱視は、多くが角膜（黒目の皮）のゆがみによるものです（図2）。誰でも多少の乱視はあるものですが、老眼が進むと乱視が強くなり、また、乱視の方向も変化してきます。もともと目が良かった人は、タテ向きの乱視（倒乱視）が増えて、ますます見づらくなってきます。

　一方で、水晶体が原因で乱視が発生することがあります。特に白内障が進むと乱視が強くなることがあり、「ものが二重に見える」などの症状が起こります。この場合は、白内障手術を受ければ乱視も解消します。

眼科で診察を受けたほうが良い場合

　乱視が少ない普通の老眼は、眼鏡屋さんに直接行って眼鏡を作ってもらっても問題はありません。しかし、眼鏡屋さんに行っても視力があまり出ないときや、かすみが強い、ものがゆがんで見えるなどの症状があるときには、眼科で診察を受けてください。

症状や治療方法については個人差がありますので、担当医にお尋ねください。

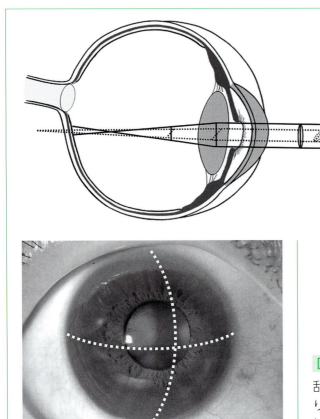

図2 乱視
乱視の多くは角膜のゆがみによるものです。方向により角膜の曲率（表面のカーブの強さ）が異なり、その結果、光が1ヵ所に焦点を結ばなくなります。

遠近両用眼鏡のポイント

遠近両用眼鏡を使いこなすのは難しいと感じている人は多いかもしれません。遠近両用眼鏡は眼鏡屋さんの腕の見せどころです。ポイントは以下のようなものがあります。

①どこを最もよく見たいのか、はっきりさせましょう

遠近両用眼鏡は遠点と近点も大切ですが、それよりも、レンズの中央部をどの距離に合わせるのか、遠点から近点にかけて、レンズ上で度数をどのように変化させるか（累進のタイプ）が大切で、使いやすさを左右します。眼鏡屋さんに自分の生活スタイルやニーズをよく伝えて、自分にとって使いやすい遠近両用眼鏡を作ってもらいましょう。

②遠中、中近などの眼鏡も考慮しましょう

遠くも近くもはっきりと見えるのが理想的な遠近両用眼鏡ですが、あまりに遠近の差がはげしい眼鏡は使いこなすのが困難です。生活スタイルに合わせて、ある距離は切り捨てた眼鏡を作ったほうがよい場合もあります。場合によっては遠近、中近など幾種類かの眼鏡を作ることもコツの一つです。

③眼鏡枠（フレーム）は顔にフィットしたものを選びましょう

高性能な遠近両用眼鏡レンズが設計どおりに性能を発揮するには、レンズと眼球が正し

い位置関係にあることが絶対条件で、これが狂っていると、よく見えないばかりか眼精疲労の原因になります。ですから、眼鏡のフレームは、レンズと同じかそれ以上に大切で、デザインよりも顔にフィットするかどうかがポイントです。さらに眼鏡は使っているとフレームがゆるんできて目とレンズの位置関係が狂ってきます。眼鏡屋さんで定期的にフレームを調整してもらいましょう。

④早めに遠近両用眼鏡を作って、使いこなしましょう

　一般的に、近視の人は若い頃から眼鏡を使い慣れているので、遠近両用眼鏡も上手に使いこなす傾向にあります。逆に、ずっと目が良くて今まで眼鏡を使ったことのない人は、はじめて眼鏡をかけたとき、その違和感にびっくりするでしょう。でも、歳をとればとるほど、眼鏡に慣れるのに時間がかかります。周りからは「老眼鏡？」とひやかされるかもしれませんが、ずっと目が良かった人ほど早めに遠近両用の眼鏡を作って、眼鏡に慣れてしまいましょう。

　何事も若いうちから始めたほうが、早く慣れて上手に使いこなすことができるものです。

3 飛蚊症と光視症

ポイント

①飛蚊症や光視症は、目の中のゼリー状組織（硝子体）が加齢変化を起こし、濁りができたり網膜を引っ張ったりすることにより発症します。

②多くは生理的なもので心配はありません。しかし時に、網膜剥離や炎症、出血が原因のことがありますので、眼科で診察を受けてください。

③偏頭痛（片頭痛）が起こる前に光が見えることがあります。これは「閃輝性暗点」といい、眼球でなく、脳の血管が原因です。頻繁に偏頭痛があるときには脳外科を受診してください。

④その他、網膜ジストロフィ（網膜色素変性）などで光が見えることがあります。原因は不明で治療法はありません。

飛蚊症とは？

目の中にあるゼリー状組織（硝子体）に濁りが生じると、その影が眼底に映って、目の前にたくさんの蚊が飛んでいるように見えることがあります（図1）。これが飛蚊症です。硝子体は目の動きにつれてゆらゆらと動くので、飛蚊症も目を動かすとあちこちに動き回るのです。目の中の濁りは、ゼリー状組織が溶けて縮んだとき（後部硝子体剥離といいます）に起こることが多いです（図1）。後部硝子体剥離は加齢に伴って起こる生理的現象であって病気ではありません。

飛蚊症には生理的なものと病的なものがあり、ほとんどが生理的な飛蚊症です。生理的な場合は治療は不要です。

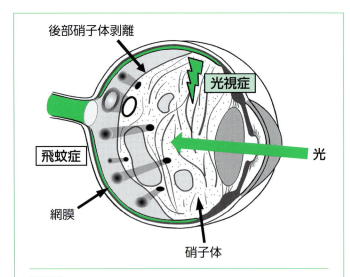

図1 飛蚊症と光視症

飛蚊症は、目の中にある濁り（黒い点）の影が眼底に映ったものです。光視症は、硝子体が網膜に癒着している部分に力がかかって発症します。

1. 生理的なもの

生理的飛蚊症は近視が強い人ほど早くから始まります。逆に、目が良かった人ほど飛蚊症が始まるのが遅く、50歳以上になってはじめて飛蚊症が起こることがあります。

生理的飛蚊症は、病気ではなく治療の必要はありません。しかし生理的飛蚊症が始まったときは「網膜剥離」が起こりやすい時期といえますので、しばらく目の状態に注意してください。そして「飛蚊症」が急に悪くなったときには必ず眼科を受診してください。

もし網膜剥離が起こってきたら、視野の一部が欠けてきます。痛みはありません。そのようなときにはすぐに眼科を受診してください。

2. 病的なもの

上に述べたように、網膜剥離が始まると急に硝子体の濁りが増えて飛蚊症が強くなることがあります。その他、目に炎症が出た時や出血があるときなども「飛蚊症」が起こります。このような病的な飛蚊症の場合には、飛蚊症の原因となっている病気を治療する必要があります。

✦ 光視症とは？

光視症とは、実際は光がないのに、光って見える現象です。音のしない夜の雷のようなもの、あるいはピカピカ光るものなど多彩です。これは目の中のゼリー状組織（硝子体）がゆれたときに、それが網膜に癒着しているところで網膜を引っ張るからだと言われています（図1）。網膜とは眼球の内側に張りついている神経でできた膜組織で、光を感じてそれを電気信号に変換する役割をしています。しかし物理的な力が加わっても電気信号は発生し、光って見えます。たとえば目を強くぶつけると「目から火花が出る」と言いますが、これもやはり光視症の一種だろうと思われます。

光視症は前述の飛蚊症と同じく、「後部硝子体剥離」が関連しています（図1）。後部硝子体剥離が起こると硝子体が動きやすくなるからです。ですから光視症と飛蚊症は同じ時期に起こることが多く、たいていは生理的なもので心配はありません。しかし光視症が繰り返し起こるようであれば、何らかの病気が原因になっているかもしれませんので、眼科を受診してください。

✦ 特殊な光視症

通常の光視症のほか、ギザギザの線や光のかたまりのようなものが点滅して見える場合が

あります。多くは視野の一定の場所に始まり、次第に明瞭になり広がって、10分ほどで消滅します。これは「閃輝性暗点」といい、閃輝性暗点が消えるとまもなく頭が痛くなることが多いです（偏頭痛あるいは片頭痛）。

　偏頭痛の多くは脳の血管が拡張して起こる、生理的なものなので心配はありません。しかしまれに、脳の血管異常や脳腫瘍が原因のことがありますので、閃輝性暗点や偏頭痛が頻繁に起こるようであれば、脳外科を受診してください。

　その他、網膜の病気（網膜色素変性やAZOORなど）で視野の一部がキラキラと光って見えることがあります。これも光視症の一種ですが、原因はわかっておらず、よい治療法はありません。

飛蚊症や光視症の眼科検査

　飛蚊症や光視症には「眼底検査」を行って、病気がないかどうかを確認する必要があります。

　眼底検査では、まず点眼薬を使ってひとみを大きく広げる（散瞳させる）必要があります。散瞳をすると視界がぼやけてまぶしくなり、半日くらいは自動車の運転や仕事はできなくなります。ですから飛蚊症や光視症の検査を受けるときには、眼科へ自動車や自転車に乗って来ないでください。

MEMO

症状や治療方法については個人差がありますので、担当医にお尋ねください。

近視・遠視と弱視・斜視

1 子どもの近視・遠視・乱視と眼鏡合わせ

ポイント

① 近視、遠視、乱視を合わせて屈折異常と呼びます。
② 子どもの屈折異常は視力発達の遅れ（弱視）、斜視の原因となることがあります。
③ 屈折異常の矯正には眼鏡（またはコンタクトレンズ）を装用します。
④ 屈折異常は治癒することはなく、基本的には生涯、眼鏡かコンタクトレンズが必要です。
⑤ 子どもの正確な眼鏡合わせには、「調節麻痺薬」という点眼薬を使う必要があります。
⑥ 調節麻痺薬は2種類あり、子どもの年齢や屈折異常の状態によって使い分けます。

屈折異常とは？

目の中では角膜と水晶体がカメラのレンズ、網膜がカメラのフィルムの役割をしています。通常、光が入ってくるとレンズを通して網膜にピントが合った絵が映ります（図1）。これを正視といいます。屈折異常とは、カメラでいうとピンボケの状態で、いわゆる「近視」、「遠視」、「乱視」のことをいいます。近視、遠視、あるいは乱視があると、網膜にピントを合わせるためには、眼鏡やコンタクトレンズが必要です（図1）。

屈折異常の原因は？

屈折の状態は眼球の大きさや形で決まります。つまり、眼球が標準よりも少し小さいと遠視になり、少し大きいと近視になります。その差はミリ単位というわずかなものです。遠視や近視はトレーニングや訓練で治るものではありません。なぜならトレーニングで眼球の大きさが変わることはないからです。

子どもの屈折異常は生まれつきのもので、一部の先天異常や遺伝疾患に伴うものを除けばはっきりとした原因はありません。特に妊娠中の出来事とは何ら関連はありません。

1 子どもの近視・遠視・乱視と眼鏡合わせ

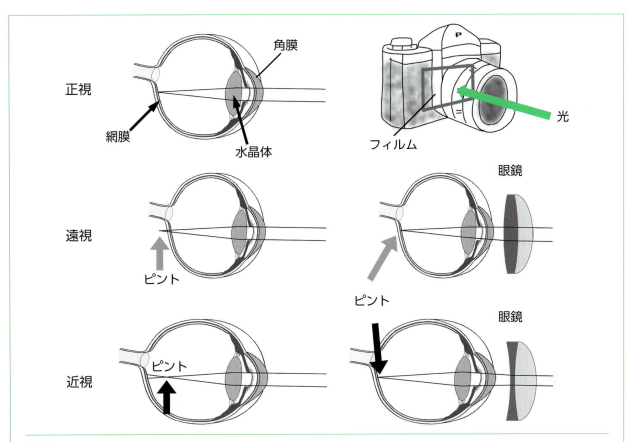

図1 屈折異常のいろいろ

「水晶体」はカメラのレンズ、「網膜」はカメラのフィルム（CCD）に相当します。
「正視」は遠くを見たときにちょうどピント（焦点）が網膜に合います。
「遠視」は眼球が小さいために網膜よりも後ろにピントが合います（グレー矢印）。この場合は凸レンズの眼鏡をかけると網膜にピントが合うようになります。
「近視」は眼球が大きい（長い）ために網膜よりも前にピントが合います（黒矢印）。この場合は凹レンズの眼鏡をかけると網膜にピントが合うようになります。

遠視とは？（図1）

　眼球が小さいため、水晶体（レンズ）のピントが網膜より後方に合う状態です。軽度の遠視であれば、水晶体の力（調節力、後で解説）で網膜にピントを合わせることができます。「遠視は遠くが良く見える目」と思われているのはこのためです。しかし強度の遠視では水晶体の力ではカバーができず、近くはもちろん、遠くのものにもピントが合わないため、常にぼけた絵しか映っていません。ですから強い遠視は早く眼鏡をかけないと、視力が弱い「弱視」になるリスクが非常に高くなります。

近視とは？（図1）

　眼球が大きい（長い）ため、水晶体（レンズ）のピントが網膜より前方に合う状態です。小学校以降に眼鏡が必要になるのは、眼球の拡大（成長）に伴う近視の進行によることが

症状や治療方法については個人差がありますので、担当医にお尋ねください。

ほとんどです。遠くのものは見えにくいですが、近くのものにはピントが合いますので、弱視になるリスクは低いです。

乱視とは？ （図2）

角膜や水晶体がゆがんでいるために、光が入る方向でピントが合う場所が異なる状態です。当然、網膜にはきれいな絵は映っていません。強い乱視は弱視の原因となり、早めの眼鏡装用が必要です。

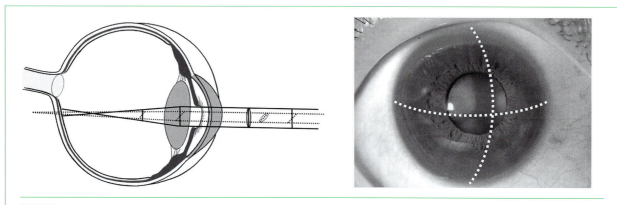

図2　乱視
乱視の多くは角膜（黒目の皮）の形がゆがんでいることが原因です。ゆがみが強いと遠くも近くもピントが合わず、弱視になります。適切な眼鏡の装用が早めに必要です。

どのような眼鏡をかけますか？

遠視では虫眼鏡と同じ凸レンズで網膜にピントを合わせます。強度になれば目が大きく見えるレンズになります。近視の場合、凸レンズと逆の凹レンズを使用します。乱視は光の入る方向によって、レンズの度数が異なる円柱レンズと通常の凸レンズ、凹レンズを用いて矯正します。

近視はいつまで進行するの？

小学校以降に起こる近視（いわゆる単純近視）は頻度が高く、最近の統計では小学生の8％近くが裸眼視力0.3未満の近視になっています（2010年文部科学省学校保健統計調査報告書）。そして近視は成長とともにどんどん進むので、不安になってくると思います。

前述したように、近視のほとんどは眼球が少し大きいことが原因です。背が伸びると眼球も大きくなります。ですから、背が伸び続ける間は近視も進行し続ける可能性があります。成長が止まれば近視も安定してくることが多いものです。

その一方で、小学校1年生あたりですでに近視の眼鏡が必要な人は、成人になっても近視が進み続け、病的近視に移行することがあります。また最近では、成人になっても近視が進むケースがあり、パソコンなどのいわゆるVDT作業などが関連しているといわれますが、原因ははっきりしません。スマートフォンなどでのゲームは、長時間集中して行うことで近視が進むという証拠はありませんが、一時的な斜視などの報告はありますので、ゲームのやりすぎは目に良くないことは確かなようです。

子どもの眼鏡合わせと調節 (図3)

目はカメラと同じようにオートフォーカスです。遠くを見るときには水晶体（レンズ）はうすくなり、近くを見るときには水晶体がふくらんで網膜にピントが合うようになります（図3）。この「水晶体がふくらむ」現象を「調節」、ふくらむ力や度合いを「調節力」といいます。子どもは調節力が非常に強くて、成人と同じように眼鏡合わせを行うと、度数が非常に不安定で、正確な眼鏡が作成できません。そこで調節力を麻痺させる点眼薬（調節麻痺薬）を使って眼鏡合わせを行います。なお、調節力が弱くなった状態が、いわゆる「老眼」です。

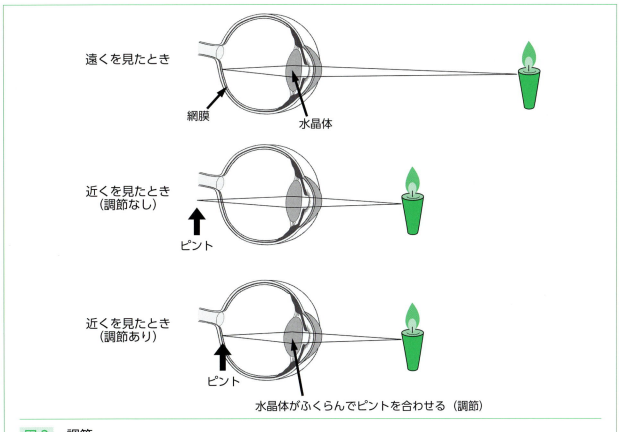

図3　調節

調節とはピント合わせのことです。近くのものを見るときには、水晶体がふくらんで、網膜にピントが合うようになります（矢印）。

症状や治療方法については個人差がありますので、担当医にお尋ねください。

調節麻痺薬の役割

調節力を麻痺させて、目の本来の屈折の状態を調べます。遠視が疑われたり、内斜視があったりする場合に、調節麻痺薬は必須です。おおむね10歳以下の子どもに初めて眼鏡を作る際には、調節麻痺薬の使用が勧められます。主な調節麻痺薬には次の2種類があります。

アトロピン点眼薬とサイプレジン®点眼薬（表1）

どちらの点眼薬も、近くの物体にピントが合わなくなり、ひとみが開くために光をまぶしく感じます。特に遠視の場合は数日から1週間、遠くも近くもぼやけてよく見えなくなりますので、注意してあげてください。

アトロピン点眼薬とサイプレジン®点眼薬は点眼方法、調節麻痺の効果、効果の持続期間、副作用に違いがあります。アトロピン点眼薬では発熱、顔が赤くなるなどの副作用がみられますが、点眼中止により改善します。サイプレジン®点眼薬ではまれに一時的な幻覚、けいれんなどの神経症状が現れることが報告されています。

アトロピン点眼薬とサイプレジン®点眼薬は状況により使い分けます。アトロピン点眼薬は調節麻痺効果が強く正確な検査結果を得ることができますが、1週間程度連続して点眼する必要があり、その間の副作用もサイプレジン®点眼薬よりも出やすくなります。逆にサイプレジン®点眼薬や手軽に使えますが、検査の正確性ではアトロピン点眼薬に劣ります。特に低年齢の子どもで遠視が強い場合には、サイプレジン®点眼薬だけで正確なメガネ作成は難しく、アトロピン点眼薬が必要になります。

一般的に、弱視専門外来のある眼科や弱視を専門分野にする眼科医はアトロピン点眼薬を用いますが、そうでなければサイプレジン®点眼薬を用いることが多いです。

表1 調節麻痺薬2種の特徴

	アトロピン点眼薬	サイプレジン®点眼薬
調節麻痺効果	強い	中程度
検査までの点眼期間	5〜7日間、1日2回	1時間、1〜2回点眼
効果が切れるまでの期間	約1週間	約2日間
副作用	発熱、顔面紅潮など（約5％）	幻覚、けいれんなど（頻度不明）

2 弱視とその治療

> **ポイント**
> ①弱視とは、目に病気がないにもかかわらず、何らかの原因で視力が発達しない状態です。
> ②弱視の原因として、屈折異常、斜視、先天白内障、眼瞼下垂などがあります。
> ③弱視治療の方法は、(1) 眼鏡、(2) 遮蔽治療です。

弱視とは？

弱視とは、目に病気がないのに視力が弱い状態、眼鏡をかけても視力は1.0未満の状態をいいます。

子どもは生まれてすぐには明暗程度しかわからず、ものの形も見えません。そして成長とともに視力は徐々に向上していき、6歳頃には正常の視力1.0に達します。そして視力の発達は10歳頃に終了します。この10歳頃までを専門用語で「視力発達の感受性期」といいます（図1）。

視力の発達には、2〜3歳まで、遅くとも10歳頃までに、①きちんと目を使っていること、

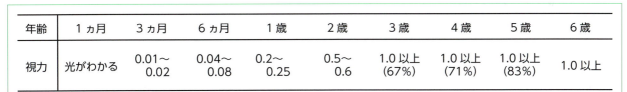

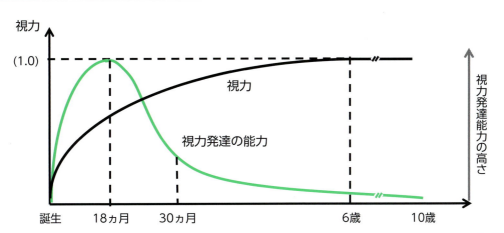

図1 子どもの視力の発達と、その能力

視力（黒線）は徐々に発達し、6歳頃に視力は完成します。それに対して視力発達の能力（感受性）は生後18ヵ月頃が最も高く、その後徐々に低下し、10歳を超えると、もう視力は発達しません（緑線）。

症状や治療方法については個人差がありますので、担当医にお尋ねください。

②目のピントが良く合っていること、③長時間目をふさいだりしないこと、が重要です。

　視力発達の感受性がある時期（10歳まで、特に2～3歳まで）に、強い屈折異常（特に遠視）や斜視、あるいは白内障や眼瞼下垂（まぶたが下がる）などの障害があると、視力がうまく発達せずに弱視となってしまうことがあります。いったん弱視になると、大人になってから（つまり感受性期を過ぎてから）治療をしても良い視力は獲得できません。

弱視は本当に見えていないのですか？

「先生は弱視というけれど、この子は地面の小さなものも見つけるし、遠くから人の顔もわかる。本当に弱視なの？」と不思議に思うことがあるでしょう。

　眼科で正常とされる視力は、眼鏡をかけて1.0以上です。眼鏡をかけても1.0未満、たとえば0.8や0.6でも異常（弱視）と判断されます。そして1.0の視力は、視力表でいえば、5mの距離から直径わずか7.5mmの小さな輪の切れ目（視標）を見分ける視力です。

　近くの小さなものや、遠くてもそこそこ大きなものを見るのに1.0の視力は必ずしも必要ありません。ですから、普段の行動からは、視力が良好か不良かの判断や、弱視の治療効果の判定はできません。

弱視の原因

　さきほど視力の発達には、遅くとも10歳頃までに、①きちんと目を使っていること、②目のピントが良く合っていること、③長時間目をふさいだりしないこと、が重要と書きました。逆に言えば、この三つのどれかが満たされないと、視力が発達せず弱視になってしまうことがあります。

①強い屈折異常

　遠視、乱視、近視を「屈折異常」といいます。強い遠視、乱視、近視があると、目のピントがきちんと合わないので視力が発達せず、弱視になる可能性があります。特に強い遠視や乱視は弱視のリスクが高いです。逆に近視は近くのものははっきりと見えるので、弱視になるリスクは比較的低いです。

②不同視

　左右の目の度数に差があることを「不同視」といいます。遠視、近視、乱視に大きな左右差（不同視）があると、度の強いほうの目がうまく使えず、弱視になることがあります。

③斜視

　まっすぐでないほうの目は、網膜の中心で物を見ていないために、弱視になることが

あります。

④形態覚遮断(けいたいかくしゃだん)

視力が成長する時期、特に2歳未満の時期に目をふさぐと弱視になることがあります。これを「形態覚遮断弱視」といいます。たとえば生まれつき白内障があったり、まぶたが下がっていたりすると（眼瞼下垂）、弱視になります。ですから幼児に眼帯をすると弱視になるかもしれません。幼児に眼帯はしないでください。

✚ 乳幼児検診の重要性

弱視はほとんど生まれつきですので、本人は自分が弱視であることを知らず、不自由はありません。ですから弱視は周囲が見つけてあげることが必要です。乳幼児健診は必ず受けてください。しかし乳幼児検診を受けても弱視は見のがされることがありますので、何かおかしいと思ったら、眼科を受診させてください。弱視をきっちり治療するためには、早期発見、早期治療が重要です。

✚ 弱視の治療

①治療年齢

弱視の治療は、たとえば、利き手でない左手で字を書いたりボールを投げたりする訓練と似ています。始めるのが早ければ早いほど、その効果は高くなることは簡単に理解できるでしょう。そして強い決意で臨まなければ、克服は困難なものであるという覚悟が必要です。

視力の発達は10歳ぐらいで終わります（図1）。ですから10歳を超えると弱視治療を行っても視力は上がりません。また社会的にも、弱視治療は年齢とともに困難になります。弱視はできるだけ早く発見して、治療を開始することが重要です。

②治療の目標

弱視治療の目標は視力を向上させるとともに、良好な**両眼視**を獲得することです。しかし弱視の原因、種類によっては、視力は向上したものの両眼視はできない、あるいは視力も両眼視も悪いままということもあります。

③弱視治療のスタート：眼鏡による矯正

まず遠視、近視、乱視があれば必ず眼鏡をかけてもらいます。これは成人がかける眼鏡とは異なり、弱視の治療の根幹をなすものです。ですから、起きているときにはずっとかけておくことが必要です。眼鏡をしっかりとかけるだけで、視力が向上して弱視が治る子

> **Keyword**
> ## 両眼視（りょうがんし）
> 片目でものを見ても立体的に見えません。両目で見るので、ものが立体的（3D）に見え、遠近感がわかるのです。両目を同時に使ってものを見ることを、「両眼視」といいます。
> 両眼視が発達するためにはいくつかの条件があります。大切なのは、①両目とも良い視力であること、②両目とも同じ方向を向いていること、③両眼の屈折度に大きな差がないこと、です。①〜③があれば、多くの子どもたちは自然と両目をうまく使えるようになり、ものが立体的に見えるようになります。これを専門用語で「両眼視の獲得」と表現します。

どももいます。もし視力の発達に左右差があれば、次に説明する遮蔽（しゃへい）治療を考慮します。

④遮蔽治療の実際

視力の発達に左右差がある場合に、良いほうの目を隠して（遮蔽して）、弱視の目を強制的に使わせる治療を行うことがあります。これを「遮蔽治療」といいます。

遮蔽治療を先ほどの左手を使う訓練にたとえれば、「利き手である右手にギプスを当てて、左手だけを強制的に使うようにする」と言えば理解ができると思います。ギプスでも当てないと、使いやすい右手ばかりを使うので、結局、左手は使えないままになってしまいます。

表1に遮蔽治療の注意事項、合併症を示します。これらの合併症は早期に見つけることが必要なため、遮蔽治療の期間中はきちんと通院する必要があります（1〜2ヵ月に1回程度）。

良いほうの目の遮蔽には、通常、皮膚に貼る「アイパッチ」という目隠しを用います。アイパッチの他に眼鏡に装着する半透明のシール（パッチワークス）や、アトロピンという点眼薬を使用することがあります。アトロピンは良いほうの目に点眼すると「目がぼやける」ので、片目の弱視眼をトレーニングする効果があります。しかしアイパッチのような完全な遮蔽効果はありません。

⑤遮蔽の時間は？　期間は？

年齢、弱視の程度、施設により異なりますが、1日数時間程度、病状によっては1日中、良い目を遮蔽することがあります。遮蔽する時間は、その効果や、副作用の有無を考慮して加減します。そしてゆっくりと時間を減らしてゆきます。最終的には、アイパッチを外したままでも弱視眼が良い視力をずっと保てることが目標です。

ですから遮蔽治療は短期間では終わりません。最短で半年、時に3年に及ぶこともあります。視力の目標は眼鏡視力で1.0以上ですが、目の持ってる力が弱くて、がんばって

も視力が1.0に達さないこともあり、限界と判断すれば途中で遮蔽治療を中止することもあります。

⑥遮蔽はいつしますか？

遮蔽はアイパッチを着けたり外したりせず、連続で行ったほうが効果的です。しかし眠っているときにアイパッチで遮蔽をしても何の効果もありません。できるだけ本人が活発に動いている時間を選んでください。たとえば1日8時間であれば、朝8時に貼って、夕方4時に外すというようなスケジュールがよいでしょう。しかし子どもによって生活時間はそれぞれ異なり、また遮蔽をしていると不可能な活動もありますので、個人個人にとって最も効率的な方法を選ぶことが必要です。担当医や担当の検査員に相談してください。

遮蔽治療の合併症

表1　遮蔽治療の注意事項、合併症

合併症	解説	確率	対処法など
健眼（遮蔽眼）の視力低下	良いほうの目の視力が下がる	まれ	遮蔽する時間の短縮、中止
斜視の出現、悪化	遮蔽治療を始めてから斜視が発生する、あるいは元々あった斜視が悪化する	まれ	遮蔽する時間の短縮、中止 手術が必要になることがある
行動制限	弱視眼（見えにくい目）だけで見て行動するので周囲の注意が必要	100%	遮蔽治療の開始当初は注意が必要（子どもは慣れが早い）
心理的影響、ストレス	保育所、幼稚園、学校での周囲との関係	100%	保育所や幼稚園、学校の先生に治療内容をよく説明し、理解、協力を得る 本人も周囲もすぐに慣れることが多い
皮膚のかぶれ、かゆみ	アイパッチの接着剤が原因	まれ	アイパッチの種類を変える 張り方を工夫する 塗り薬を使う

1）良いほうの目（健眼）の視力低下

遮蔽している間は、良いほうの目（健眼）を使わなくなりますので、健眼の視力が低下することがあります。しかしこの場合は、遮蔽する時間の短縮や中止により速やかに元の良い視力に戻ることがほとんどです。

2）斜視の悪化、出現

遮蔽治療を行うことで、治療前からあった斜視が悪化したり、新たに出現したりすることがあり、まれに遮蔽を中止しても改善せず、手術が必要になることがあります。

症状や治療方法については個人差がありますので、担当医にお尋ねください。

家庭では、アイパッチを外したときの目の位置に注意をしてください。気になることがあれば、受診時に必ず担当医、検査員に伝えてください。

3）行動の制限

見えにくい弱視眼だけで行動することになりますので、特に遮蔽治療を開始した当初は行動に気をつけてください。しかし子どもは慣れるのが早いので、すぐ普通に行動できるようになります。

4）心理的影響、ストレス、幼稚園、保育所、学校での周囲との関係

長時間の遮蔽が必要な場合、幼稚園、保育所、学校にもアイパッチをしたまま登校し、遮蔽治療を続けます。保護者の方々は周囲との関係を心配されるでしょう。しかし小さな子どもたちは、アイパッチをしている本人も、その周囲の子どもたちも、アイパッチの存在にすぐに慣れてしまいます。また先生方に治療内容をよく説明しておけば、積極的に関わってくれることがほとんどです。したがって周囲と問題が起こって遮蔽治療を中止せざるをえなくなった経験はほとんどありません。

しかし順調に見えても、周囲が思っているよりも本人にストレスがたまっていることがありますので、ときどき本人に状況を確認することが必要です。そして小学校でも学年が上がってくると、周囲との関係や治療への反応の悪さから、遮蔽治療を続けるのが困難になることがあります。

5）かぶれ、かゆみ

アイパッチに使用している接着剤にかぶれることがあります。また季節によってはアイパッチの中で蒸れることも考えられ、かゆみが出ることもあります。この場合、まずはアイパッチの種類を替えます。また貼り方の工夫がありますので、担当医に尋ねてください。それでもかぶれるようであれば、塗り薬を処方し、工夫をしながらアイパッチを続けてもらいます。

弱視治療のゴール

①眼鏡について

弱視の治療は眼鏡に始まり眼鏡に終わります。

子どもの弱視治療用の眼鏡は「枠」の選択が重要です。枠が合っていなくて眼鏡がズレていると、レンズの真ん中を通して見ることができず、治療効果が減弱します。子どもには、しっかりした子ども用の眼鏡枠が勧められます。成人がかけているような細い枠は、

子どもの扱いではすぐにゆがんでしまいます。眼科で子ども用眼鏡枠の説明をよく聞いて、眼鏡店で作製してもらってください。

　子どもはすぐに大きくなり、目の度数も成長とともに変わります。レンズはすぐに傷だらけになってしまいます。眼鏡は安いものではありません。しかし子どもにとっては一生使う、たった二つの「目」です。出費ですが、眼鏡枠やレンズは、必要に応じて新調してあげてください。

②**コンタクトレンズではだめですか？**

　特殊な事情を除き、自分でコンタクトレンズの管理ができない小さな子どもにコンタクトレンズは適していません。

　コンタクトレンズは角膜の上において眼鏡の代わりをするものです。レンズの管理が悪ければ角膜潰瘍などの合併症を起こし、失明することがあります。また中学生頃になりコンタクトレンズの正しい管理が可能になっても、度の合った眼鏡は常に携行するようにしてください。目の調子が悪いのにコンタクトレンズを使い続けると、重篤な合併症を起こします。

③**眼鏡はいつまでかけますか？**

　遮蔽治療が終了した後も、眼鏡は一生必要です。遮蔽治療で弱視を治すことはできますが、遠視や近視、乱視を治すことはできません。したがって弱視治療（遮蔽治療）が成功して視力が上がっても、良い視力を維持するためには眼鏡が絶対に必要です。そしてほとんどの患者さんでは、生涯にわたって眼鏡やコンタクトレンズを使い続けなければなりません。

3 子どもの斜視

> **ポイント**
>
> ①通常、人は両目とも同じ方向を向いています。右目と左目が違う方向を向いている状態を斜視といいます。
> ②斜視の問題は、（1）視力の発達が悪い（弱視）、（2）立体視ができない、（3）外見的なもの、（4）疲れやすいなどです。
> ③斜視の治療法には、（1）眼鏡、（2）手術、（3）訓練などがあります。斜視の種類によって組み合わせて治療したり、適応が異なったりします。
> ④まれに斜視以外の病気や脳の疾患が隠れていることがあります。
> ⑤目と目の間が広い場合に、斜視はないのに内斜視に見えることがあります（偽内斜視）。治療は不要です。

斜視とその問題

斜視とは、右目と左目が違う方向を向いている状態です（図1）。一部の斜視を除き、子どもに見られる斜視は原因が不明です。

①斜視の問題

斜視があると、視力の発達が悪い（弱視）、遠近感がわからない（立体視ができない）、物が二つに見える（複視）、美容的な問題、疲れやすいなどの問題が生じます。

②斜視の原因と分類

斜視には、目を動かす筋肉（外眼筋）に麻痺のないタイプ（共同性斜視）と麻痺のあるタイプ（麻痺性斜視）があります。子どもの斜視のほとんどは麻痺のない共同性斜視です。もし麻痺性斜視が疑われた場合には、外眼筋や脳神経に障害や病気がないか、精密検査が必要です。

両眼視と立体視（図2）

片目でものを見ても立体的に見えません。両目で見るので、ものが立体的（3D）に見え、遠近感がわかるのです。両目を同時に使ってものを見ることを、「両眼視」といいます。

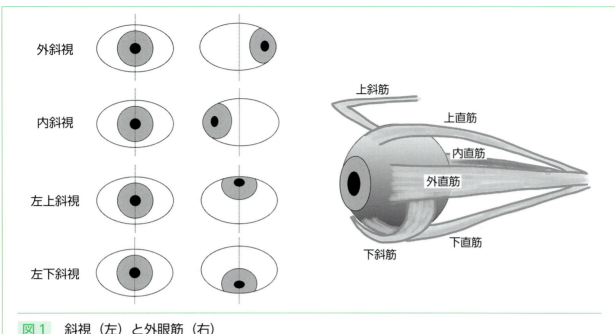

図1　斜視（左）と外眼筋（右）
眼球には6本の筋肉（外眼筋）がついていて、協同して目を動かしています。

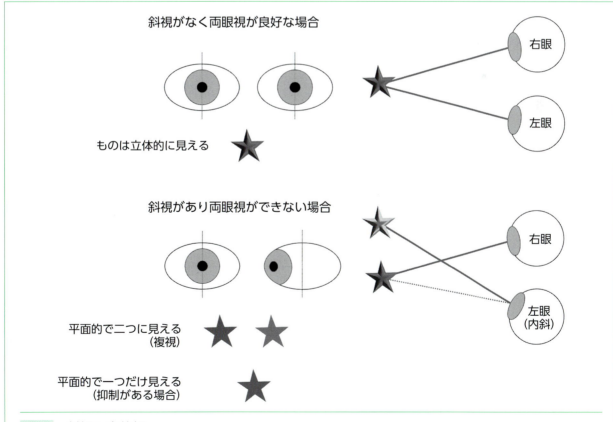

図2　斜視と立体視
斜視があると立体視が弱いことがあります。すると、一つの星を両目で見ると平面的な星が二つに見えたり（複視）、平面的な星が一つだけ見えたりします。一つだけ見える場合は、斜視眼で見た星を、無意識的に見えなく（無視）しています。これを専門用語で「抑制がかかる」と表現します。

症状や治療方法については個人差がありますので、担当医にお尋ねください。

3　子どもの斜視

　人は生まれた瞬間からよく見えるわけではありません。生まれたばかりの赤ちゃんは、ものの形もよくわからず、明暗程度しかわからないといいます。そのうち視力が発達しはじめ、同時に立体視も発達してきます。

　立体視は2歳頃までに発達するとされています。立体視が発達するためにはいくつかの条件があります。それは、①両目とも良い視力であること、②両目とも同じ方向を向いていること、③両眼の屈折度に大きな差がないこと、です。①～③があれば、多くの子どもたちは自然と両目をうまく使えるようになり、ものが立体的に見えるようになります。これを専門用語で「両眼視の獲得」と表現します。

立体視ができなければ、どうなりますか？

　立体視ができない人がいます。それは先に述べた①～③のうち、どれかが欠けていたからでしょう。しかしその人は、立体視のない状態で子どもの頃からずっと生活をしていますので、日常生活にまったく不自由はありませんし、自分にハンデがあると感じることもありません。

　しかし立体視が弱い、あるいはできない場合、将来の職業選択が制限されることがあります。たとえば電車の運転士や、バスやトラックの運転士になる（大型免許を取る）には、立体視が必要です。また医師免許を取得するのに立体視は必要ありませんが、立体視がなければ手術をすることは難しいかもしれません。

　ですから、斜視を治して立体視を獲得するに越したことはありません。そのためには、子どものある年齢までに適切な訓練を受けることが重要です。

　逆に立体視（両眼視）が発達した後に斜視が出現すると、ものが二つに見えます。これを複視といい、状況によっては非常な不便を生じます。

子どもの外斜視

　外斜視とは片方の目が外にズレている状態です。子どもの外斜視で最も多いのが「間欠性外斜視」というものです。間欠性と名づけられているとおり、常に斜視になっているわけではなく、まっすぐ普通の目線になっているとき（外斜位）とズレているとき（外斜視）があります。外斜位と外斜視の割合や頻度はさまざまです。

　間欠性外斜視ではまっすぐ普通の目線のときは両眼視ができていますので、ほとんどの子どもで視力や立体視（両眼視）の発達に問題はありません（例外はあります）。間欠性外斜視を治すには手術が必要ですが、手術をしても、しばらくすると斜視が再発することが多く、

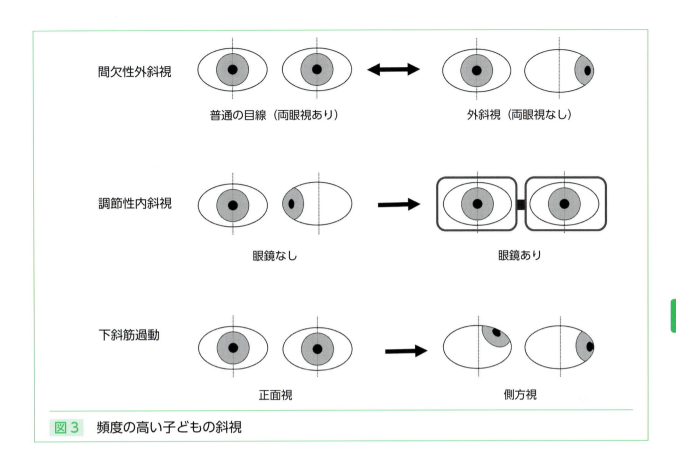
図3　頻度の高い子どもの斜視

しばしば再手術が必要です。さらに間欠性外斜視の手術は、年長になってから受けたほうが手術後の斜視の再発が少ないといわれています。しかしあまりに年長まで手術を待つと、周囲との関係の問題もありますので、手術を受ける時期は担当医とよく相談してください。

間欠性外斜視は、まれに外斜位の状態がなくなることがあります。つまり、「まっすぐ普通の目線になっている」ときがなくなり、常に外斜視の状態になることがあります（恒常性の外斜視）。この場合は早急に手術が必要になることがあります。したがって間欠性外斜視があってすぐには手術を考えていなくても、定期的な眼科受診は必要です。

頻度は低いですが、生後すぐから恒常性の外斜視が見られることがあり、この場合、目の病気の有無、弱視の合併に注意が必要です。

子どもの内斜視

内斜視には、大きく分けて、遠視によるものと、目が内向きについているものの2種類があります（図3）。

①遠視による内斜視

遠視によるものを調節性内斜視といいます。誰でも近くのものを見るには目に力を入れてピントを合わせ、「寄り目」になります。この、目に力を入れてピントを合わせるこ

とを専門用語で「調節」、寄り目になることを専門用語で「輻湊」といいます。調節と輻湊は同時に起こります。

遠視があると、遠くのものを見るときでさえ「目に力を入れてピントを合わせる（調節する）」必要があり、その結果、同時に「寄り目になる（輻湊する、つまり内斜視になる）」のです。

ただ、遠視があるとすべてが内斜視になるわけではなく、調節と輻湊のバランスが悪い場合に内斜視となります。調節性内斜視の治療は、まず遠視を矯正する眼鏡をかけることで、眼鏡をかけるだけで斜視が治ることもあります。

②目が内向きについている場合

生まれつき目が内向きについている内斜視です（先天性内斜視）。代表的なものは、生後6ヵ月以内に発症する「乳児内斜視」です。前述したように、立体視（両眼視）は2歳頃までに発達するとされていますので、乳児内斜視では、早期（おおむね2歳まで）に手術を行うことがあります。ただし手術の適応症例は限られます。

乳児内斜視の他にもさまざまなタイプの内斜視があり、他の眼疾患や弱視を合併していることがあります。

下斜筋過動（図3）

眼球をはさんで向かい合っている外眼筋、上直筋と下直筋、内直筋と外直筋、上斜筋と下斜筋は同じ力で眼球を支えています（図1）。しかし、生まれつき下斜筋（目を上に向ける筋肉）の力が上斜筋（目を下に向ける筋肉）よりも強いことがあり、この場合は、眼球が上を向いてしまいます。これを「下斜筋過動」といいます。眼球の上向き状態（上転）は、特に内を向いたときに目立ちます。下斜筋過動は単独でも見られますが、多くは他の斜視に合併しています。両眼視に影響する場合や美容的な問題があれば手術をすることがあります。

斜視のようで斜視でない：偽斜視

実際は斜視でないのに両目の間が広いために内斜視のように見えるものを「偽斜視」といいます。偽斜視は成長とともにだんだんと斜視には見えなくなってきます。ただ、偽斜視のように見えてもまれに本当の斜視のことがありますので、注意が必要です。

斜視は遺伝しますか？

家族内で斜視が発症することがあります。しかし遺伝性の病気に合併する斜視を除いては、

斜視に特定の遺伝子は見つかっていません。つまり今のところ、斜視そのものが遺伝するということはなさそうです。

斜視の治療

斜視の治療には、①眼鏡をかける、②手術、③訓練などがあります。

まず裸眼視力が悪く、眼鏡が必要であれば処方します。眼鏡はつけたり外したりせず、起きている間はずっと眼鏡をかけてください。特に調節性内斜視は、眼鏡だけで斜視が治ることがあります。

次に手術の適応を考慮し、希望があれば手術を行います。斜視は手術をしなければ失明するという疾患ではありません。しかし、弱視を治して、良い視力と立体視(両眼視)を獲得するために手術が必要な場合があります。

訓練が必要になるのは一部の間欠性外斜視だけで、訓練の適応はごく限られます。したがってほとんどの症例は手術の適応になります。

表1 子どもの斜視 (頻度は近畿大学眼科の斜視外来における、おおよその値)

	種類	解説	頻度	治療	備考・注意点
外斜視	間欠性外斜視	外斜視のときとまっすぐ見ているときがある	60〜70%	経過観察 手術	恒常性外斜視に移行すれば手術
	恒常性外斜視	ほとんどが間欠性外斜視からの移行で、ずっと外斜視になっている	少ない	手術	早期の手術を検討する
内斜視	調節性内斜視	遠視が原因となって起こる	少ない	眼鏡 (+手術)	眼鏡だけで斜視が改善することがあるが、遠視そのものは治らない。眼鏡をかけても斜視が残る場合は、手術を考慮する
	乳児内斜視	生後6ヵ月以内に発症した内斜視	少ない	手術	早期の手術を検討する
	その他の後天内斜視	後天的に発症することがあり、脳を含めて原因精査が必要	20〜25%	原因精査 手術	複視を自覚することが多い
上下斜視	下斜筋過動	しばしば内斜視、外斜視に合併する	単独はまれ	経過観察 手術	両眼視、外見に影響すれば手術を検討する

4 斜視手術の適応と実際

> **ポイント**
>
> ①斜視手術の目的は、目の位置を矯正し、安定した良好な両眼視を獲得すること、そして美容的に満足できることです。
> ②目の位置を矯正するためには、目を動かす筋肉（外眼筋）に対して手術を施行します。
> ③良好な手術結果を得るために、手術前の検査は非常に重要です。複数回の検査を行って、手術方法、手術量を決定します。
> ④手術時期は、斜視の種類によって異なります。
> ⑤手術結果には限界があり、思ったような結果にならないことがあります。
> ⑥総じて安全な手術ですが、若干の術中、術後合併症があります。
> ⑦麻酔は局所麻酔と全身麻酔のどちらでも可能です。年齢、手術方法、施設によって麻酔方法は異なります。

■ どういうときに斜視の手術をしますか？

斜視手術の目的は、安定した良好な両眼視（p.106参照）を獲得すること、美容的にも満足できることにあります。したがって手術を考慮する時期は、①両眼視が獲得できる時期、②両眼視が安定しなくなったとき、③美容的に気になるときに大きく分けられます。

①両眼視が獲得できる時期

両眼を同時に使ってものを見ることを「両眼視」といい、立体的にものを見るのに両眼視は必須です。

両眼視は2歳頃までに発達するといわれ、その発達には、両眼が同じ方向を見ている（斜視でない）ということが必要です。ですから生まれつきの斜視や、乳児期に発症した斜視は、2歳までの手術を考慮することがあります。ただし弱視を合併していれば、弱視治療が優先されます。

②両眼視が安定しなくなったとき

斜視の種類によっては、いったん獲得した両眼視が崩れることがあります。よく見られるのが間欠性外斜視で、年齢が上がるとともに外斜視になる頻度が増え、ついに恒常性

外斜視になるケース、あるいは逆に徐々に内斜視が出現して複視（ものが二重に見える症状）を自覚する症例です。また成人に多い麻痺性斜視では、左右の視線が合わないために、ものが二重に見えるようになります。これらを解決するために手術が必要なことがあります。

③美容的に気になる時期

小さな頃は、本人も周囲も斜視をあまり気にしません。しかし大きくなると本人も周囲も斜視を気にするようになってきます。その場合は手術を考慮しますが、術後、斜視は治って美容的には改善されたものの、物が二重に見えるなどの不都合が発生することがあります。外見を優先するのか、見え方を優先するのかをよく考えたうえで、手術を受けるかどうかを決めてください。

手術方法

斜視手術は、眼球を動かす筋肉「外眼筋（図1）」に対して行います。外眼筋の位置を移動させて、力を強めたり（前転術）、弱めたり（後転術）、また筋肉を切除して力を強めたり（短縮術）します（図2）。実際には、これらを組み合わせて目の位置を矯正します。どの筋肉をどの程度強めたり弱めたりするのかは、斜視の種類や術前検査の結果により決定します。

術前の検査とシミュレーション

手術で外眼筋を移動、短縮する量（ミリ単位）は、術前の検査で斜視の量（目のズレ方）を数値化して決めます。また術後の見え方をシミュレーションして、術後に不都合が生じないか判断します。したがって術前検査は重要であり、複数回の検査を行って、手術の可否、方法、手術量を決定します。

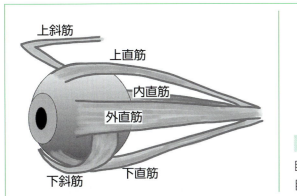

図1　外眼筋
眼球には6本の筋肉（外眼筋）がついていて、協同して目を動かしています。

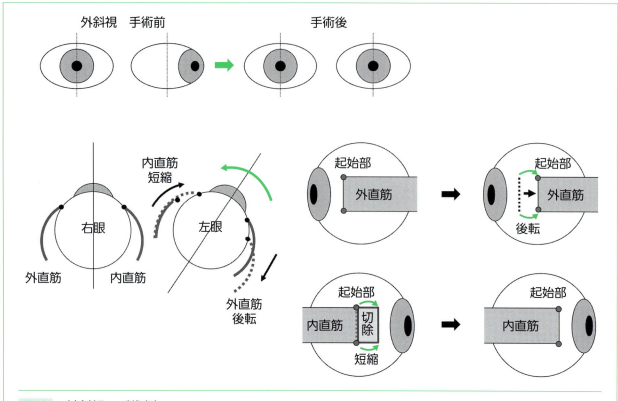

図2 外斜視の手術例
外斜している左目を真ん中に動かすには、外直筋をゆるめる（後転）、または内直筋を強めます（短縮）。外斜視の程度に応じて、後転と短縮を組み合わせます（後転短縮併用術）。

麻酔

斜視手術は局所麻酔でも全身麻酔でも可能です。患者さんの年齢、希望、手術方法、全身状態などを考慮して決定します。また手術中に効果を確認する必要があるときは、局所麻酔で意識がある状態で手術を行うことがあります。

手術の限界 （表1）

斜視手術は術前に精密な検査を行い、十分にシミュレーションして手術を行います。多くは術前の予想どおりの結果となり、患者さんの満足度は一般的に高いです。しかしそれでも一定の確率で術前の予測と異なった結果になったり、再手術が必要になったりします。

①低矯正、過矯正

斜視手術はほとんどの患者さんで予定したとおりの結果が得られますが、手術前の予想よりも効きが悪かったり（低矯正）、逆に効きすぎて（過矯正）、たとえば外斜視なら内斜視になってしまうことがあります。手術によりどの筋肉をどの程度動かすのかは、術前検

表1 斜視手術の限界

	解説	頻度	対処方法・予後
低矯正、過矯正	手術効果が不足、過剰	しばしばみられる	経過観察 再手術
術後の眼位変化（もどり）	斜視の再発や悪化	間欠性外斜視では高頻度	経過観察 再手術
複視	術後ものが二重に見える	まれ	プリズム眼鏡 再手術
他の斜視の出現	術前と異なる斜視になる	まれ	経過観察 再手術
眼球運動制限	眼球が方向によって動きが悪くなり、複視を伴う	100％（全例）	経過観察

査の結果から筋肉を動かす手術量を慎重に決定しますが、それはあくまでも今までの経験からの平均値です。同じ手術をしても全員が同じ結果になるとは限らないことをご理解ください。

②術後のもどり、眼位変化

間欠性外斜視では、手術直後には理想的な結果が得られていたとしても、そこから再度、外斜視にもどってしまうことがしばしば見られます。そのために年齢によっては、もどる分を見込んで、意図的に過矯正に（少し内斜視気味に）手術をすることがあります。また内斜視の手術後、外斜視になることもよく経験します。

③複視

間欠性外斜視に過矯正手術をして内斜視になった際や、術前の両眼視の状態によっては、術後に複視を自覚することがあります。小さな子どもの場合はそれほど気にならないようですが、ある程度の年齢になると日常生活に影響することがあります。複視が自然に消えないようであれば、再手術をして眼位をもどすことを考慮します。

④他の斜視の出現

たとえば術後に、術前には気にならなかった上下斜視などが出てくることがあります。

⑤再手術、追加手術の可能性

程度にもよりますが、低矯正や過矯正、また術後のもどりや外斜視化によって、再手術や追加手術を行うことがあります。その可能性は長年にわたってあり、たとえば幼児期に内斜視の手術を受けた後に、成人になってから外斜視の手術が必要になることは、しばしば経験します。

症状や治療方法については個人差がありますので、担当医にお尋ねください。

⑥眼球運動制限

たとえば右目の外直筋の後転術を施行すると、右を見るときの動きが制限されるため、左目との視線が合わず、右を見たときに複視を自覚することがあります。斜視手術を受けると多少の眼球運動制限は必ず生じます。

手術の合併症

斜視手術は総じて安全な手術です。手術における一般的な術後感染や出血などのリスクはありますが、その発生頻度は低く、合併症はほとんどありません。

①出血、感染

出血量はわずかです。手術の創が化膿することを感染といいます。しかし斜視手術のあとは、細菌などが入ってきても、常に涙で洗い流され、さらに術後に抗生物質の点眼を使うので、感染が起こることはごくまれです。

②術後の充血

術後しばらくは白目の充血が目立ちます。おおよそ1ヵ月から2ヵ月ぐらいで充血はなくなり、そのうち（1年〜数年、個人差があります）手術をしたことはわからなくなります。

術後の注意

術後すぐはコロコロとした異物感があるかもしれません。しかし手術の翌日にはほとんど気にならなくなります。安静は原則として必要ありません。

ただし目に細菌などが入ることを防ぐため、手術から1週間程度は顔を洗ったり、自分で髪を洗うことはできません。その間は、ゴーグルで目を保護して髪を洗ってください。ただし神経質になる必要はなく、少々の水はねは心配ありません。

斜視手術の予後

外眼筋への手術量は、術前検査の結果を見て決定します。しかし、同じ手術をしても、患者さんによって結果は異なります。また手術の直後は予定どおりの結果が得られたとしても、後に斜視が再発することもあります。特に子どもに多くみられる間欠性外斜視では、術後に斜視が再発することが多く、患者さん、家族、担当医などの悩みのタネとなっています。状況によって追加手術や再手術を行うことがあり、再手術の時期も、術後すぐ、あるいは何年も先などさまざまです。これらのことから、術後の経過観察、通院は重要です。

5 成人の斜視とその治療

ポイント

①成人の斜視は、眼球を動かす筋肉に麻痺がないタイプと、麻痺のあるタイプがあります。筋肉に麻痺のある斜視は、内科や脳外科での検査や治療が必要になることがあります。

②ほとんどの症例で手術の適応ですが、光を曲げるレンズ（プリズムレンズ）を用いた眼鏡が適応になることもあります。

③手術方法は子どもの場合と同じですが、過去にすでに斜視の手術を受けている場合は少し複雑な手術となります。

④手術を受けると、ものが二重に見えることがあります（複視）。◀◀ 重要

⑤子どもの頃を含めて、過去に目の手術（特に斜視の手術）を受けた人は、必ず申し出てください。◀◀ 重要

成人の斜視と子どもの斜視

斜視とは、右目と左目が違う方向を向いている状態です（図1）。斜視には、片目が外を向く「外斜視」と内を向く「内斜視」、上下にズレる「上下斜視」、そして眼球が回転するた

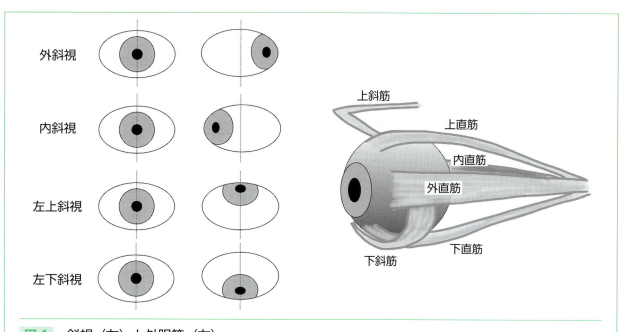

図1　斜視（左）と外眼筋（右）
眼球には6本の筋肉（外眼筋）がついていて、協同して目を動かしています。

症状や治療方法については個人差がありますので、担当医にお尋ねください。

5 成人の斜視とその治療

表1 成人の斜視と子どもの斜視

	種類	症状・問題	治療	特徴
成人の斜視	共同性斜視[1] 麻痺性斜視[2]	複視 疲労 美容的問題	手術 プリズム眼鏡	治そうという気持ちが強い 麻痺性斜視は、精査や他科での治療が必要
子どもの斜視	ほとんどが共同性斜視[1] 麻痺性斜視[2]はまれ	弱視 美容的問題	手術 弱視治療・訓練 プリズム眼鏡	本人は困っていない

1) 共同性斜視：目を動かす筋肉（外眼筋）に麻痺がないもの。
2) 麻痺性斜視：目を動かす筋肉に麻痺があるもの。眼科以外の検査が必要な場合がある。

めに起こる回旋斜視があります。

眼球には目を動かす筋肉（外眼筋）が6本ついています（図1）。斜視はその原因によって大きく二つに分けることができます。①外眼筋に麻痺がないタイプ（共同性斜視）と、②麻痺のあるタイプ（麻痺性斜視）の二つです。通常、子どもの斜視は麻痺がない共同性斜視ですが、成人の斜視は、共同性斜視と麻痺性斜視の両方があります。

斜視があると、遠近感がわからない、物が二つに見える（複視）、美容的な問題、目や体が疲れやすいなどの問題を生じます。

成人の斜視は子どもの斜視とは異なって、患者さん自身が自分の症状を理解しています。その症状があることで、日常生活が困難であったり、外見が気になったりしています。そして問題を解決するために、自ら眼科を受診されます。

麻痺性斜視について

麻痺性斜視とは、何らかの原因で眼球を動かす筋肉（外眼筋）に麻痺が起こったために、左右の目が違うところを見ている状態です。症状は物が二重に見えること（複視）です。原因として、脳腫瘍、脳梗塞、脳動脈瘤、糖尿病などにより外眼筋を動かす神経が麻痺した場合や、外眼筋そのものに炎症が起こったり、腫瘍や外傷などで物理的な障害が起こったりする場合があります。

ですから麻痺性斜視が疑われた場合には、まずCTやMRIなどで脳や神経に病気がないかを調べます。その結果、内科や脳外科で治療が必要な場合があります。

CTやMRIに明らかな異常がなければ、自然治癒を期待して、半年ほど経過をみます。それでも治癒しなければ手術を考慮します。症状によっては、光を曲げるプリズムが入った眼鏡で補正することもあります。

徐々に自覚される成人の斜視

成人の斜視で最も頻度が高いものは、子どもの頃から持っている間欠性外斜視の自覚症状が顕在化するパターンです。これは近視の進行や老眼の出現により、徐々に眼球を内方向へ寄せられなくなり、複視を自覚したり、目が疲れやすくなったりします。あるいは、外見が気になりだしたりすることがあります。同様に徐々に複視を自覚するようになる原因不明の内斜視もしばしばみられます。これらの斜視に対する治療は、手術しかありません。

外見が気になる場合

視機能（見え方）とは関係なく、純粋に外見が気になっている場合があります。斜視眼の視力が良い場合は、手術をするとその後は物が二重に見えて困ることがあります（複視）。しかし複視をがまんしてでも、手術をして美容的な整復を望まれる方もおられます。

斜視手術を受けるにあたっての注意点　◀◀ 重要

①以前に斜視の手術を受けたことがあれば、必ずできるだけ詳しく伝えてください

眼科で診察をしても、手術を受けたかどうかは判断できません。以前の手術がかなり昔の場合は、手術を受けた施設にカルテがないことが多く、また、本人だけでなく、家族も手術を受けたことをまったく覚えていないこともあります。また、外斜視の治療目的で来院された患者さんが、子どもの頃に内斜視の手術を受けていることもあります。その場合は、前回の手術を受ける以前の古い写真を持ってきてください。昔の目の位置を確認することで、手術の参考になります。

②手術後は、物が二重に見えて困ることがあります（複視）

手術をすると斜視が良くなり美容的には改善しますが、特に成人の場合、術後に複視を生じることがあります。複視があると生活に大きな支障が出ます。

ただ患者さんによっては、斜視が治って美容的問題が解決するなら複視はがまんするという方もおられますので、術前に担当医とよく相談してから、手術を受けるかどうか決めてください。

手術方法は？

手術方法は子どもの斜視手術と同じで、外眼筋の移動や短縮を行います（図2）。手術前に複視がある場合には、手術をしても複視は完全になくならないこともあります。その場合、追加の手術をしたり、プリズムが入った眼鏡で補正したりすることがあります。

症状や治療方法については個人差がありますので、担当医にお尋ねください。

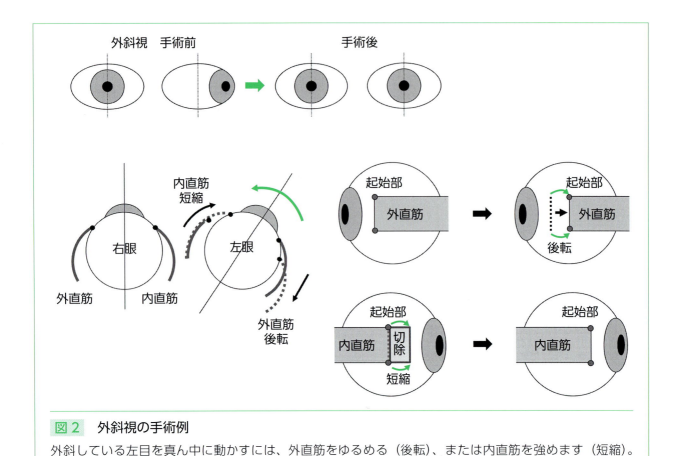

図2 外斜視の手術例
外斜している左目を真ん中に動かすには、外直筋をゆるめる（後転）、または内直筋を強めます（短縮）。外斜視の程度に応じて、後転と短縮を組み合わせます（後転短縮併用術）。

過去に斜視手術を受けている場合（再手術）

再手術の方法は、以前に手術した目や、どの筋肉を手術したかにより異なります。たとえば斜視になりやすい目を手術されている場合、再手術では反対の目を手術することがあります。個々の状況により手術方法は異なりますので、担当医によく説明をしてもらってください。

表2 成人の斜視と眼球運動障害（頻度は近畿大学眼科の斜視外来における、おおよその値）

種類	頻度	解説	原因	治療
麻痺性斜視	少ない	目を動かす筋肉や神経の麻痺による斜視で、さまざまなパターンがある	腫瘍 脳や神経の病気 甲状腺機能亢進症 糖尿病など	原疾患の治療
廃用性斜視	まれ	片目が弱視や失明している場合にみられる斜視で、外斜視が多い	視力の左右差	手術
間欠性外斜視〜恒常性外斜視	80〜90%	子どもの頃から持っている斜視で、徐々に複視を自覚する	近視の進行や老眼による輻湊機能の低下	手術
内斜視	5〜10%	徐々に複視を自覚する	ほとんどが原因不明	手術
固定内斜視	まれ	強度近視に伴う内斜視	強度近視による眼球の変形と脱臼	手術（難しい）

MEMO

色覚異常

1 色覚異常の種類と検査

> **ポイント**
> ①色覚異常は、その症状により「赤緑色覚異常」と「青黄色覚異常」に分かれます。また、生まれつきの「先天色覚異常」と、生まれつきでない「後天色覚異常」に分けることができます。
> ②先天色覚異常のほとんどは赤緑色覚異常、後天色覚異常の多くは青黄色覚異常です。
> ③色覚異常の検査には、仮性同色表、色相配列検査、アノマロスコープなどがあります。
> ④個人差もありますが、おおむね5歳くらいから色覚検査が可能です。

色覚異常とは？

網膜とは眼球の内側に張り付いているうすい膜で、光を感じてこれを電気信号に変換する作用があります（図1）。この光を電気信号に変換する細胞を「視細胞」といいますが、視細胞には明るいところで働く「錐体」と、暗いところで働く「杆体」に大きく分かれます。そのうち錐体には、長い波長の色に感度が高い「赤錐体（正式名称：L錐体）」、中程度の波長の色に

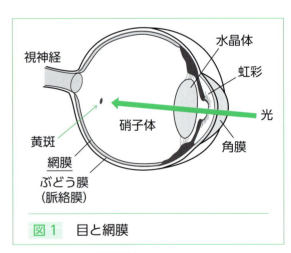

図1　目と網膜

感度が高い「緑錐体（M錐体）」、短い波長の色に感度が高い「青錐体（S錐体）」の3種類があり、それぞれの錐体の反応をミックスしたりバランスをとったりして色の感覚「色覚」が生じます。

色覚異常とは、色の感覚をもつ3種類の錐体のうち、いずれかの働きが弱い状態です。色覚異常には、生まれつき弱い場合（先天異常）と、初めは正常ですが網膜や視神経などの病気により異常になる場合（後天異常）があります。そのうち、先天異常のほとんどは赤錐体

> **余談** 錐体や杆体は動物によってその種類や比率が異なります。ネズミやウサギ、ネコなどの哺乳類は杆体を多く持ち、鳥や魚、ヘビやトカゲなどは錐体を多く持ちます。ですから哺乳類は暗いところはよく見えますが色の判別は苦手（色覚異常）、鳥やトカゲは色覚や視力は良いのですが夜はよく見えません（夜盲；とりめ）。人は哺乳類ですから錐体よりも杆体をずっと多く持っていて、動物の中では色覚が弱い部類に入ります。つまり人は、鳥やトカゲからみれば誰でも立派な色覚異常です。

か緑錐体の異常（赤緑色覚異常）で、後天異常の多くが青錐体の異常（青黄色覚異常）です。

先天色覚異常の原因と種類（表1）

視細胞のうち錐体には3種類あり、いずれかの働きが生まれつき悪いと先天色覚異常になります。表中の○は正常、△は弱い異常、×は全く働いていないことを示します。表中、異常3色覚の△には亜型を含めて2種類の錐体が存在します。遺伝の中で、XRは性染色体劣性遺伝、ADは常染色体優性遺伝、ARは常染色体劣性遺伝を示します。XRの場合は、ほとんど男性のみに発症します。なお、全色盲（S錐体1色覚と杆体1色覚）は、数万人に1人という非常にまれな色覚異常で、この場合はまぶしがりで、生まれつき眼鏡視力が0.1〜0.3程度かそれ以下の低視力で、眼振があります。

表1 先天色覚異常の原因と種類

分類と名称			赤錐体(L錐体)	緑錐体(M錐体)	青錐体(S錐体)	杆体	遺伝
先天赤緑色覚異常	1型色覚	2色覚(赤色盲)	×	○	○	○	XR
		異常3色覚(赤色弱)	×	△	○	○	XR
	2型色覚	2色覚(緑色盲)	○	×	○	○	XR
		異常3色覚(緑色弱)	△	×	○	○	XR
先天青黄色覚異常	3型色覚		—	○	○	×	○	AD
全色盲	S錐体1色覚		—	×	×	○	○	XR
	杆体1色覚		—	×	×	×	○	AR

色覚異常の検査

色覚検査では、わかりづらい色を利用して異常を検出します。色覚検査には大きく分けて

症状や治療方法については個人差がありますので、担当医にお尋ねください。

以下の 3 つがあり、それぞれ目的や役割が異なります。

①**仮性同色表**（カラー図説 1、2）…色覚異常があるかどうかを判定します。

　色覚検査と聞いて多くの人が思い浮かべる、数字や文字が書いてある表が「仮性同色表」です。色覚異常を鋭敏に検出できます。仮性同色表には、正常者に読めるが異常者には読めない表の他、逆に、異常者には読めるが正常者には読めない表も含まれています。

　代表的な仮性同色表は、「石原色覚検査表」です。これは国際的に有名で、先天異常（赤緑色覚異常）の検出を目的にしています。石原色覚検査表の他には「標準色覚検査表」があります。これには第 1 部、第 2 部、第 3 部があり、第 1 部は先天異常用、第 2 部は後天異常用です。第 3 部は検診用として先天異常、後天異常を素早く見つけ出すことができます。

　石原色覚検査表と標準色覚検査表の第 1 部には赤緑色覚異常の型分類を目的とした表がありますが、100％確実な診断はできません。仮性同色表は、あくまでも色覚異常があるかどうかを見つけ出すことが目的で、型分類は参考程度です。

②**色相配列検査**（カラー図説 3）…色覚異常の程度を判定します。

　代表的なものにパネル D-15 テスト（Farnsworth Panel D-15 Test）があります。15個の色キャップを似た色から順番に並べていく検査です。No.1 から No.15 までの色キャップを正しく並べられた場合はパス、異常の程度が強くて色キャップを間違った順番で並べるとフェイルと判定されます。

　フェイルの場合は、一定のパターンで間違うことがあります（図 2）。そのパターンで色覚異常の種類をある程度判断できます。フェイルは、対側にある色同士を似ていると感じる場合で、かなり強い色覚異常があることを示します。

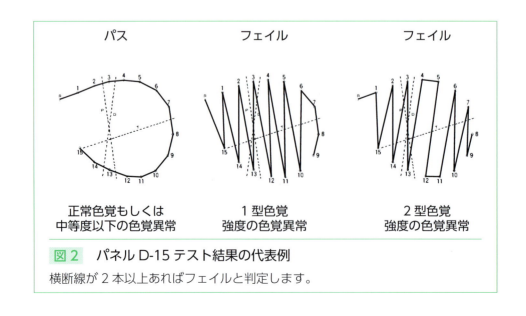

図 2 パネル D-15 テスト結果の代表例

横断線が 2 本以上あればフェイルと判定します。

色相配列検査で中等度以下の異常は検出できません。ですから、この検査をパスしたからといって色覚が正常であるというわけではありません。

③**アノマロスコープ**（カラー図説4）…先天赤緑色覚異常の型分類を行います。

アノマロスコープは、先天赤緑色覚異常が対象の検査です。検査機器の筒を覗くと、上半分に赤と緑を混ぜた色（混色の黄色）の半円と、下半分に純色の黄色の半円が合わさった円があり、上下それぞれの色や明るさを調整し、同じ明るさの同じ色に見えたところを答える検査です。この検査で先天赤緑色覚異常を1型色覚、2型色覚に分けることができます。また、2色覚と異常3色覚の診断も行うことができます。一方、3型色覚（青黄色覚異常）は診断できません。

アノマロスコープは、どの施設にも設置されている機器ではありません。ただし、1型色覚と2型色覚の見え方には大きな変わりはなく、1型色覚と2型色覚の型分類はそれほど重要ではなく必須ではありません。参考のために、1型色覚と2型色覚の見え方のシミュレーションをカラー図説5に呈示しました。

何歳くらいから検査が可能ですか？

個人差はありますが、5歳くらいから色覚検査は可能になります。しかし、小さな子どもは長時間、検査に集中することができず、しばしば検査の精度に欠け、結果の判定が難しいことがあります。成長後に再度検査を受けることをお勧めします。

2 先天色覚異常

ポイント

① 先天色覚異常は生まれつきの色覚異常で、ほとんどが「赤緑色覚異常」です。
② 先天赤緑色覚異常の頻度は、男性は5％（20人に1人）、女性は0.2％（500人に1人）です。
③ 赤と緑、オレンジと黄緑などの区別がつきにくくなりますが、程度には個人差があります。
④ 本人は気づかず、軽度の場合は日常生活で困ることはあまりありません。
⑤ 先天色覚異常に治療法はなく、また訓練によって改善するものでもありません。
⑥ 一部の職業に制限があります。訓練学校や大学では入学に色覚制限がないのに、その先の就職で色覚制限がある場合があり、注意が必要です。

先天色覚異常とは？

　生まれつき持っている色覚異常です。先天色覚異常のほとんどは、赤色と緑色の判別が難しい「赤緑色覚異常」です。先天赤緑色覚異常の頻度は、男性では5％（20人に1人）、女性では0.2％（500人に1人）です。つまり小学校の1クラス中に1人か2人の男子は色覚異常ということになり、男性の色覚異常は決して少なくありません。一方、先天青黄色覚異常は数万人に1人の頻度であり、めったに見られません。全色盲も数万人に1人と非常に珍しいものです。ですから本項では赤緑色覚異常を中心に説明します。
　なお色覚異常の種類や特徴については、前項「色覚異常の種類と検査」を参照してください。

先天赤緑色覚異常の見え方（カラー図説5）

　赤緑色覚異常は赤と緑の判別が難しい色覚異常で、昔は赤色盲や赤色弱（1型色覚：前項の表1参照）、あるいは緑色盲や緑色弱（2型色覚）と呼ばれていました。赤色盲や赤色弱といえば赤だけがわからない、緑色盲や緑色弱といえば緑だけがわからないと誤解されがちですが、実際は赤だけが見えない、緑だけが見えないというものではありません。1型色覚も2型色覚も、赤と緑の両方の感覚が弱く、赤と緑の区別が苦手です。なぜなら、赤と緑の感覚は赤錐体と緑錐体の両方が働いて作り出されているため、どちらか一方が弱いか働いていない状態では、赤と緑の感覚は弱いか生じなくなるからです。区別しにくい色は赤と緑

だけではなく、オレンジ（赤み＋黄み）と黄緑（緑み＋黄み）も区別しにくい色です。つまり、色の中の赤み成分、緑み成分を感じにくいのです。

色覚異常には大きな個人差があります。正常色覚との区別が難しいくらいごく軽度の人から、普段の生活では大丈夫だけれど、疲れているとき、暗いところや小さな面積になると間違ってしまうという程度の人、赤と緑の違いが全くわからないという程度が強い人までさまざまです。カラー図説5に1型色覚と2型色覚の見え方のシミュレーションを示します（ただしこの写真は異常の程度が強い場合です）。なお、通常の先天赤緑色覚異常の視力は正常で、視力のハンディキャップはありません。

自分で異常に気がつきますか？

先天色覚異常は生まれつきの見え方です。ですから自分の見え方を異常とは感じません。自分は自分の見え方しか知らないからです。

そのため、幼少期には色覚異常にほとんど気づきません。程度が強い場合は、成長するにつれて他人と色の話でかみ合わないというような体験をして自分の色覚異常に気がつくようになります。しかし程度が軽い場合は、成長してもなかなか異常に気づくことはできません。日本眼科医会のアンケート調査によると、色覚外来を受診した人の半数が、自分の色覚異常に気づいていなかったということです。

先天赤緑色覚異常の遺伝 （図1）

先天色覚異常は遺伝します。赤と緑を感じる色覚の遺伝子はX染色体上にあります。X染色体とは男性か女性かを決定する染色体（性染色体）の一つで、X染色体を二つペアで持つと女性、X染色体とY染色体をペアで持つと男性になります。

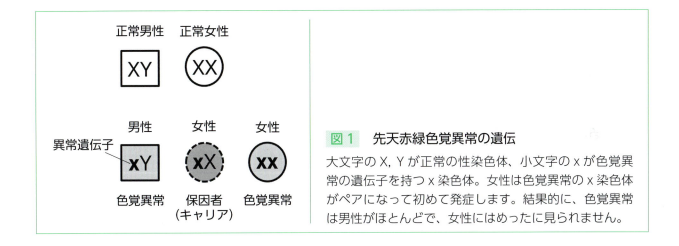

図1　先天赤緑色覚異常の遺伝
大文字のX, Yが正常の性染色体、小文字のxが色覚異常の遺伝子を持つx染色体。女性は色覚異常のx染色体がペアになって初めて発症します。結果的に、色覚異常は男性がほとんどで、女性にはめったに見られません。

症状や治療方法については個人差がありますので、担当医にお尋ねください。

色覚異常の原因はX染色体の上にあります。女性はX染色体を二つペアで持っていますので、片方に色覚異常の原因があっても片方のX染色体が正常なら色覚異常は発症しません。この片方のX染色体に色覚異常の原因をもつ女性を「保因者（キャリア）」といいます。

一方、男性のX染色体は1本しかありませんので、その上に色覚異常の原因があると必ず色覚異常が発症します。その結果、先天色覚異常のほとんどは男性です。女性の色覚異常は非常に珍しく、逆にキャリアは全員女性です。

先天赤緑色覚異常の治療

現在は先天色覚異常を治療することはできません。訓練して良くなるものでもありませんし、逆に症状が進行することもありません。また、通常の先天赤緑色覚異常が原因で視力が低下することはありません。

日常生活における注意点

先天色覚異常の人が、日常生活で実際に困ることはほとんどありません。区別しにくい色があっても、知らず知らずのうちに自分なりの工夫、たとえば形など色以外の手掛かりを見つけて判断する習慣を身につけています。多くの先天色覚異常の人は、今まで全く困ったことがないといいます。そして先ほどのアンケート調査にあるように、半数程度の人が自分の色覚異常に全く気づいていません。

しかし、色覚異常と診断されたのなら、今後は色に関して自分は間違っているかもしれないといつも考えておく必要があります。色覚異常があると、間違っているということ自体にも気づかないので、いつも色だけで判断しないように気をつけることです。

自分の子どもが色覚異常と診断されました

①自分の子どもが色覚異常と診断されました。色はわかっているようなのですが…

先天色覚異常の程度はごく軽度から強度までさまざまです。ごく軽度なら赤と緑の感覚はある程度持っているので、日常生活ではほとんど支障をきたすことはないでしょう。一方、強度異常の人でも、リンゴを見て「赤」と答えることができます。しかし、色がわかっているわけではありません。それはリンゴ＝赤と学習した結果、リンゴを見たら赤に見えるのです。ですから、青りんごを見ても『赤』と答えてしまったりするのです。つまり、色覚異常の方は、色以外の手掛かりである形などから色を判断しています。初めて見るもので色を判断するときは用心すべきです。

②色を間違わないための工夫

　先天色覚異常は訓練すれば色がわかるというものではありません。色だけで判断しなければならない場面に出会ったら、他人の助けを借りることもよいかもしれません。色が苦手であるということを周囲の方にわかってもらうことで自分も尋ねやすくなります。

　また自分の持ち物で、色を間違いたくない場合は、どこかに色を記入しておくと良いと思います。特にピンクのシャツと白いシャツの区別が難しかったりしますので、タグにでも色の名前を書き込んでおけば自分一人で判断できます。

③親はどのように接すればよいのでしょうか

　幼少期はさりげなく色の名前を教えてあげてください。この学習によって成長後も他人と色のことで話が食い違うことが少なくなります。先天色覚異常は遺伝性疾患ですが、遺伝は誰のせいでもありません。余裕なく子どもにつらく当たってしまったりしないようにしましょう。その子は自分の見え方で正しく言っているのです。その子にとっては間違いではありません。色覚異常ということで親が悲観的にならないでください。できないことよりもできることのほうが多いのです。

先天赤緑色覚異常と職業選択

　日常生活なら許される色間違いでも、仕事のこととなるとそういうわけにはいきません。つまり、色の判断が仕事で重要な位置にある職業には就かないほうがよいと考えます。たとえば、手掛かりなしに色を判断する仕事である染色業、塗装業、滴定検査、印刷業などは就業が困難と思われます。また、鉄道運転士、パイロットなどは人命を預かっているので厳しく制限されています。もちろん、できる仕事のほうが世の中には多いですし、難しいことでも工夫次第で何とかなることのほうが多いと思います。しかし、色の判断をする仕事に就いたなら、絶え間ない緊張と努力で非常に苦労することでしょう。それを凌ぐ熱意があればできないものはないのかもしれませんが、就職前の検査で色覚制限のあるものについてはあきらめるよりほかありません。

訓練学校や大学で、入学時には色覚制限がないのに、その先の就職で色覚制限がある場合があります。入学に際して十分に調べておく必要があります。

　最後に、色覚異常が原因でもし壁にぶつかったとしても、できないことよりもできること、自分の得意な面に目を向けるようにしてください。

3 後天色覚異常

> **ポイント**
>
> ①後天色覚異常は、もともとは正常の色覚であったものが、目や神経、脳の病気が原因で色覚異常になったものです。
> ②原因の疾患で頻度が高いものは、糖尿病網膜症、網膜静脈閉塞症、中心性漿液性脈絡網膜症などで、多くは青黄色覚異常をきたします。その他、視神経の疾患や大脳の疾患で色覚異常をきたすことがあります。
> ③青黄色覚異常の主な症状は、「黄色と白の区別がつきにくい」というものです。
> ④後天色覚異常は、原因となる疾患が改善すると色覚異常も改善することがありますが、一般に難治性です。
> ⑤理屈に合わない色覚異常は、心因性色覚異常の可能性があります。

後天色覚異常とその原因

もともと色覚異常はないのに、何かの病気をきっかけに起こった色覚異常です。原因となる疾患で頻度が高いものは、糖尿病網膜症、網膜静脈閉塞症、中心性漿液性脈絡網膜症などの網膜疾患で、特に網膜の中央部である「黄斑」に水がたまると（黄斑浮腫が起こると）高い頻度で色覚異常が起こります。

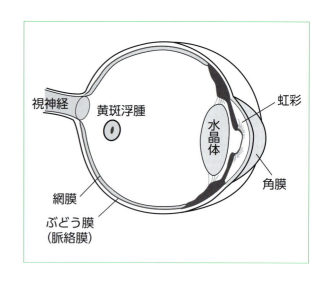

黄斑浮腫に伴う色覚異常は「青黄色覚異常」というもので、青色や黄色がわかりにくくなる色覚異常です。特に黄色と白の区別が難しくなり、たとえば白地に黄色の水玉模様がわからなかったり、白いシャツやシーツについた黄色のしみに気がつかなかったりします。強い青黄色覚異常の場合には、人の顔がショッキングピンクに見える、青と緑の区別がつかないなどの症状が出ますが、ここまでの異常はまれです。

青黄色覚異常は網膜中の光を感じる視細胞のうち、青錐体（S錐体）という青色に感度の高い視細胞が障害されるために起こり、この青錐体は網膜の病気で特にダメージを受けやす

いとされています。

そのほかに、黄斑変性や黄斑ジストロフィで色覚異常をきたすことがあり、この場合は青黄色覚異常の他、赤緑色覚異常をきたすことがあります。強い赤緑色覚異常では、赤も緑も茶色っぽく見えて区別が難しくなります。

大脳の障害と色覚異常

大脳の病気、たとえば脳梗塞や脳腫瘍などで色覚異常をきたすことがあります。異常のタイプはさまざまで、全色盲（色がまったくわからない）になることがあります。その他、色名を聞いてもその色が思い浮かばなかったり、色を呈示しても色名が答えられない（色失語や色名呼称障害）、ものの名称から色が思い浮かばない（色失認）などの症状が出ることがあります。

心因性色覚異常

眼科的、脳神経学的に説明がつかない色覚異常に、心因性のものがあります。小児〜思春期に見られることが多く、たとえば「何を見ても真っ黒に見える」とか、「見ているうちに色がどんどん変化する」などと言う患者さんがいます。症状は急に悪化したり良くなったりと、変化がはげしいことが多いです。心因性色覚異常の多くは一時的で、思春期を過ぎると異常を訴えなくなります。

色視症

色覚異常のうち色盲や色弱は「色のあるものに色覚を感じないかそれが弱い」ものであることに対して、色視症とは「色のないものに色がついて見える」というものです。目の手術のあとに視野全体が青く見える、あるいはピンクに見えるという患者さんは、ときどき経験します。これは手術に使う顕微鏡の照明が原因とされ、多くは数日で改善します。

白内障は黄色く濁っているので、白内障を手術で治してしまうと、色がずっとあざやかに白く青っぽく見えます。印象派画家のクロード・モネはこの色の違いに戸惑ったそうです（モネの「睡蓮」）。これは慣れるよりほかありません。

医学的に説明がつかない色視症の多くは前述の心因性です。治療の必要はなくそのまま経過観察して問題ありません。

後天色覚異常は治りますか？

原因によります。網膜、視神経の疾患による後天色覚異常は、原因となった疾患が治ると改善することがあります。しかし一般的に障害は長く残ります。心因性の場合は前述のようにある時期が過ぎると自然に改善します。

MEMO

色覚異常カラー図説

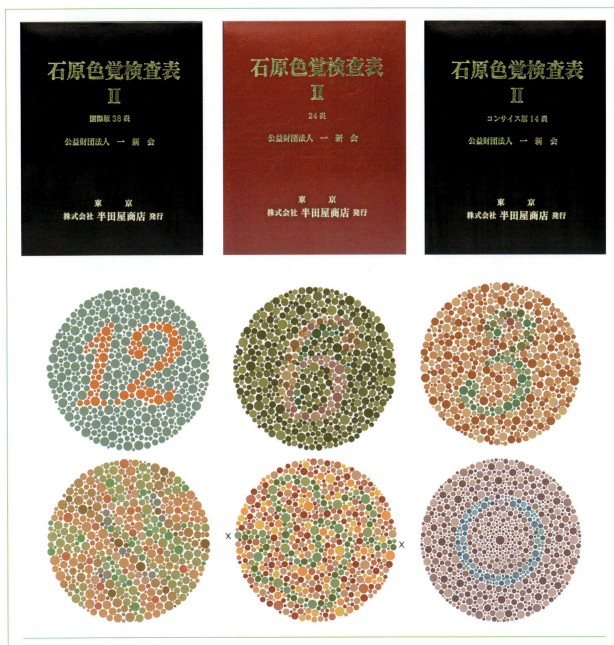

カラー図説 1 石原色覚検査表 II

石原色覚検査表は、先天色覚異常の検査のためのものであり、1916 年に石原忍氏（後に東京大学名誉教授）により考案されました。その後、1933 年国際眼科学会で認められ、仮性同色表(かせいどうしょくひょう)の代表的なものとなりました。

※本検査表は実際の色調とは異なる見本であり、色覚検査には使用できません。
※著作権の都合上、ダウンロード用 PDF では検査表を掲載しておりません。

色覚異常カラー図説

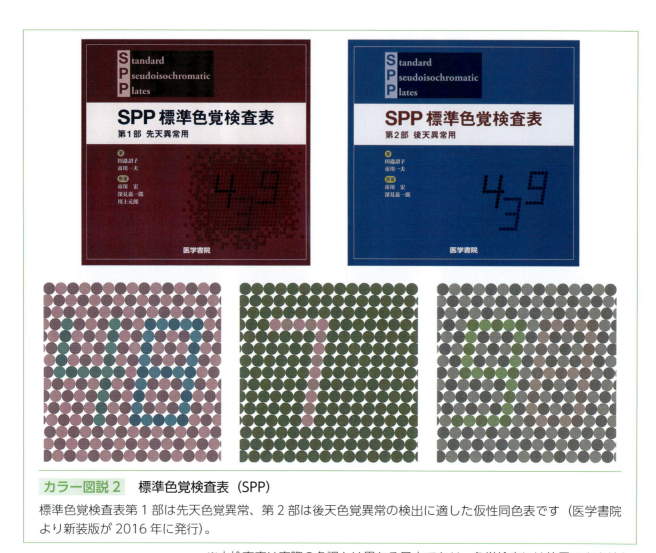

カラー図説 2　標準色覚検査表（SPP）

標準色覚検査表第 1 部は先天色覚異常、第 2 部は後天色覚異常の検出に適した仮性同色表です（医学書院より新装版が 2016 年に発行）。

※本検査表は実際の色調とは異なる見本であり、色覚検査には使用できません。
※著作権の都合上、ダウンロード用 PDF では検査表を掲載しておりません。

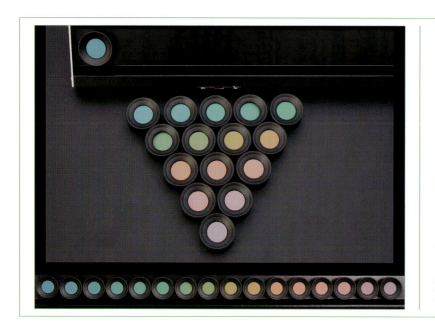

カラー図説 3　パネル D-15 テスト

15 個の色キャップを類似色の順番に並べる検査。左端の青キャップは固定されています。この検査では、軽度～中等度の色覚異常は検出できません。

症状や治療方法については個人差がありますので、担当医にお尋ねください。

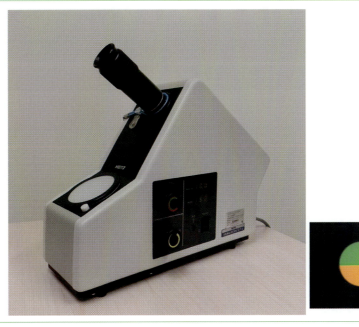
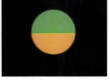

カラー図説 4 アノマロスコープ

先天赤緑色覚異常の中で、1 型か 2 型かを判定する装置。筒を覗くと円があり、上半分は赤と緑の混色、下半分は純色の黄色になっていて、その二つの色が同じになるポイントを測定し、型分類を行います。

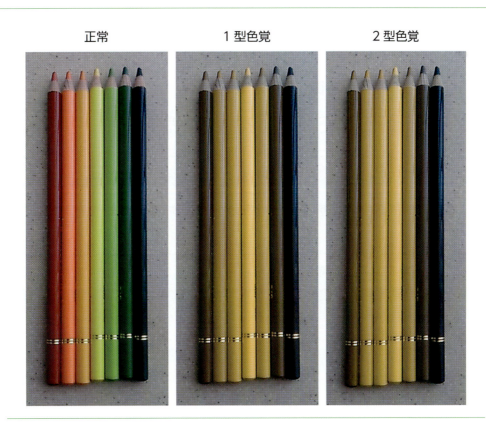

カラー図説 5 コンピュータシミュレーションで作成した色覚異常の見え方

これは最も異常が強い場合のシミュレーションで、多くの患者さんではこれよりも異常は弱いです。赤色盲と緑色盲の見え方はほとんど同じであることがわかります。

症状や治療方法については個人差がありますので、担当医にお尋ねください。

コンタクトレンズ

1 コンタクトレンズ Q&A

> **ポイント**
> ① コンタクトレンズにはハードコンタクトレンズとソフトコンタクトレンズがあり、それぞれ長所と短所があります。
> ② コンタクトレンズは高度管理医療機器です。必ず眼科医の診察、処方を受けてください。
> ③ コンタクトレンズの取り扱いは決められたとおりに行わないと、失明につながる合併症を起こすことがあります。
> ④ 化粧品のついた手でコンタクトレンズを扱わないようにしてください。
> ⑤ 遠近両用コンタクトレンズは使い方によっては便利です。

◆ コンタクトレンズの種類と特徴

Q コンタクトレンズにはどのような種類がありますか？

A コンタクトレンズには、ハードコンタクトレンズとソフトコンタクトレンズがあります。最近、増えているカラーコンタクトレンズ、いわゆる「カラコン」はソフトコンタクトレンズの一種です。表1にそれぞれの特徴をまとめました。

表1 コンタクトレンズの種類と特徴

ハードコンタクトレンズ	ソフトコンタクトレンズ
硬い	柔らかい
小さい	大きい
水を含まない	水を含む
1年から3年程度使用できる	1日使い捨てから 1年程度使用できるものがある

症状や治療方法については個人差がありますので、担当医にお尋ねください。

1 コンタクトレンズQ&A

Q ソフトコンタクトレンズとハードコンタクトレンズ、どちらが良いですか？

A それぞれ長所と短所があります（表2）。必ず眼科医の診察を受け、あなたの目には、どちらのレンズが良いのかを判断してもらいましょう。

表2 ハードコンタクトレンズとソフトコンタクトレンズの長所と短所

	ハードコンタクトレンズ	ソフトコンタクトレンズ
長所	①乱視を矯正するので良い視力が得られる ②角膜不正乱視を矯正できる ③痛みや異物感が出やすく、異常を早く発見できる	①装用感が良く、慣れやすい ②使い捨てレンズがある ③ズレたり外れたりしにくいので、スポーツに向く
短所	①装用感が劣り、慣れるのに時間がかかる ②使い捨てのレンズがない ③ズレたり、外れたりしやすい	①乱視の矯正が苦手 ②痛みや異物感が出にくいので、異常の発見が遅れやすい ③水分を含んでいるので、微生物が繁殖しやすく、感染が起こりやすい ④消毒が面倒（1日使い捨てレンズを除く）

コンタクトレンズを安全に使うために

Q コンタクトレンズを安全に使うためには、どのようなことに気をつければいいでしょうか？

A まず、眼科医の診察を受けましょう。最近は、眼科を受診しなくてもインターネット通販や雑貨店、薬局などで直接コンタクトレンズを購入できてしまいますが、目のトラブルが多くて危険です。以下の点に注意して、コンタクトレンズを安全に使用しましょう。

①眼科で、正しいコンタクトレンズの使い方やケアの方法を学び、消毒や洗浄などのレンズケアをサボらずしっかり行いましょう。

②3ヵ月に1回程度の定期検査を必ず受けてください。目の状態は常に変化しています。知らない間に目にキズがついていたり、アレルギーを起こしていたり、度数が変わっていたりします。

③目の調子が悪いときは、すぐにコンタクトレンズを外し、早めに眼科を受診しましょう。

④コンタクトレンズの使用期限を守りましょう。1日使い捨てタイプのレンズは、1日たっていなくても、一度外したら再装用はできません。

⑤寝るときは必ずコンタクトレンズを外しましょう。

症状や治療方法については個人差がありますので、担当医にお尋ねください。

コンタクトレンズと目のトラブル

Q コンタクトレンズが原因で起こる目のトラブルには、どのようなものがありますか？

A 表3のようなものがあります。失明につながるトラブルもあるので注意が必要です。トラブルが起こった人に共通な特徴は、コンタクトレンズのケアや取り扱い方法が間違っている、あるいは手抜きをしていることが多いのです（図1）。

表3 コンタクトレンズが原因で起こる目のトラブル

トラブル	症状	治療	備考
角膜感染症	目が痛い 視力が落ちた 白目が充血する 黒目に白い斑点	緊急	レンズケアを怠ったときや、コンタクトを入れたまま寝たときに起こりやすい 失明することがある
巨大乳頭結膜炎 アレルギー性結膜炎	コンタクトがズレやすい コンタクトが汚れやすい かゆい	急ぐ	コンタクト装用が無理な場合がある
角膜のキズ	目がゴロゴロする 痛い	急ぐ	治癒するまでコンタクトは装用しない
角膜の変形	視力が落ちる	急ぐ	コンタクトが合っていますか？ コンタクトをしたまま寝ませんでしたか？
酸素不足によるもの	かすんで見えない	急ぐ	急性のものと慢性のものがある

1. 角膜感染症

角膜感染症とは、角膜に細菌やカビ、アメーバなどの微生物がついて化膿するものです（図2）。正しいレンズケアが角膜感染症を予防します。いったん角膜感染症にかかると進行が早く、数日で角膜全体が真っ白になったり孔があいたりして失明することがあります。治療により炎症はおさまっても角膜に大きな混濁やゆがみが残り、強い視力障害を残します。視力低下、痛み、充血、黒目の斑点などに気がついたら、まずはコンタクトレンズを外して、できるだけ早く眼科を受診しましょう。

2. 巨大乳頭結膜炎、アレルギー性結膜炎

コンタクトレンズが原因のアレルギー反応で、まぶたの裏側に大きなブツブツができるのが特徴です（図3）。コンタクトレンズそのものがアレルギー反応の原因になるほか、レンズの汚れがアレルギー反応の原因となります。かゆみなどの自覚症状があまりないことも多いので、コンタクトレンズが汚れやすくなったり、ズレやすくなったときには、装用を中止して眼科を受診しましょう。

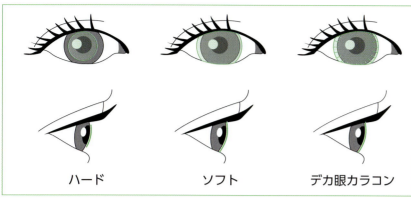

図1 コンタクトレンズと角膜

コンタクトレンズは角膜（黒目）を覆うように装用します。本来は涙に覆われ空気に触れている角膜をコンタクトレンズは覆うので、さまざまなトラブルが発生するのです。

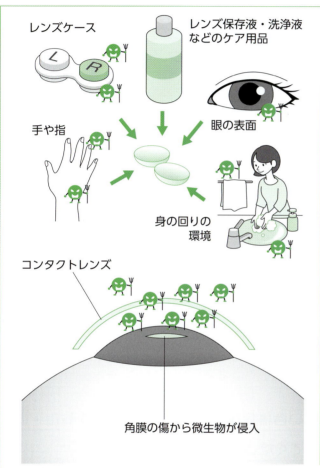

図2 微生物によるコンタクトレンズ汚染

細菌、カビ、アメーバなどの微生物は、私たちの身の回りのあらゆるところに棲んでいます。それがコンタクトレンズに付着して角膜に感染します。

細菌、カビ、アメーバなどは「湿ったところ」が大好きです。流し（シンク）は水滴が残らないように、レンズケースは洗ったあとによく乾燥させることが重要です。

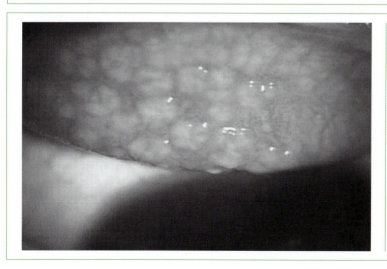

図3 巨大乳頭結膜炎

コンタクトレンズによるアレルギー性結膜炎です。

上まぶたを裏返した写真。まぶたの裏に大きな「ブツブツ（乳頭）」ができ、この乳頭にひっかかって、コンタクトレンズがズレやすくなります。

症状や治療方法については個人差がありますので、担当医にお尋ねください。

3. 角膜のキズ

　角膜に小さな点状のキズができたり（点状表層角膜症）、角膜の皮（上皮）がめくれてしまったりします（角膜びらん）。点状のキズは目がゴロゴロしますが、自覚症状がないこともあります。コンタクトレンズ装用を中止すれば数日で治りますが、重症の場合はなかなか治りません。角膜びらんは痛みが激しく、治っても再発を繰り返すことがあります。

4. 角膜の変形

　目に合わないカーブや大きさのコンタクトレンズを装用すると、角膜が変形してしまうことがあります。角膜が変形すると乱視が強くなってコンタクトレンズや眼鏡を装用しても良い視力が得られません。

5. 酸素不足による角膜障害

　酸素不足による角膜障害には急性のものと慢性のものがあります。急性のものには、角膜のむくみ（角膜浮腫）、前述の点状表層角膜症、角膜びらんなどがあります。慢性的な酸素不足が続くと、角膜が濁ってきます（角膜混濁）。角膜混濁はいったん起これば手遅れです。その前触れや兆候は自分ではわかりませんので、眼科医の診察が必要です。昔から何十年もコンタクトレンズを使っている人は、知らない間に角膜がいたんでいることがあり、要注意です。定期的な眼科受診を欠かさないようにしましょう。

✚ 正しいコンタクトレンズ・ケア

Q コンタクトレンズのケアをサボると、怖い合併症が起こることがわかりました。正しいコンタクトレンズ・ケアについて教えてください。

A コンタクトレンズは、薬機法（医薬品医療機器等法）という法律により「高度管理医療機器」に指定されています。つまり、「副作用や機器の機能に障害が生じた場合に、生命や健康に重大な影響を与えるおそれがあるため、適正な管理が必要な医療機器」と法律で定められているのです。以下の手順を守って「適正な管理」をいたしましょう。

①レンズを扱う前は必ず石けんで、しっかり手を洗いましょう。

②レンズのこすり洗いは、表も裏も20回から30回行いましょう。

③レンズのこすり洗いが終わったら、必ず、すすぎを行いましょう。ソフトコンタクトレンズでは、水道水は使用できません。また、すすぎはレンズを目に入れる前にも行いましょう。

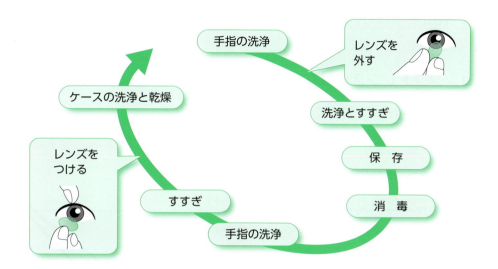

④レンズケースは毎日洗浄して、しっかりと乾燥させましょう。レンズケースは3ヵ月以内に新しいものに交換しましょう。角膜感染症は、レンズケースに付着している微生物が原因のことが多いです。

⑤レンズの汚れがひどいときは、それぞれのコンタクトレンズに合った洗浄液（クリーナー）を使いましょう。洗浄も保存も両方できるという一剤タイプよりも、洗浄専門のクリーナーのほうが汚れがよく落ちます。一部のハードコンタクトレンズでは、研磨剤入りのクリーナーが使えないことがあります。あなたのレンズにはどのクリーナーを使えば良いのか、眼科で聞いてみてください。

⑥1日使い捨てのソフトコンタクトレンズは一度外したらレンズを捨てましょう。消毒して再使用することはできません。

お化粧とコンタクトレンズ

Q コンタクトレンズが化粧品で汚れてしまいます。どうしたらいいですか？

A アイラインやマスカラ、アイシャドウなどの化粧品は、涙に濡れても落ちにくいようにできています。このため、コンタクトレンズに化粧汚れがつくと、なかなか取れません。以下の点に注意しましょう。

①コンタクトレンズを触る前は、石けんでしっかり手を洗いましょう。

②コンタクトレンズを装用してから、お化粧を始めてください。化粧品で汚れた手で、コンタクトレンズを触ってはいけません。ハンドクリームや日焼け止めなども注意が必要です。

③コンタクトレンズを外してから、化粧落とし（クレンジング）をしてください。化粧落

としのときは目に化粧品が入りやすくなり、コンタクトレンズに化粧品がつくからです。

遠近両用コンタクトレンズのはなし

Q 遠近両用コンタクトレンズってどんなレンズですか？

A 誰でも40歳を少し超えたあたりから、近くの文字が見えにくくなったり、長時間、スマートフォンやパソコンを見ると疲れやすくなったりしてきます。これは、目のピント合わせをする力（調節力）が年齢とともに弱くなってくるからです。いわゆる老眼のはじまりです。

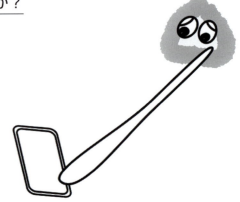

　老眼に気づかず目を酷使すると、目だけではなく体全体に負担がかかり、肩こりや頭痛などの原因になります。遠近両用コンタクトレンズは、年齢により弱ってきた調節力を補助して、ピントの合う距離を広げます。

　遠近両用コンタクトレンズは、初期の老眼の頃から使い始めて慣れたほうが、その後、老眼が進んでも違和感なく使うことができます。また、老眼をまだ自覚していない若い人でも、一日中パソコンを使うなど近くを見る作業が多い場合には、遠近両用コンタクトレンズを使うことによって目や体の疲れが軽くなることがあります。

遠近両用コンタクトレンズを上手に使うコツ

　遠近両用コンタクトレンズは、遠くも近くもクッキリと良く見えるわけではありません。むしろ見え方の質は、普通のコンタクトレンズよりも少し落ちます。また、どうしても合いにくい人もいます。

　遠近両用コンタクトレンズをうまく使いこなすには、「完璧な見え方」を求めるのではなく、「わざわざ老眼鏡を使わなくても近くのものが見えて便利」とか、「疲れにくくなった」という、このレンズならではのメリットを実感しながら使うことがコツでしょう。

　遠近両用コンタクトレンズは、現在、各メーカーが力を入れて開発競争をしています。たくさんの種類のレンズや合わせ方のテクニックがありますので、眼科医と相談しながらいろいろと試してみて、自分に合った度数の遠近両用コンタクトレンズを選びましょう。

2 カラーコンタクトレンズ Q&A

> **ポイント**
>
> ①インターネット販売や雑貨店など、眼科へ行かずに買えるカラーコンタクトレンズ（以下、カラコン）は素材の悪いものも多く、トラブルが起こりやすいです。
> ②トラブル症状には、充血、痛み、黒目（角膜）に白い斑点ができる、涙が出る、かゆい、見えにくい、などがあります。これらの症状が出ればすぐに眼科を受診してください。
> ③目が痛いときにカラコンをつけると痛みがおさまることがありますが、これは絶対に危険です。すぐにカラコンをはずして、眼科を受診してください。
> ④カラコンは高度管理医療機器です。必ず眼科で処方を受け、決められた使い方を守り、友達どうしで貸し借りなどは絶対にやめてください。

カラコンって大丈夫？

Q カラコンが流行していて、インターネット通販や雑貨店でも簡単に買えるようです。これって大丈夫なのですか？

A カラコンが原因で目のトラブルが起こったというケースは後を絶ちません。なかには後遺症が残って目が見えにくくなったという人もいます。その多くはインターネットや雑貨店でカラコンを購入した人で、眼科医の診察を全く受けていないことがほとんどです。

　残念ながら、インターネットや雑貨店で売られているカラコンは、約50年も前に開発された古いタイプの素材が主流で、酸素の透過性が十分でありません。酸素不足による目のトラブルは、初期は自覚症状に乏しく、気づいたときにはすでに重症になっていることが多いのです。

　眼科では、酸素がよく通る素材のカラコンの処方が多くなってきています。ですからカラコンを装用したい場合は、必ず眼科医の診察と処方を受けてください。

カラコンと酸素透過性

Q どうして酸素がよく通る素材でないといけないのですか？

A 目の表面の角膜（黒目）は、透明で血管がありません。このため、酸素や栄養分は、

症状や治療方法については個人差がありますので、担当医にお尋ねください。

大気中から涙を通して届けられます。ハードコンタクトレンズは、角膜よりも小さくて目の上でよく動くので、レンズと角膜の間の涙がよく入れ替わり、酸素が目によく届きます。しかしソフトコンタクトレンズは大きくて角膜全体を覆ってしまうので、涙の入れ替わりはハードコンタクトレンズよりもずっと少なくなります。さらにサイズの大きい、いわゆる"デカ目カラコン"の場合はなおさらです。

ですから、カラコンをはじめとするソフトコンタクトレンズを目に装用した場合、涙による酸素の供給は限られるので、レンズの素材そのものがどれくらい酸素を通すのかというのが非常に重要になってきます。

インターネット販売や雑貨店で売っているカラコンは、酸素を通しにくい古いタイプの素材で、なおかつ"デカ目カラコン"のようにサイズの大きなものがたくさんが出回っていますから、必然的に目のトラブルは多くなります。見た目は同じコンタクトレンズでも、レンズの素材によってその性能は大きく違ってきますから、注意が必要です。

カラコンのトラブルと症状

Q どんな症状が出たら、眼科に行ったほうがよいのですか？

A 以下の症状が見られた場合は、眼科を受診してください。特にレンズを外してもこれらの症状が続く場合は、できるだけ早く眼科に行きましょう。

充血	涙が出る
痛み	かゆい
黒目（角膜）に白い斑点がある	見えにくい
ゴロゴロ感（異物感）	ピントが合わない
目ヤニ（眼脂）が出る	疲れる
	等々…

この中で、充血や痛み、黒目（角膜）に白い斑点がある場合は、角膜感染症（かくまくかんせんしょう）という失明につながる病気の可能性があります。角膜感染症とは、角膜に細菌やカビ、アメーバなどが入って化膿したものです。治療が遅れると失明します。

また、レンズを装用するたびに色々な症状が出るようであれば、そのカラコンが目に合っていないのかもしれません。あるいはアレルギー性結膜炎やキズなどがあるのかもしれません。調子の悪いときは、必ず眼科を受診しましょう。

カラコンをつけると痛みは軽くなる？

Q 目が痛かったけれど、カラコンをつけると痛みが軽くなりました。これって、このままカラコンをつけても大丈夫ってことですよね！？

A 非常に危険です。すぐにレンズを外しましょう。カラコンは柔らかくて大きいので、目にキズや病気があっても、レンズが絆創膏のような働きをして痛みを和らげます。痛みがおさまってもキズや病気は治ったわけではありませんので、病状は進行し、手遅れになってしまうことがあります。調子の悪いときは、コンタクトレンズをお休みし、必ず眼科を受診してください。

カラコンの注意点

Q カラコンを安全に使うために大事なことについて教えてください。

A カラコンはおしゃれ目的で使用されていますが、実は薬機法という法律により「高度管理医療機器」に指定されています。つまり、「副作用や機器の機能に障害が生じた場合に、生命や健康に重大な影響を与えるおそれがあるため、適正な管理が必要な医療機器」と法律で定められているのです。度数が入っていない、いわゆる"度なしのカラコン"も、高度管理医療機器です。アクセサリーではありません。ですから友達と貸し借りするのは絶対にやめましょう。眼科医による診察、処方、定期検診を欠かさないことと、日頃の適切なケアがとても大切です。コンタクトレンズについて、少しでも心配なことやわからないことがあれば、お近くの眼科にご相談ください。

症状や治療方法については個人差がありますので、担当医にお尋ねください。

まぶたの病気

1 「ものもらい」と「めばちこ」

ポイント

① 「ものもらい」はまぶたに細菌などが感染して起こるもので、発赤、腫脹、痛みを伴います。
② 「めばちこ」は、まぶたに並んでいる涙腺が閉塞して脂がたまり、しこり状になるもので、痛みを伴いません。めばちこに細菌が感染すると赤く腫れ、痛くなります。
③ ものもらいは感染ですので抗菌薬の点眼が有効です。
④ めばちこは脂のしこりですので、自然につぶれるまで待ちます。あまりに大きくなると切開しますが、再発することがあります。
⑤ 子どものめばちこは、大きくなって目が開きづらいほどになれば、全身麻酔で切開することがあります。
⑥ 高齢者のものもらいやめばちこは、癌の可能性があります。形成外科で検査、治療を行うことが多いです。

ものもらい（麦粒腫）

ものもらいは医学用語で「麦粒腫」といい、まぶたに並んでいる涙腺（ツアイス腺またはモル腺）の細菌感染です。まぶたの深いところにある涙腺（マイボーム腺）に感染したものを「内麦粒腫」といい、まぶたの裏が腫れます。ものもらい（麦粒腫）は感染ですので赤く腫れて、痛みを伴います。抗菌薬の点眼を使うと良くなります。

めばちこ（霰粒腫）

めばちこは医学用語で「霰粒腫」といい、まぶたの縁に並んでいる脂を出す涙腺（マイボーム腺）が閉塞し、脂がたまって腫瘤状になったものです。さわるとコリコリと丸く、表面はなめらかです。めばちこ（霰粒腫）に細菌が感染すると赤く腫れて痛くなります。これ

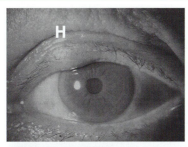
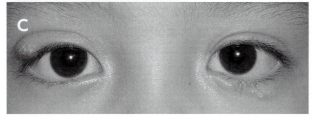

図1 ものもらい（麦粒腫：H）と、めばちこ（霰粒腫：C）

ものもらいは、まぶたの細菌感染で、めばちこはまぶたに脂がたまったものです。

画像提供（上）：南里　勇先生（近畿大学）
画像提供（下）：岡本紀夫先生（近畿大学）

を「急性霰粒腫（きゅうせいさんりゅうしゅ）」といいます。

　めばちこ（霰粒腫）は自然につぶれることが多いので、抗炎症点眼薬や抗菌点眼薬の併用で経過をみることが多いです。しかし、あまりに大きいときには切開します。切開はまぶたの表から切る場合と裏から切る場合があります。切開しても再び脂がたまり、めばちこが再発することがあります。

　子どもの場合は、めばちこが大きくなって目が開きづらいほどになると弱視の原因になるので、切開します。全身麻酔が必要なので、入院して手術を行います。

高齢者のものもらいやめばちこは、癌のことがある

　高齢者のものもらいやめばちこは、癌の可能性があります。急に大きくなってきて、表面がザラザラときたない場合や出血を伴う場合は特に要注意です。この場合は、切除して検査を行うことで、癌か否かを診断します（生検（せいけん））。生検の結果、悪性と判断された場合にはもう一度手術をして、きちんと広範囲にわたり切除をして、癌が再発・転移しないようにします。

　なお、まぶたの癌は、眼科よりも形成外科で検査や治療を行うことが多いです。

2　まぶたの手術を受けられる方へ

ポイント

①まぶたの手術は、希望事項を明確に担当医へ伝えてください。
②手術の結果や術後の経過について、本人はもちろん家族もよく理解し、受け入れることが手術の条件となります。
③手術による重い合併症はほとんどありませんが、両目の手術の場合は、どうしても若干の左右差が出ます。

はじめに

眼瞼下垂（がんけんかすい）などで眼瞼（まぶた）の形成外科手術を受ける方は年々増えています。顔の中でもっとも目立ち、その人の印象を決定する重要な部位なので、機能のみならず整容面での満足度が求められる手術です。ダウンタイム（腫れや出血がひいて元の日常生活に戻れるまでの期間）も含めた術後の経過を、本人だけでなく家族も受け入れられるかどうか、手術前に担当医とよく相談して正しく理解する必要があります。

まぶたの手術：治療の流れ

①診察、診断と治療方針の決定、説明とインフォームドコンセント（IC）
②検査（血液検査、眼科的検査、内科的検査）
③手術（基本的には局所麻酔。手術中にまぶたの開き具合を起きた状態／座った状態で確認します）
④翌日診察（腫れは2日目がピークで3～4日で落ち着いてきます）
⑤5～7日後抜糸（まだ腫れが残っており内出血も完全には吸収されていない状態）
⑥1ヵ月後診察（腫れは半分以下になります）
⑦3ヵ月後診察（ほぼ落ち着いた状態ですが多少の左右差が残る場合もあります）
⑧半年後診察（ほぼ完全に腫れがひき自然な違和感のない状態になります）

まぶたの手術のリスクと合併症

①腫れ、感染（眼瞼ではまれ）、皮下出血、血腫（けっしゅ）などの合併症を引き起こす可能性があり

ます。極めてまれではありますが、眼球の奥に血液がたまると、眼球を圧迫して激しい痛みを伴い、緊急処置が必要になる場合があります（球後出血）。糖尿病や高血圧などの基礎疾患があるときは術前に担当医に確認し状態を把握しておかなければなりません。ステロイド、抗血栓薬（血をさらさらにする薬）は内服の中止やコントロールの必要があります。

②たとえ局所麻酔であっても、薬によるショックやアレルギーのリスクが全くないわけではありません。もしそのような既往があれば、前もって伝えておきましょう。

③まれですが、縫合糸膿瘍といって、深部で縫った糸が炎症を起こすことがあり、抜糸が必要になる場合があります。

④その他ドライアイの症状が一時的に強くなったり、なみだ目、まぶたの奥で引っ張られるような感じや、まぶたの違和感などがありますが、通常は経過とともに改善していきます。

⑤眼瞼の手術に特徴的な合併症として、「左右差」があります。どちらかの目の過矯正もしくは低矯正、瞼裂高（まぶたの開き具合）の左右差、二重まぶたの幅など形状の左右差が、術後一時的に生じることは少なくありません。片方だけまぶたの腫れがなかなかひかないこともあります。しかし多くの場合、時間の経過とともに落ち着いていきます。ほとんどの方が術後3ヵ月も経てば気にならない程度まで改善しますが、なかには半年から1年ぐらいかかる場合もあります。

⑥どうしても再手術や追加の修正手術が必要になることがあります。すべて1回の手術で100％完璧で永続する結果を出すことは難しく、生来人間の顔は非対称であり、加齢は進行性であることを理解してください。

術後ケア

原則として日帰り通院での手術になるためダウンタイムをより短くするためにはセルフケアがとても重要です。

①手術当日から3〜4日は、長時間うつむいたり大笑いや入浴などの顔面がうっ血するような行為を避け、安静にすること、目の周囲をよく冷やすことが大事です。また、局所麻酔が切れて痛む場合には、消炎鎮静剤を早めに服用してください。

②抜糸をしても手術の瘢痕が安定するまで数ヵ月かかります。特に術後1ヵ月の間は、目をこする、ハードなアイメークなど、まぶたに負担がかかることは避けましょう。コンタクトレンズも術後1ヵ月は装用しないようにしてください。

おわりに

　高齢化社会が進むに伴い、加齢による眼瞼下垂や逆まつ毛の手術を希望する方が増加し、保険適用で治療できる時代になりました。その一方で、「もう歳だから仕方がない」と諦めていたり、せっかく手術を決意しても、最終的に家族に反対されてしまうケースが少なくないことも事実です。手術をすることによって日常生活がとても楽になるだけではなく、見た目が改善することで、より明るく活動的になれるのです。

　これを機会に、本人はもとより、家族や周囲の人にも、"QOLの向上を目的とした手術"のメリットをよく理解していただければと思います。

MEMO

3 逆まつ毛（下眼瞼内反症）

> **ポイント**
>
> ①逆まつ毛（下眼瞼内反症）は、子どもに見られる先天性（生まれつき）の睫毛内反症と高齢者に多い眼瞼内反症に大別できます。
> ②子どもの睫毛内反症は、成長に伴って自然に改善することがあります。改善しない場合に手術を考えます。
> ③高齢者に多い眼瞼内反症は、手術をすると痛みやなみだ目などの症状が劇的に改善します。
> ④治療の流れやリスクと合併症、術後ケアの注意点は、「まぶたの手術を受けられる方へ」の項をご参照ください。

下眼瞼内反症とは？

いわゆる「逆まつ毛」で、下まつげが角膜（黒目）に当たってしまっている状態をいいます。チクチクする、コロコロする、まぶしい、涙が出る、充血といった症状を訴えます。子どもにみられる先天性（生まれつき）の睫毛内反症と、高齢者に多い眼瞼内反症に大別できます。

小児の睫毛内反症

睫毛（まつ毛）が上向きに生えて眼球に接触している状態です。アジア系の子どもに多く、余剰皮膚や眼輪筋が睫毛を押し上げているために起こり、成長に伴い改善するケースもあります。改善しない場合には、睫毛の下で余剰皮膚と眼輪筋を切除して、睫毛の生え際を引っ張り下げるような手術をします（図1）。一般的には、局所麻酔での手術が可能になる10歳代で手術が行われることが多いです。ただし、眼球に当たった睫毛（まつ毛）によって角膜（黒目の表面）にキズがついて視力が低下するような場合や、痛みや羞明（まぶしい）などの症状で日常生活に支障がある場合は、低年齢でも手術が必要です。この場合は全身麻酔となります。

症状や治療方法については個人差がありますので、担当医にお尋ねください。

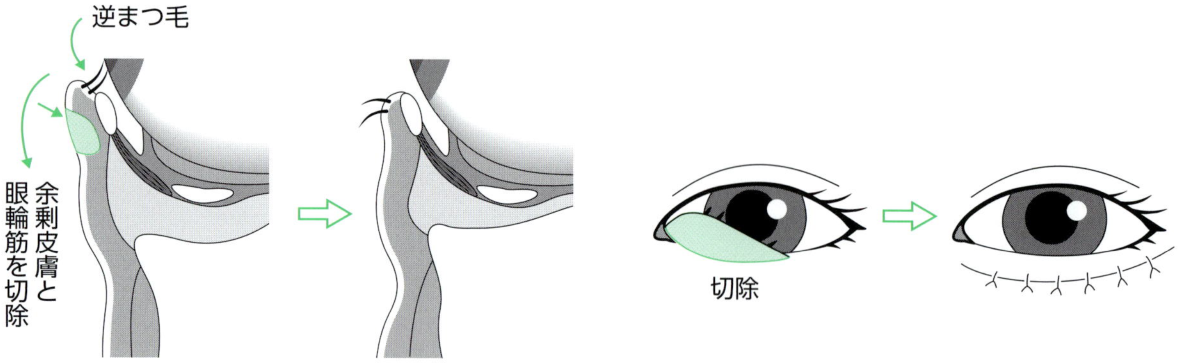

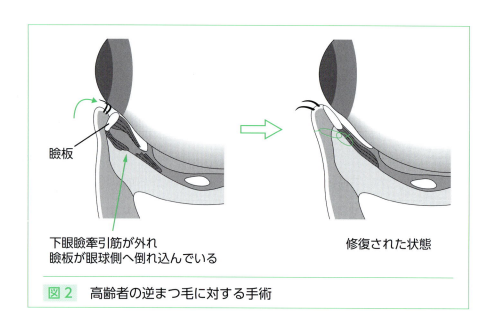

図1 小児の逆まつ毛（睫毛内反症）に対する手術
逆まつ毛の原因となっている。下まぶたの皮膚とその下の眼輪筋を切除して、まつ毛が角膜（黒目）に触れないようにします。

図2 高齢者の逆まつ毛に対する手術

高齢者の下眼瞼内反症

　加齢により下まぶた（下眼瞼）がゆるんで、まぶたの縁が眼球側へ倒れこむことによって起こります。加齢による変化で、病気ではありません。目がコロコロ、チクチクして、程度が強いと角膜（黒目）にキズがつくことがあります。

　初めは角膜に触れているまつ毛を眼科で時々抜いてもらい、経過を見ます。しかしまつ毛を抜いても症状が改善しなくなったら手術を考えます。手術では、下眼瞼の縁をタテ方向に固定している下眼瞼牽引筋腱膜を修復し、必要があればヨコ方向も短縮して引き締めてあげるような手術をします（図2）。

瘢痕による下眼瞼内反症

やけどやけがによって生じた瘢痕性の下眼瞼内反症は、全く違う手術方法となり、瘢痕を切除し耳などから軟骨を移植したりします。この場合は目の状態に個人差があり、手術の方法もそれに応じて異なります。詳細は担当医から治療方法について説明を聞いてください。

下眼瞼内反症の術後ケア

下まぶたの手術は、上まぶたの手術に比べて腫れは少なく視野も保てるので日常生活にさほど支障をきたしません。ただし、下まぶたの手術の場合は内出血が重力で頬の皮下へ広がりやすいので、手術当日はよく冷やし安静にして消炎鎮痛剤を服用してください。特に高齢の方や、抗血栓薬（血をさらさらにする薬）を服用中の方は、皮下出血が広がりやすい傾向があります。

4 眼瞼下垂とその治療

ポイント

① 先天性の眼瞼下垂で、瞳孔が隠れてしまうようなものは、早めの手術が良いでしょう。
② 後天性の眼瞼下垂は、まぶたの腱膜や皮膚の加齢性変化（たるみ）によって起こります。
③ 眼瞼下垂には個人差があり、さまざまなケースがあります。専門家による診断と説明を受けて、自分に合った治療方針を選択してください。
④ 治療の流れやリスクと合併症、術後ケアの注意点は、「まぶたの手術を受けられる方へ」の項を参照してください。

◆ 眼瞼下垂とは？

　正常な人の目は、まっすぐ正面を見たときに角膜（黒目）の上 1/4 から 1/5 程度、上まぶたが覆っている状態が普通です。さまざまなことが原因で上まぶたが下がり、黒目が十分に露出できなくなる状態を「眼瞼下垂」といいますが、原因や病態によって治療法が異なります（図1）。

◆ 先天性眼瞼下垂症

　生まれつき、まぶたをあげる筋肉（眼瞼挙筋）が弱いか欠損している状態、もしくは眼瞼挙筋を動かす神経に障害がある状態です。普通は片側性（片目）ですが両側性（両目）の場合もあります。

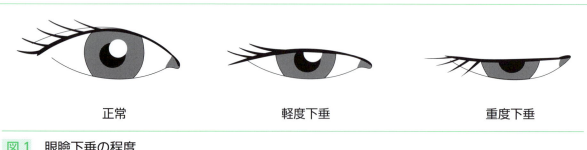

図1　眼瞼下垂の程度
（左）正常では瞳孔（ひとみ）の上 2〜3 mm は露出しています。
（中）軽度の眼瞼下垂では、瞳孔はかろうじて露出しています。
（右）重度の眼瞼下垂では、瞳孔が半分以上まぶたで隠れています。

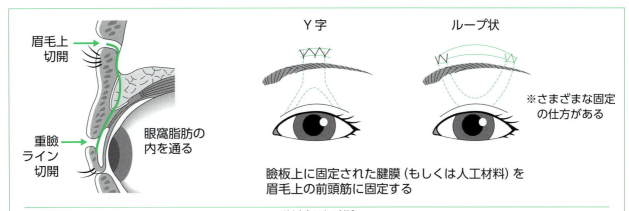

図2 先天眼瞼下垂の手術；吊り上げ術（腱膜移植法）
まぶたを額の筋肉で上げるようにします。まぶたと額の筋肉をつなぐ材料は、自家組織と人工材料があり、それぞれ長所と短所があります（表1）。

1）治療

吊り上げ術（腱膜移植法）という手術方法が一般的です。まぶたを上げる筋肉の力がある程度残っていれば、挙筋短縮術も考慮します。吊り上げ術とは、自家組織（自分の体の一部）もしくは人工材料を用いて、眉毛と上まぶたをつなぎ、額の筋肉で目を開けることができるようにする手術です（図2）。

2）手術の時期

瞳孔が隠れるような重度の眼瞼下垂はできるだけ早く、遅くとも2歳までに手術を受けたほうがよいでしょう。それを超えると、眼鏡をかけても視力が出ない「弱視（後に説明）」になるリスクが高くなります。また正しい姿勢で物を見ることができない状態が続くと斜位や斜視の原因になります。

低年齢で手術をする場合は全身麻酔が必要です。先天性眼瞼下垂の診断を受けたなら、定期的に検査を受け、手術が必要なら適切な時期と方法を担当医と話し合いましょう。

3）先天眼瞼下垂に対する手術前のチェックポイント

①眉毛の動きが悪いと、吊り上げ術（腱膜移植法）を行っても効果はありません。

②手術のあとは、下のほうを見たときに上まぶたが下方へついていきにくく、黒目の上の白目が少し目立ちます（眼瞼後退）。

③眼球の動きが悪かったり、他の眼疾患の合併があると、手術ができないことがあります。

④眼瞼を吊り上げる材料：自家組織と人工材料どちらを選ぶ？

自家組織（自分の体の一部）の最大の利点は異物反応がないことですが、手術を受ける

表1　眼瞼下垂に用いる手術素材とその特徴

吊り上げの素材	異物反応	手術創	長期経過
自家組織（大腿筋膜、側頭筋膜、長掌筋など）	なし	下記以外に、自家組織の採取部	肉芽（コブ）形成や拘縮変性（硬くなる）の傾向がある
人工材料（ナイロン糸、ゴアテックスシートなど）	あり（数％）	上眼瞼と眉毛上部	経過とともに緩んでくることがある

年齢や下垂の程度で適応は異なります。それぞれの特徴を表1にまとめました。

4）眼瞼下垂と弱視

乳児や幼児の場合、重度の眼瞼下垂で目がふさがっていると弱視になってしまいます。視力の発達を考えると、重い眼瞼下垂は遅くとも2歳頃までに手術をしたほうが良いでしょう。

ⓘ 視力の発達と弱視

子どもは生まれてすぐには明暗程度しかわからず、ものの形も見えません。成長とともに視力は徐々に向上していき、6歳頃には視力1.0に達します。視力の発達には、特に2～3歳までに、①きちんと目を使っていること（長時間目をふさいだりしないこと）、②目のピントがよく合っていること、などが重要です。ですから、幼いときに目がふさがるような事態がある一定期間つづくと、その目は眼鏡で矯正しても良い視力が出ない、いわゆる「弱視」になってしまう可能性があります。眼瞼下垂のみならず、幼児に眼帯をしてはいけません。

後天性眼瞼下垂症（1）　加齢による眼瞼下垂

「退行性（老人性）眼瞼下垂症」といわれるもので、医学用語では「退行性腱膜性眼瞼下垂症」といいます。加齢により徐々にまぶたが下がるもので、誰でも起こり、その程度には個人差があります。

加齢以外にもハードコンタクトレンズの長期装用などが原因で腱膜性眼瞼下垂症が起こることがあります。この場合は少し若い40～50歳代に発症します。

腱膜性眼瞼下垂症は、まぶたを上げる筋肉（眼瞼挙筋）と瞼板をつなぐ腱膜が弱くなり、部分的に切れたりすることにより起こります（図3）。瞼板はまぶたの骨のようなもので、これが眼瞼挙筋の力で目の奥へ引き込まれ、まぶたが上がるのです（図3）。

腱膜性眼瞼下垂症は、一般的には挙筋前転法という手術方法で治療されます。腱膜を縫い縮める手術です（図3）。

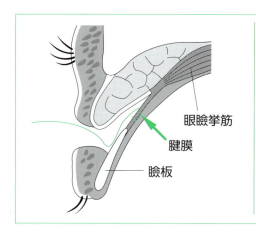

図3　加齢による眼瞼下垂の手術（挙筋前転法）

加齢による眼瞼下垂は、まぶたを引っ張り上げる「腱膜」が伸びたり切れたりして起こります。この手術では腱膜を縫い合わせて短縮します。

後天性眼瞼下垂症（2）　その他まれなもの

動眼神経麻痺などの神経性眼瞼下垂症、重症筋無力症などの神経筋接合部性眼瞼下垂症、ミトコンドリアミオパチーなどの筋性眼瞼下垂症や、外傷性眼瞼下垂症などが挙げられます。診断には脳神経外科や内科的検査、診察が必要です。

偽性眼瞼下垂症

まぶたはきちんと開いているのに黒目が十分に露出せず、眼瞼下垂と同じ状態になることがあります。これを偽性眼瞼下垂といいます。加齢による皮膚の弛緩（たるみ）や、顔面神経麻痺による眉毛の下垂などにより、上まぶたの皮膚が目の前に垂れ下がって、よく見えなくなります。

この場合は、眉毛下切除法という手術を行います。たるんでいる上まぶたの皮膚を、眉毛

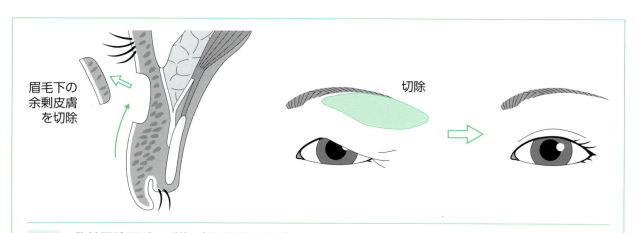

図4　偽性眼瞼下垂の手術（眉毛下切除法）

加齢による眼瞼下垂は、腱膜が弱ったり切れたりしている場合（腱膜性眼瞼下垂）と、上まぶたの皮膚がたるんでいる場合（弛緩性眼瞼下垂）の両方が混在することが多いので、挙筋前転法（図3）と、この眉毛下切除法を組み合わせて行うこともあります。

症状や治療方法については個人差がありますので、担当医にお尋ねください。

のところで切り取ります。この手術ではまぶたそのものの形状は保たれるので、あまりお顔の印象が変わらないのが特長です（図4）。

MEMO

5 二重まぶたの手術（重瞼術）

> **ポイント**
> ①二重まぶたの手術には、手軽な「埋没法」と、しっかりとした二重にできる「全切開法」、そしてその中間の「部分切開法」があります。
> ②「埋没法」は手軽で術後回復が早いのですが、「腫れぼったい目」には効果がありません。
> ③「全切開法」はしっかりとした二重にできますが、術後に皮下出血が起こり、腫れがひくのに時間が必要です（ダウンタイム）。
> ④担当医とよくコミュニケーションをとり、自分の希望を正確に伝えてください。
> ⑤治療の一般的な流れやリスクと合併症、術後ケアの注意点は、「まぶたの手術を受けられる方へ」の項をご参照ください。

二重まぶたの手術を受けるにあたって

二重まぶたの手術（重瞼術）は、わが国で最も多く行われている美容外科手術です。アジア人ゆえにニーズも多く、インターネットの普及でより身近なものになりました。まぶたはよく動き、顔貌や表情に及ぼす影響が非常に大きいため、手術には細心の注意と繊細なテクニックが必要になります。まず、担当医とよくコミュニケーションをとり、自分の希望を正確に伝えることがとても大事です。

> **重要 ▶ 手術を受けるにあたってのポイント：要望は具体的に！**
> 自然な感じに、控えめに、といった抽象的な表現ではなく、末広型か平行型か、奥二重か幅の広い二重かなど、具体的に伝えましょう。

二重まぶたの手術：重瞼術

重瞼術は、一重まぶたを二重まぶたにする手術です。しかしそれだけではなく、奥二重を幅の広い二重にしたり、浅い重瞼ラインの引き込みを強くしたり、といった二重まぶたに関する形成術全般を指します。

症状や治療方法については個人差がありますので、担当医にお尋ねください。

二重まぶたの手術（1）　埋没法

　糸を皮膚の中で結び埋没させる方法で、まさに簡易式重瞼術です。抜糸も必要ありません。

　安定性や適応性においては切開法には及びませんが、手軽さや術後回復の早さから若い人に受け入れやすい手術方法といえるでしょう。手術をする医師やクリニックによってさまざまなバリエーションがあり、特別なネーミングで人気を集めている施設もありますが、基本的にはすべて同じです。

　埋没法は大きく分けて、①瞼板法と、②挙筋法があり、希望の二重の幅や形態に応じて使い分けます（図1）。一般的には5mm以下の重瞼ラインは瞼板法で、8mmよりも広い重瞼ラインは挙筋法が適応になります。希望する形態も考慮して術式が選択されます。

　埋没法では、時にまぶたに埋め込んだ糸の一部が眼球側や皮膚側に露出して炎症を起こすことがありますが、糸を抜くことで回復します。

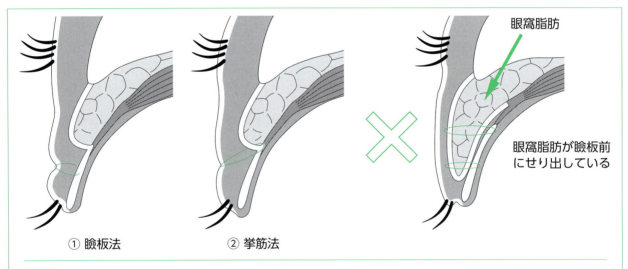

① 瞼板法　　② 挙筋法

図1　埋没法
埋没法は手軽な手術で術後回復が早いのが特長です。しかし「腫れぼったい目」は、目の後ろの脂肪（眼窩脂肪）がまぶたにせり出してきていますので、手術をしてもすぐに糸が外れてしまい、埋没法では効果がありません。

 腫れぼったい目は埋没法をしても効果がありません（アイプチが1日もたないような方）。この場合は、切開法を選択する必要があります。手術をしてもすぐに糸が外れてしまうからです（図1）。

二重まぶたの手術（2）　切開法

①全切開法

　希望の二重まぶたの線に沿って皮膚を切開する方法です。術後に腫れや内出血などがあ

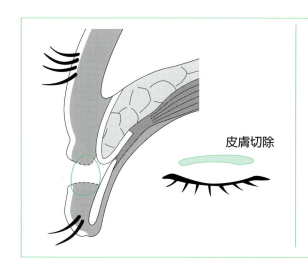

図2 全切開法
希望の二重まぶたのライン全長にわたって皮膚を切開します。術後に皮下出血や皮膚の腫れが起こるデメリットはありますが、手術効果は高く、希望の二重まぶたを実現できるメリットがあります。

り、手術前よりも見た目が悪くなる期間（ダウンタイム）が長くなりますが、結果的には希望の二重を実現できる手術です。

　この術式は、平行型や幅の広い重瞼ラインを希望して皮膚切除が必要な場合や、図1のように腫れぼったい一重まぶたで埋没法では永続性が望めない場合に適応になります（図2）。

②部分切開法（小切開法、中切開法）

　埋没法の欠点を補いつつ、全切開法よりも術後の腫れや内出血が少ない手術方法として考えられました。これにもいくつかのバリエーションがあります。

　基本的には、7mm程度の皮膚切開を小切開法（図3中）、17mm程度を中切開法（図3右）といい、切開が小さいほど二重のラインが自然で、術後の腫れも少ないという特徴があります。しかし、目を閉じたときの部分的な陥凹が目立つのと、ラインが浅くなりや

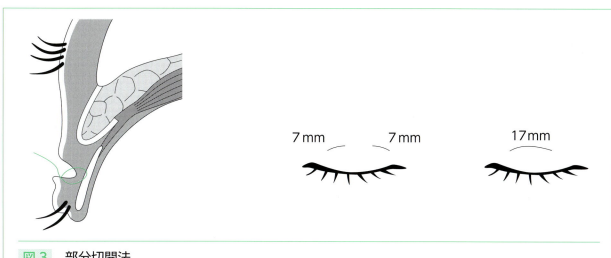

図3 部分切開法
希望の二重まぶたラインの一部だけ皮膚切開する方法です。術後の皮下出血や腫れが少ないというメリットがあります。

症状や治療方法については個人差がありますので、担当医にお尋ねください。

すく、消失する可能性もあるのが欠点です（図3）。

　さらに部分切開法は、埋没法と全切開法の長所を合わせもつ手術方法のはずが、それらの欠点のみが強調される結果に終わる可能性もありますから、適応については担当医のアドバイスを十分に受け、自身の希望と合わせて決定してください。

MEMO

6 眼瞼けいれんとボツリヌス治療

ポイント

①眼瞼けいれんは、「まぶたのけいれん」そのものを症状とする病気ではなく、「まぶしい」、「目を開けているのが辛い」などを症状とする「瞬きが下手になる病気」です。

②治療の第一選択は、A型ボツリヌス毒素製剤（Botox ボトックス®）の局所注射です（ボツリヌス治療）。これは治療薬として保険適用が認められています。

③眼瞼けいれんは、ボツリヌス治療で完全に治癒することはありません。あくまで症状の軽減を図るものです。しかもほとんどの患者さんで治療後3〜4ヵ月で効果はなくなり、数ヵ月ごとに繰り返し注射を行う必要があります。 ◀◀ 重要

④ボツリヌス治療の結果に満足できない場合には、遮光レンズやクラッチ眼鏡を装用したり、重症の場合には眼瞼の手術を行ったりします。

眼瞼けいれんとは？

「眼瞼けいれん」とは、眼瞼周囲の筋肉（眼輪筋）などが無意識的に強く収縮する疾患で、自分の意志で特定の筋肉をコントロールできない「局所ジストニア」という病気の1種と考えられています。症状には間欠性（時々発症する）のものと持続性のものがあり、いったん発症すると自分で目を開けられなくなります。したがって、歩行中や自動車運転中に発症すると転倒したり事故を起こしたりすることがあります。

眼瞼けいれんの症状

眼瞼けいれんの症状は、「まぶしい」、「目を閉じてしまう」、「目が乾く」、「目が痛い」などドライアイの症状と類似していて、ドライアイと誤診されていることが多いです（ただし実際にドライアイを合併していることもあります）。眼瞼けいれんを持つ人は、自分でうまく「まばたき（瞬目）」をすることができず、速い瞬目ができなかったり、規則的な瞬目ができなかったりします。眼瞼けいれんを治療せずに放置していると、ときに重症化して目を開けることができない機能的失明状態となり、仕事や日常生活に大きな支障をきたすことがあります。

症状や治療方法については個人差がありますので、担当医にお尋ねください。

眼瞼けいれんの原因

眼瞼けいれんには特発性のものと続発性のものがあります。

特発性とは原因不明のもので、50〜60歳前後の女性に多く見られます。続発性とは何らかの病気に関連して発症するもので、睡眠薬や抗うつ薬などの向精神薬の連用で起こる薬剤性のものや、高齢者のパーキンソン病に合併するものがあります。

その中で、向精神薬連用で起こっている眼瞼けいれんは、担当医と相談し、まず薬を増やさないこと、そして可能であれば徐々に薬の減量や変更を図ることが大切です。

眼瞼けいれんの治療

眼瞼けいれんに対する治療の第一選択は、A型ボツリヌス毒素製剤（Botox ボトックス®）の注射です（ボツリヌス治療）。これは眼瞼けいれんに対して保険適用が認められている唯一の薬剤で、世界中で用いられています。しかしボツリヌス治療は根治療法ではなく対症療法です。治療費は1割負担で約6,000円、2割で約12,000円、3割で約18,000円程度です。

ボツリヌス治療には、後に述べる限界や合併症（副作用）があります。ボツリヌス治療を希望しない場合や効果が不十分な場合には、遮光レンズまたはクラッチ眼鏡あるいはその併用が効果的です（図1）。

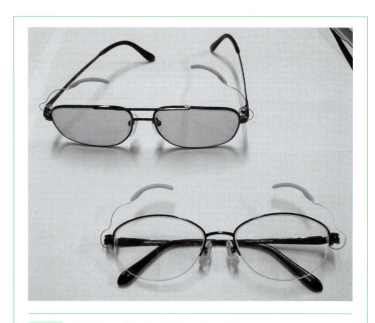

図1 遮光メガネとクラッチメガネ
遮光レンズはHOYA レチネックスPY®が推奨です。

ボツリヌス治療の実際

①ボツリヌス治療の流れ

ボツリヌス治療を行えるのはボトックス®講習・実技セミナーあるいはWEBボトックス®講習・実技セミナーを受講し資格を取得した医師のみです。したがってどこの眼科でもボツリヌス治療を行えるというわけではありません。また、ボトックス®は製薬会社へ発注してから病院に届くまで1〜2週間かかりますので、受診してもすぐに治療ができ

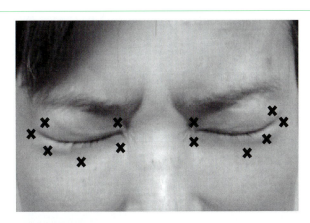

眼瞼けいれんでは自分で目を開けることができなくなります。ボツリヌス治療では、ボトックス®をまず左右の眼瞼周囲それぞれ6ヵ所、合計12ヵ所に注射します。

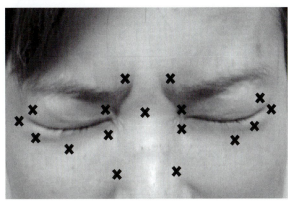

重症の場合や治療効果が不十分な場合には、注射ポイントをさらに増やしたり、注射の濃度を上げたりして、治療を繰り返します。

図2　注射ポイント

るわけではありません。

②治療方法

　眼瞼周囲にボトックス®を注射します。重症者あるいは効果不十分な場合にはボトックス®の注射濃度を上げるか、注射ポイントを増やします（図2）。

③治療後の注意点

1）注射後その日の就寝までは、絶対に注射部位を揉んだり擦ったりしないでください。◀重要
2）注射当日の化粧はしないでください。
3）当日の入浴も最低限とし、お湯を顔面に掛けないでください。
4）就業や読書など目を使う作業に制限はありません。
5）翌日以降の制限は全くありません。

ボツリヌス治療の効果

　ボトックス®を注射すると、約80％の患者さんで効果が出ます。効果は注射2〜3日後から出現し、2週間前後で最大となります。治療効果は2〜3ヵ月持続し徐々に減弱、3〜4ヵ

月で効果はほぼ消失します。初回の注射だけでは効果があまりない患者さんでも、数回注射を反復すると効果が出る場合があります。ボツリヌス治療を行った患者さんの17〜18％が1回ないし数回の注射で軽快し、それ以上、注射を繰り返さなくても良い状態まで改善します。

ボツリヌス治療の副作用

ボツリヌス治療には以下の副作用があります。しかし薬剤の効果は数ヵ月で切れますので、**副作用も時間とともに必ず改善します。**

①**しばしば顔の表情が不自然になります。** ◀◀ 重要 ボツリヌス治療では眼輪筋が麻痺するため、「笑ったときに目が笑っていない」と言われることが多いです。

②目の下に隈（クマ）ができたり、顔を洗うときに石けんが目に染みたりします。

③上眼瞼が下がって瞳にかかる「眼瞼下垂（がんけんかすい）」を起こすことがあります。

④目を動かす筋肉に作用して物が二重に見える「複視」を起こすことがあります。

⑤まばたきが浅くなり、ドライアイ症状が強くなったり、角膜（黒目）にキズができたりすることがあります。

眼瞼けいれんに対するまぶたの手術

眼瞼けいれんに対してまぶたの手術を行うことがあります。手術はほとんどの患者さんで一時的に効果をあげますが、1年〜数年で元通りボツリヌス治療を必要とするケースが多いです。

MEMO

涙道

1 乳児のなみだ目（流涙）と目やに
―先天性鼻涙管閉塞開放術（ブジー）―

ポイント

① 乳児のなみだ目（流涙）と目やには、涙の通り道（涙道）が生まれつき閉塞していることが原因で、頻度は5人から20人に1人です。両目のことが多いですが、片目のこともあります。

② 生後3ヵ月までに80％、1歳までに90％が自然開通します。

③ ブジー処置で閉塞部位を開けてやると、ほとんど1回の処置で開通します。小さいうちなら外来で処置が可能ですが、大きくなれば入院して全身麻酔が必要です。

④ まれに涙道の形成不全があり、この場合はブジー処置ではなく、特殊な手術（チューブ手術など）が必要です。

⑤ 妊娠・出産中に何か気づいたことがあったり、小児科で体の病気を指摘されたことがあれば、必ず申し出てください。

⑥ 体調の悪いときにはブジー処置を延期します。

⑦ ブジー処置を受けた日は、入浴させず、体温を測ってください。まれですが、体温が上がってくる場合には敗血症の可能性があるため、すぐに小児科救急病院を受診してください。

涙道とは？

　涙は、目のそばにある涙腺で血液をろ過して作られます。そのあと角膜（黒目）と結膜（白目）を潤した後、一部は蒸発し、一部は涙道を通って鼻へと流れていきます。涙道は目の内側から鼻の奥への涙の通り道で、いわば涙の下水道に当たります（図1）。

　涙道の入り口は涙点で、そのあと上下の涙小管→涙のう→鼻涙管を経由して鼻（下鼻道）へと流れます。大泣きすると、涙だけでなく鼻水が大量に出てきますが、これは涙道を伝わった涙が鼻へ流れこみ、鼻水に混じって出てくるからです。

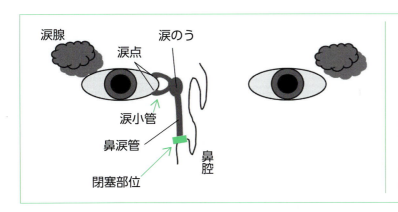

図1 涙道と先天性鼻涙管閉塞
「先天性鼻涙管閉塞」では、鼻涙管が鼻腔へ開孔するところに膜組織が残っていて、閉塞しているのです。

先天涙道閉塞と鼻性鼻涙管狭窄

「先天涙道閉塞」とは、涙道が生まれつき閉塞している病気です。原因はよくわかっていませんが、胎生期（お母さんのおなかの中にいる間）に涙道という通路がうまくできなかったからと考えられています。発生頻度は5～20人に1人という高頻度ですから、決してお母さんの責任ではありません！！！（お母さんを責めないでね）

症状はなみだ目（流涙）と目やに（眼脂）で、多くは生後2ヵ月ぐらいから症状が出ます。先天涙道閉塞には①先天性鼻涙管閉塞、②涙道形成不全、③涙小管形成不全があります。

一番多いものは①先天性鼻涙管閉塞で、鼻涙管が鼻の奥（下鼻道）へ開口する所が膜により閉塞しています（図1）。一方、②涙道形成不全は、涙道が完全につくられていない状態で、先天性鼻涙管閉塞より重症です。この場合は処置では開通できず、涙管チューブ手術などが必要になります（「中高年のなみだ目（流涙）・目やにとその治療」の項を参照）。また、③広範な涙小管の形成不全は治療が不可能なこともあるので涙道専門家の診療が必要となります。

先天涙道閉塞とよく間違えられる病気に、「鼻性鼻涙管狭窄」があります。これは鼻炎や副鼻腔炎により鼻涙管が狭窄するもので、症状は先天涙道閉塞と似ています。しかし鼻性鼻涙管狭窄の場合は閉塞ではなく狭窄ですので、涙道に水を通すと鼻まで流れます（通水試験）。鼻性鼻涙管狭窄は耳鼻科で根気強く鼻炎治療を続けていくことが必要で、成長とともに症状がなくなることもあります。耳鼻科での治療で良くならないときには、涙管チューブ挿入術が必要になることもあります。これは入院して全身麻酔が必要です。

先天涙道閉塞の原因と治療

治療方針としては、①経過観察、②ブジー処置、③涙管チューブ挿入術、④涙嚢鼻腔吻合術、があります。

症状や治療方法については個人差がありますので、担当医にお尋ねください。

①様子を見る（経過観察）

高頻度に見られる病気ですが、生後3ヵ月までに80％が、生後12ヵ月では90％強が自然開通します。

②先天性鼻涙管開放術（ブジー処置）

医療用の針金（ブジー）をまぶたの内縁にある涙点から挿入し、鼻涙管にある膜を強制的に破り、涙が通るようにしてあげる処置です。鎮静薬（催眠薬）を使います。ほとんどは1回のブジー処置で治りますが、治らない場合は1～2ヵ月ほどあけて再度ブジー処置をすることがあります。しかし初回の処置で鼻涙管下端以外の部位での閉塞が疑われたり、鼻涙管形成不全が疑われる場合は、CTスキャンや全身麻酔下での精密涙道検査が必要となります。

③涙管チューブ挿入術（チューブ）

閉塞部位を拡げて、癒着しないようにチューブを入れる方法です（「中高年のなみだ目（流涙）・目やにとその治療」の項を参照）。入院・全身麻酔が必要です。

④涙のう鼻腔吻合術（DCR）

鼻涙管の上部で袋状になっている部分（涙のう）の内側の粘膜と骨を削り、涙のうから鼻腔にバイパスを作る方法です（「涙のう炎と涙のう鼻腔吻合術」の項を参照）。入院・全身麻酔が必要です。

ブジー処置は、いつ受けると良いですか？

ブジー処置は、1歳未満であれば外来処置で可能ですが、1歳を超えると大きくなり力も強くなってくるので、入院して全身麻酔下での治療が必要になります。

先天性鼻涙管閉塞は自然治癒することが多いので、1歳まで自然治癒を期待して待つこともできます。しかし、1歳で自然治癒しなかった場合には、治療には入院と全身麻酔下が必要であることも念頭においてください。

以下に、早めに手術をしたほうがよい場合と、手術を避けたほうがよい場合を列挙します。

1. 早めに手術をしたほうがよい場合

①急性涙のう炎を起こしているケース（目頭が化膿して腫れている）
②眼瞼炎を起こしているケース（目の周りが涙でぬれて腫れている）
③先天白内障など眼球の手術を控えている場合

先天性鼻涙管閉塞があると目やにが多く、そのような状態で目の手術を受けると、術後に

眼内へ細菌が入って化膿し、最悪の場合には失明することがあります。ですから先天白内障などの眼科手術は、まず先天性鼻涙管閉塞を治してから手術を受けましょう。

2．手術をせず様子を見たほうがよい場合

以下のような場合には、手術をせず経過観察したほうがよいでしょう。しかしこのような場合でも、1．「早めに手術をしたほうがよい場合」にあてはまる場合には、小児科担当医と相談しながら治療方針を決めていきます。

①免疫不全が疑われる場合
術後、血液中に細菌が入り、「敗血症」という致命的な合併症が起こる可能性があります。

②先天性心疾患がある場合
術後、血液中に細菌が入った場合、重症化する可能性があります。

✚ 手術のあとは、どのくらい良くなりますか？

多くのお子さんは術翌日からなみだ目・目やにが消失します。症状が残る場合は1〜2ヵ月経ってから再度ブジー処置を考えて良いと思います。またブジー処置で開通しない場合には、次の治療戦略を考えていく必要があります。

また手術後はずっと調子が良かったのに、またなみだ目・目やにが再発してきた場合には、先天性鼻涙管閉塞の再発よりも、鼻性鼻涙管狭窄や後天性涙道閉塞の可能性を考えます。その場合は、成人の涙道閉鎖と同じ治療戦略となります。

✚ 手術前の検査

①色素残留検査
蛍光色素を目の表面に滴下して、15〜20分後に診察します。通常は蛍光色素は鼻へ流れるのでなくなりますが、目に残っていれば涙道の閉塞や狭窄が疑われます。

②涙管通水試験
涙点から水を流し、鼻へ通っているかどうか確認します。通っていて目やになどの症状がなくなっていれば自然治癒が考えられます。通っていても症状が残っていれば鼻性鼻涙管狭窄が疑われます。

③ブジー検査、CTスキャン検査
先天性鼻涙管閉塞と鼻涙管形成不全の鑑別に必要です。ブジー検査とは、閉塞部位に医療用の針金を通す検査です。鼻涙管形成不全が疑われる場合には、さらに造影CTスキャ

ン検査を行って鼻涙管が骨に埋もれているかどうかを確認します。

手術当日朝の準備

①体温を測る

下痢をしていたり、熱があったり、鼻水や咳などのかぜ症状があるなど、体調が悪い場合は眼科外来へ連絡してください。手術や処置を延期します。体調が悪いと、術後に「敗血症」のリスクが上がります。敗血症とは、全身の血液に細菌が入って増殖してしまうことで、命にかかわることになります。

ご両親も忙しい仕事やスケジュールを調整して処置・手術日を確保していると思いますが、子どもの体調が悪いときに無理に処置を行うと、取り返しのつかないことが起こりえます。

②病院到着の3時間前までに授乳・飲食は済ませておく

処置中に吐くとそれを吸い込んで肺炎（誤嚥性肺炎）を起こすことがあります。いくら催眠剤を使用しても、処置が始まれば子どもは起きてしまいます。

③少し早めに起き遊ばせて、ほどよく疲れてもらう

催眠剤が効きやすくなります。

手術の実際

催眠剤を使用して眠った後、動かないようにタオルでくるみます。その上から介助者がお子さんが動かないように押さえつけます。これは処置を安全、確実に行うために必要です。

点眼麻酔と局所麻酔をしたのち、涙点を拡げます。そのころには催眠剤を使っていても起きてしまうことが多いです。しかし催眠剤を使うことでお子さんに余計な力が入らず、嫌な記憶もあまり残らないと考えています。

そしてまず涙管通水試験を行い、流れが悪ければ、ブジーを用いて閉塞部位を解除します。解除した後、もう一度、涙管通水試験を行って水が通っていることを確認します。

敗血症について

ブジー処置後には、きわめて低頻度ですが、「敗血症」が起こる可能性が指摘されています。敗血症とは、体中の血液中に細菌が入ることで、それに引き続き肺炎や心内膜炎、細菌性関節炎などが起こりえます。これらはいずれも命にかかわる病気です。

敗血症や肺炎や心内膜炎、細菌性関節炎などは、心疾患や免疫不全があるとリスクが上が

ります。心雑音や心疾患、あるいは免疫異常を指摘されたことがあれば、必ず申し出てください。

> **重要** ▶▶ **敗血症を見張るには**
>
> 　手術当日は、子どもさんの様子を注意深く観察してください。敗血症が起きるのは処置の日の夕方以降です。症状は、まず38度台後半から39度台の高熱が出ます。その場合は夜間でも小児救急を扱っている病院を受診し、眼科で先天性鼻涙管閉塞でブジー処置を受けたことを小児科医に伝えてください。
>
> 　また手術を受けた夜はお風呂に入れないでください。シャワー程度ですませるか、濡れガーゼで体を拭く程度にしてください。これは、入浴により子どもは体温が上がるので、もし敗血症で体温が上がっても、それが入浴によるものか、敗血症によるものかわからなくなってしまうためです。

MEMO

症状や治療方法については個人差がありますので、担当医にお尋ねください。

2 中高年のなみだ目（流涙）・目やにとその治療 —涙管チューブ挿入術—

ポイント

①中高年の慢性的な流涙と目やにの多くは、涙道閉塞、特に鼻涙管閉塞が原因です。
②自然に良くなることはまずありません。治療は涙管チューブ挿入術がポピュラーです。
③手術をすれば100％良くなるわけではなく、再閉塞することもあります。
④鼻の病気や、抗がん剤治療中の人は必ず申し出てください。

涙道と涙道閉塞

　涙は、目のそばにある涙腺で血液をろ過して作られます。そのあと角膜（黒目）と結膜（白目）を潤した後、一部は蒸発し、一部は涙道を通って鼻へと流れていきます。涙道は目の内側から鼻の奥への涙の通り道で、いわば涙の下水道にあたります（図1）。

　涙道の入り口は涙点で、そのあと上下の涙小管→涙のう→鼻涙管を経由して鼻の奥（下鼻道）へと流れます。大泣きすると、涙だけでなく鼻水が大量に出てきますが、これは涙道を伝わった涙が鼻へ流れこみ、鼻水に混じって出てくるからです。

　「涙道閉塞」とは涙道が詰まっている状態です。涙道が詰まるとなみだ目（流涙）になります。また詰まる場所によっては目やにが出ます。

涙道閉塞の原因と治療

　涙道閉塞は中高年の女性に好発し、多くが原因不明です。その一方で、はやり目（流行性角結膜炎）、鼻の病気、ある種の抗がん剤・点眼薬の副作用などが原因で涙道閉塞が起こる

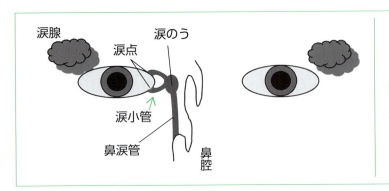

図1　涙道

涙腺で作られた涙は、目の表面を潤して、涙点から涙小管へ入り、涙のう、鼻涙管を経由して鼻の奥（下鼻道）へ流れ込みます。

ことがあります。涙道閉塞の治療の基本は手術で、涙管チューブ挿入術と涙のう鼻腔吻合術があります（図2、表1）。ここでは涙管チューブ挿入術について説明します。涙のう鼻腔吻合術は急性涙のう炎を起こすような高度の涙道閉塞がある場合に行われる手術で、「涙のう炎」の項で説明します。

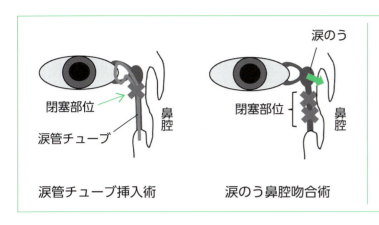

図2　涙管チューブ挿入術と涙のう鼻腔吻合術

涙管チューブ挿入術は、鼻涙管の閉塞が比較的軽度な場合に行われ、涙道全体に涙管チューブ（図3）を挿入、留置します。涙のう鼻腔吻合術は、鼻涙管の閉塞が高度な場合に行われ、涙のうから直接鼻腔へ切開し、バイパスを作ります（緑矢印）。

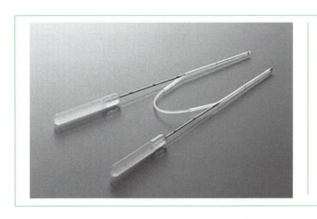

図3　涙管チューブ

針金の部分は、チューブを涙道へ挿入したあと抜去します。

表1　涙管チューブ挿入術と涙のう鼻腔吻合術の比較

	涙管チューブ挿入術	涙のう鼻腔吻合術
適応	鼻涙管閉塞	慢性涙のう炎 急性涙のう炎の緩解期
出血	ごく少量	50〜200 mL
骨を削ること	不要	必要
皮膚切開	不要	内視鏡を使う場合は不要 内視鏡を使わない場合は必要
手技	難	慣れれば容易
チューブの有無	必要	場合により必要
術後疎通率（成功率）	閉塞部位により異なる	ほぼ100%

症状や治療方法については個人差がありますので、担当医にお尋ねください。

手術を受けるタイミング

なみだ目が気になりはじめたものの、まだ目やにが出ていない時期がベストです。目やにが出るようになると涙道は完全に閉塞していて、「涙のう炎」という状態です。涙のう炎になると、たとえ涙管チューブ挿入術を行っても治療成績は良くなく、涙のう鼻腔吻合術のほうがよい場合があります。

手術成績とチューブの抜去

チューブが入った場合には40〜90％の確率で治ります。その確率は閉塞の場所や長さにより異なります。また、手術がうまくいっても、しばらくすると再閉塞することがあります。再閉塞した場合は、チューブを入れなおすか、他の手術を行うか相談して決めましょう。

なお、閉塞部位が癒着して硬かったり、涙道の屈曲・蛇行が強い場合にはチューブが入らないことがあります。チューブが入らなければ治ることはありません。

留置したチューブの抜去

チューブは2〜3ヵ月で抜去します。チューブの留置期間については個人差があります。チューブ留置期間中は目やにと間違ってチューブを引き抜いたりしないようにしてください。

治療の選択肢

涙道閉塞は、手術以外に根治させる方法はありません。

涙管チューブ挿入術を受けると、なみだ目や目やにの症状は改善し、急性涙のう炎を予防することができるでしょう。もし涙のう鼻腔吻合術を受けずに経過をみた場合には、症状は変わらないか悪化し、急性涙のう炎が起こるリスクが高くなるでしょう。

涙道閉塞には涙管チューブ挿入術のほか涙のう鼻腔吻合術を選択することもできます。この手術は炎症（涙のう炎）を合併している場合に行われます。

手術前の検査

通常の眼科診察以外に、色素を目に入れたり流したりして鼻への涙の通過状態をみます（色素残留検査、涙管通水検査）。涙道に細い針金（ブジー）を挿入して閉塞状態を調べたり、内視鏡を鼻から入れて調べたりします。他に涙道造影レントゲン検査や涙道造影CTスキャン検査を行うことがあります。これらの検査は症状に応じて取捨選択します。

鼻の病気や抗がん剤について

　鼻・副鼻腔疾患がある場合は、耳鼻科での治療が必要です。鼻・副鼻腔疾患がある場合には涙管チューブが入らない場合があります。またチューブが留置できても再閉塞のリスクが高くなりますので、耳鼻科での治療は引き続き続ける必要があります。

　その他、抗がん剤の副作用で涙道閉塞が起こる場合があります。抗がん剤による涙道閉塞は治ることはなく、進行すると涙道治療は不可能になることがあります。抗がん剤使用中に涙が出やすくなった場合には、担当医に必ずご相談ください。早めにチューブを留置して涙道の癒着や閉塞を防がなければいけません。

手術の実際

　涙管チューブ挿入術には、（1）涙道内視鏡（図4）を使う方法と、（2）涙道内視鏡を使わず直接チューブを挿入する方法があります。内視鏡を使うとより正確ですが、手術時間は長くなります。使わない方法は表面の麻酔だけで手術可能なので外来で処置できます。

（1）涙道内視鏡を使う方法
　　①麻酔をします。点眼麻酔と、注射の麻酔です。
　　②涙道内視鏡を入れ、閉塞部位を直接拡げます。
　　③拡げたところにチューブを入れます。
　　④チューブがちゃんと入ったかどうか、涙道内視鏡で確認します。

（2）涙道内視鏡を使わない方法
　　①麻酔をします。目薬の麻酔と涙道内に麻酔液をしみこませる麻酔です。
　　②そのままチューブを入れます。

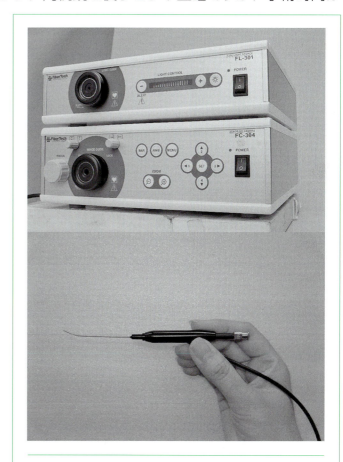

図4　涙道内視鏡
内視鏡を用いると手術がより精密にできますが、時間がかかるという欠点があります。

手術の合併症

この手術は総じて安全ですが、表2に示すような合併症があります。チューブは人工物であるため、その周りに細菌が付着して感染が起きることがあります。また異物反応が起こって、チューブの周りの肉が盛り上がってきたりして再狭窄・再閉塞を起こすことがあります。手術後は点眼薬の適正な使用と、決められた定期的な診察を必ず受けるようにしてください。チューブは入れれば治るというものではなく、手術の後はチューブの再調整や点眼薬の変更・追加などがしばしば必要になります。

表2 涙管チューブ挿入術の合併症

合併症	頻度	発症時期（術後）	処置	予後・備考
術後の疼痛	不定（0〜100％）	すぐ〜数日	消炎鎮痛剤	自然寛解
鼻出血、血の涙	不定（0〜100％）	すぐ〜数日	経過観察	自然寛解
皮下出血	不定（0〜100％）	2週まで	経過観察	自然寛解
眼瞼腫脹	不定（0〜100％）	1週まで	消炎鎮痛剤 or 経過観察	自然寛解
感染	不明（10％以下）	チューブ留置中ずっと	抗菌薬 チューブ抜去・入替	感染がなくてもチューブは数ヵ月で抜去する
再閉塞	7〜90％（閉塞部位の場所や長さによる）	数週〜数年以上	再手術	
アレルギー・ショック	不明（1％以下）	手術中	他科も含めた治療	死亡する可能性がある
その他、致命的なイベント（脳出血、心停止など）	不明	いつでも	専門治療	眼科手術とは関係がないことが多い

3 涙のう炎と涙のう鼻腔吻合術

ポイント

①涙のう炎とは、目の内側にある「なみだ袋」に炎症が起こることで、多くはベースに鼻涙管閉塞があり、そのために涙の流れが悪くなり細菌感染が起こって涙のう炎になります。

②涙のう炎には、慢性涙のう炎と急性涙のう炎があります。

③慢性涙のう炎の症状は、なみだ目（流涙）と目やに（眼脂）です。両目のことも片目のこともあります。

④急性涙のう炎が起こると、涙のう部（目の内側）から目のまわりが赤く腫れ上がって非常に痛くなります。

⑤慢性涙のう炎の治療は、チューブを留置する手術が第一選択になります。

⑥急性涙のう炎の治療は、まずは抗菌剤などを使って炎症を抑えます。しかし急性涙のう炎は一時的に良くなっても、また再発します。急性涙のう炎を完治させるには、炎症が治まったときに手術をすることが重要です。

⑦鼻に炎症のある人と、血をさらさらにする薬を飲んでいる人は、必ず申し出てください。

涙のう炎とは？

涙は目から鼻の奥へ流れていきます。この涙の通り道を「涙道」といいます。目から出た涙はまず、まぶたの内縁にある涙点から涙小管に入り、鼻涙管に流れ込みます。鼻涙管の上部は袋状になっていて、ここを「涙のう」といいます（図1）。

加齢などにより鼻涙管が閉塞すると、涙のう内で感染が起こり、炎症が起きます。鼻涙管閉塞の20％くらいが涙のう炎になるといわれ、初期症状は、なみだ目（流涙）と目やに（眼

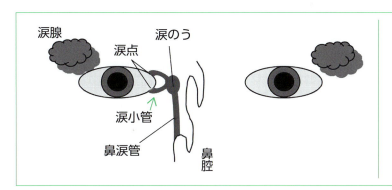

図1　涙道

涙腺で作られた涙は、目の表面を潤して、涙点から涙小管へ入り、涙のう、鼻涙管を経由して鼻の奥（下鼻道）へ流れ込みます。

症状や治療方法については個人差がありますので、担当医にお尋ねください。

脂）です。これを慢性涙のう炎といいます。しかし感染力が強かったり体の抵抗力が弱かったりすると、時に化膿して涙のう部から眼周囲が大きく腫れ、非常に痛くなります。これを急性涙のう炎といいます。

急性涙のう炎のベースには慢性涙のう炎があります。ですから抗菌薬の点滴などによって急性涙のう炎がいったんおさまっても、慢性涙のう炎は治ったわけではないので、急性涙のう炎はいつか必ず再発します。

涙のう炎の原因と治療

涙のう炎の治療の基本は手術です。手術には涙管チューブ挿入術と涙のう鼻腔吻合術があります。

慢性涙のう炎だけであれば涙管チューブ挿入術で治ることもありますが、急性涙のう炎を起こすような場合には、鼻涙管が高度に閉塞しているため、涙管チューブ挿入術は難しく、涙のう鼻腔吻合術のほうが成功率が高くなります（表1）。ここでは涙のう鼻腔吻合術について説明します。涙管チューブ挿入術については「中高年のなみだ目（流涙）・目やにとその治療」の項を参照してください。

涙のう鼻腔吻合術には、内視鏡を使って行う鼻内法と、皮膚切開を必要とする鼻外法があります（表2）。鼻内法は鼻の中からアプローチするため顔に創ができないことがメリットですが、適応範囲がせまく、手術中の痛みが強いため全身麻酔で行うことが多いです。鼻外法は皮膚切開をしますので顔に創ができますが、適応範囲は広く、局所麻酔で手術が可能です。鼻外法による顔の創は半年程度で目立たなくなることがほとんどです（図2）。

表1　涙管チューブ挿入術と涙のう鼻腔吻合術の比較

	涙管チューブ挿入術	涙嚢鼻腔吻合術
適応	鼻涙管閉塞	慢性涙のう炎 急性涙のう炎の緩解期
出血	ごく少量	50〜200 mL
骨を削ること	不要	必要
皮膚切開	不要	内視鏡を使う場合は不要 内視鏡を使わない場合は必要
手技	難	慣れれば容易
チューブの有無	必要	場合により必要
術後疎通率（成功率）	閉塞部位により異なる	ほぼ100%

表2 涙のう鼻腔吻合術の鼻外法と鼻内法

	鼻外法	鼻内法
涙の通り道（骨の切開孔）	大きく作りやすい	小さくなりがち
粘膜縫合	可能	困難
皮膚切開	必要	不要
術後疎通率（成功率）	ほぼ100%	ほぼ100%
再閉塞	1%未満	10%程度
適応範囲	広い	基本的に鼻涙管閉塞のみ

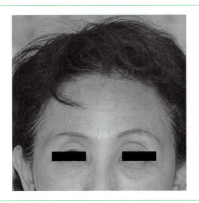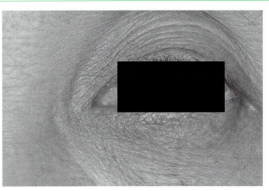

図2 鼻外法術後の顔写真
鼻外法は目の内側の皮膚に切開を入れて涙のうと鼻腔を開通させる手術ですが、皮膚切開創の瘢痕は、手術から半年もするとほとんどわからなくなります。

手術はいつ受けると良いですか？

　急性涙のう炎は、抗菌薬などで、たとえ炎症が一時的におさまっても、何度も再発を繰り返し、自然に治ることはありません。ですから急性期が落ち着いたら手術を考えましょう。

　慢性涙のう炎の場合は、特に白内障手術の予定がある場合には、手術前に涙のう炎の手術を受けましょう。目やにが多いと白内障手術後に細菌感染が起こり、失明するようなことがあるからです。

治療の選択肢

　涙のう炎は、手術以外に根治させる方法はありません。

　涙のう鼻腔吻合術を受けると、なみだ目と目やには改善し、急性涙のう炎を予防することができるでしょう。手術を受けずに経過をみた場合には、症状は変わらないか悪化し、急性涙のう炎が起こる（再発する）リスクが高くなります。

症状や治療方法については個人差がありますので、担当医にお尋ねください。

涙のう炎には涙のう鼻腔吻合術のほか涙管チューブ挿入術を選択することもできます。しかし前述のように急性涙のう炎を起こすような涙のう炎は鼻涙管の癒着が高度で、涙管チューブ挿入術は不可能なことが多いです。

手術の準備

①手術前の検査

通常の眼科診察以外に、色素を目に入れたり流したりして鼻への涙の通過状態をみます（色素残留検査、涙管通水検査）。涙道に細い針金（ブジー）を挿入して閉塞状態を調べたり、内視鏡を鼻から入れて調べたりします。他に涙道造影レントゲン検査や涙道造影CTスキャン検査を行うことがあります。これらの検査は症状に応じて取捨選択します。

②鼻に炎症のある人は、手術前に耳鼻科で治療を

鼻・副鼻腔炎などが合併している場合は、必ず鼻も治療しましょう。鼻の炎症が残っているまま手術を受けると、術後の成績が悪くなります。

③血をさらさらにする薬（抗血小板剤や抗凝固剤）について

 血をさらさらにする薬を飲んでいる人は、必ず申し出てください。涙のう鼻腔吻合術は骨を削るので出血の多い手術です。血をさらさらにする薬は休薬する必要があります。しかし休薬できるかどうかを内科の担当医に確認をとる必要がありますので、診察時に必ず申し出てください。

涙のう鼻腔吻合術の実際

1. 鼻内法

①全身麻酔をかけます。

②鼻から鼻粘膜を切除し、涙のうとの間の骨を削ります。

③涙のうを切開し、涙のう粘膜と鼻粘膜を寄せて、特殊なガーゼを詰めて終了。

2. 鼻外法

①注射の麻酔と鼻の麻酔をします。

②皮膚を切開し、涙のうの内側の骨を削ります。

③涙のうと鼻粘膜を切開し、溶ける糸で縫合します。

④ガーゼを詰め、皮膚縫合をして終了。

※どちらの方法も、鼻涙管以外に問題がある場合は補助的に涙管チューブを留置する場合があります。

涙のう鼻腔吻合術の限界

涙のう鼻腔吻合術は手術が成功しても数年後に再閉塞することがあります。再閉塞の頻度は鼻外法で1％未満、鼻内法で10％程度です。涙管チューブ挿入術に比べて再閉塞率はずいぶん低いです。また、涙小管（るいしょうかん）の部分が広範に閉塞している場合には、涙のう鼻腔吻合術では治りません。他の術式が必要になります。

術後の注意点

涙のう鼻腔吻合術の後は鼻血が出やすいので、1ヵ月くらいは咳や鼻かみはしないでください。またくしゃみもできる限り抑えてください。

手術の合併症

涙のう鼻腔吻合術には表3に示すような合併症が起こりえます。

表3　涙のう鼻腔吻合術の合併症

合併症	頻度	発症時期（術後）	処置	予後・備考
術後の疼痛	100％	すぐ～数日	消炎鎮痛剤	自然寛解
鼻出血、血の涙	100％	すぐ～数日	経過観察	自然寛解
皮下出血	不定（0～100％）	2週まで	経過観察	自然寛解
眼瞼腫脹	100％	1週まで	消炎鎮痛剤	自然寛解
創部感染	不明（10％以下）	数日～1週	抗菌薬	鼻外法で多い
再閉塞	1～10％	数週～数年以上	再手術	自然寛解しない
手術創の瘢痕	程度による	数週～	経過観察	数ヵ月すれば目立たなくなる
アレルギー・ショック	不明（1％以下）	手術中	他科も含めた治療	死亡する可能性がある
髄液漏	不明（1％以下）	術後すぐ～数週	脳外科診療	手術が必要なことがある
その他、致命的なイベント（脳出血、心停止など）	不明	いつでも	専門治療	眼科手術とは関係がないことが多い

症状や治療方法については個人差がありますので、担当医にお尋ねください。

結膜の病気

1 結膜炎

> **ポイント**
> ①結膜（白目の皮）に炎症がある状態です。
> ②症状は、結膜充血、結膜浮腫、眼脂（目やに）、痛み、かゆみなどです。
> ③結膜炎には、細菌性結膜炎、ウイルス性結膜炎、アレルギー性結膜炎などがあり、治療方針が異なります。
> ④治りにくい流涙（なみだ目）や眼脂の場合は、鼻涙管閉塞が関係していることがあります。
> ⑤結膜炎は種類が違っても初期症状が類似していて、診断が難しいことがあります。したがって治りにくい場合には、治療方針が変わることがあります。

結膜炎とは？

結膜炎は白目の皮（結膜）に起こる炎症です。原因には、細菌、ウイルス、アレルギー反応などがあります。そのうちウイルス性結膜炎とアレルギー性結膜炎は、別の項目で解説します。

結膜炎の症状

結膜炎になると、結膜（白目）が充血したり、むくんだりします（結膜浮腫）。眼脂（目やに）が出ることが多く、痛みやかゆみを伴うことがあります。重症になると炎症が角膜（黒目）に及んで視力が低下することがあります（角結膜炎）。

結膜炎の多くは急に発症して治療により治ります。しかし中には慢性的に続く結膜炎や重症の結膜炎があります（後に解説）。

細菌性結膜炎

細菌性結膜炎は、目の表面で何らかの細菌が異常に増えて起こります。その細菌は、もと

症状や治療方法については個人差がありますので、担当医にお尋ねください。

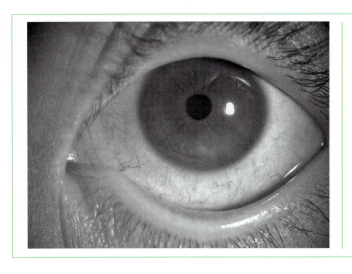

図1 結膜炎
結膜（白目）が充血して目やにを伴います。痛みを伴う場合やかゆみを伴う場合があります。

もと目の表面に棲んでいた細菌が急に増える場合と、もともとは目にはない細菌が外界から大量に目に入ってくる場合があります。前者は、風邪を引いたときの鼻詰まりや、涙の通り道が詰まっている（鼻涙管閉塞）などで涙の流れが悪くなって起こります。後者は、汚れた手や指で目を触った際に、皮膚など体の別の部位、あるいは体以外の環境にいた細菌が入ってきた場合などが考えられます。

細菌性結膜炎の治療と注意点

抗菌点眼薬を1日4回程度点眼します。ほとんどの細菌性結膜炎は、何らかの抗菌薬点眼薬を1～7日間ほど点眼すれば治ります。

ただし、点眼薬を使用して明らかに充血がひどくなったり、目やにが多くなった場合は、担当医にご相談ください。また、1週間以上点眼薬を使用しても治らない場合は、再度眼科を受診して、担当医に相談してください。

慢性の結膜炎と鼻涙管閉塞

鼻涙管とは、目から鼻への涙の通り道です（図2）。結膜炎に鼻涙管閉塞が関係していることがあります。乳児や幼児なら先天鼻涙管閉塞、成人であれば慢性涙のう炎を含む鼻涙管閉塞が結膜炎の原因になっていることがあります（「乳児のなみだ目（流涙）と目やに」、「中高年のなみだ目（流涙）・目やにとその治療」の項を参照）。

なみだ目の症状が普段からありませんか？　もし結膜炎のないときにもなみだ目が気になるという場合は、目から鼻涙管が通っているかどうかを調べてみて（涙管通水検査）、鼻涙管が通っていれば、抗菌薬点眼薬のみで治療します。しかし鼻涙管が詰まっている場合は、鼻涙管閉塞に対する治療が必要です。これは「乳児のなみだ目（流涙）と目やに」「中高年

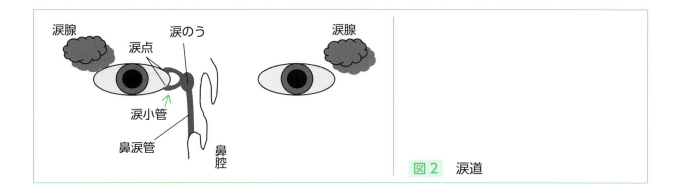

図2　涙道

のなみだ目（流涙）・目やにとその治療」の項を参照してください。

重症の結膜炎

ときに、結膜（白目）の充血や目やにがひどい重症の結膜炎があります（図3）。原因としては、①本来、目の表面に生息していないはずの毒性の強い細菌（環境中の細菌、淋菌_{りんきん}など）が多量に目に入った場合、②耐性菌_{たいせいきん}という、ある種の抗菌薬が効かない細菌が目の表面で多量に増えた場合、③アレルゲンが多量に入ってきて急性のアレルギー反応を起こした場合、④アトピー性皮膚炎に合併したアレルギー性結膜炎の場合、⑤全身投与薬に対する副作用として、体中の皮膚や粘膜が赤くなったり、ただれたりする重症の病気（スティーブンス・ジョンソン症候群）に合併した場合、などがあります。

重症の結膜炎の場合、原因によって治療方法や予後が大きく異なります。詳細は担当医にご相談ください。

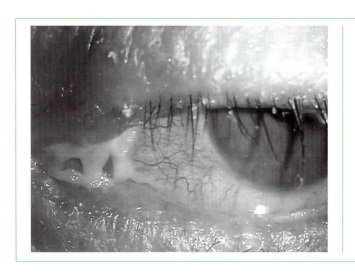

図3　重症の結膜炎
これは耐性菌の感染によるものです。まぶたは腫れ、強い結膜充血と目やにがあります。

2 アレルギー性結膜炎

> **ポイント**
>
> ①花粉やダニ、ハウスダスト、コンタクトレンズなど、特定の物質（アレルゲン）に対するアレルギー反応が原因で起こる結膜炎です。
> ②症状は「目のかゆみ」「充血」「目やに」「白目が腫れる」などです。
> ③子どもの重症型アレルギー性結膜炎を「春季カタル」といい、角膜（黒目）に難治性のキズができることがあります。
> ④治療の基本は点眼です。ステロイド剤を併用することもありますが、この場合、ステロイド緑内障に注意が必要です。
> ⑤アレルゲンに触れないことが大切です。しかし、アレルゲンを特定することは簡単ではありません。
> ⑥人工涙液の頻回点眼や洗眼が有効なことがあります。この場合は防腐剤の入っていないものを使ってください。

結膜炎とは？

結膜炎は白目の皮（結膜）に起こる炎症です。原因には、細菌、ウイルス、アレルギー反応などがあります。ここでは、アレルギー反応による結膜炎「アレルギー性結膜炎」を解説します。

アレルギー反応とアレルギー性結膜炎

細菌やウイルスなどの外敵から体を守るためのシステムを「免疫」といいます。免疫反応では、体に侵入した細菌やウイルスを「異物（外敵）」と判断して攻撃し、体を守っています。しかし免疫反応が過敏になると、通常は「外敵」と認識されないような物質や、時には自分自身の体の一部を「異物（外敵）」と見なして攻撃することがあります。これらを「アレルギー反応」といいます。そしてその原因となる物質（アレルギー誘発物質）を「アレルゲン」といいます。

「アレルギー性結膜炎」は、何らかのアレルゲンが目の表面に付着して、アレルギー反応を起こしている状態です。アレルギー性結膜炎は、即時型アレルギー（Ⅰ型アレルギー）と

いわれるもので、アレルゲンに触れて10分程度で症状が出ます。

症状（図1）

アレルギー性結膜炎の症状は、「目のかゆみ」と「充血」です。ひどくなると目やにが増えたり、白目が「水ぶくれ」のように腫れたりします。子どもに起こる重症のアレルギー性結膜炎を「春季カタル」といいますが、これは次頁に説明します。

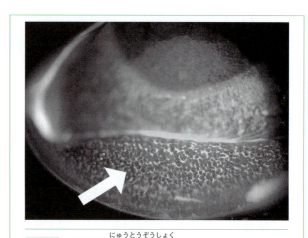

図1　結膜の乳頭増殖
アレルギー性結膜炎では、まぶたの裏の粘膜に、小さなブツブツ（乳頭）が多数できます（矢印）。

原因と治療

アレルギーの原因（アレルゲン）には、スギやヒノキ、ブタクサなどの花粉、ある種のカビ、空気中のホコリ（ハウスダスト）、家の中のダニなど、さまざまなものがあります。同じ季節に決まって症状が出る場合は花粉、特に決まった季節がない場合はハウスダストやカビ、ダニなど屋内環境によるものが考えられます。呼吸器病や皮膚炎などと違って、目のアレルゲンを厳密に特定することは困難ですが、採血検査でアレルゲンが判明する場合もあります。アレルギー性鼻炎やドライアイのある人は、アレルギー性結膜炎になりやすいといわれています。コンタクトレンズを使っている人も、おそらくはコンタクトレンズに付着した汚れなどが原因で、アレルギー性結膜炎になりやすいといわれています。

治療の流れ

まず、抗アレルギー点眼薬を点眼します。それで改善しない場合は、ステロイド点眼薬か、場合によっては免疫抑制剤の点眼薬を使用します。ドライアイがある人は、ドライアイの治療も併用します。コンタクトレンズを使っている人は、可能であれば1～2週間コンタクトレンズの使用をやめて、アレルギー性結膜炎の治療に専念します。コンタクトレンズに付着している汚れや保存ケースの汚れが原因のこともあるので、レンズや保存ケースを新しいものに換えることをお勧めします。コンタクトレンズケア用品の溶液がアレルギー性結膜炎の原因のこともありますので、自分がどの製品でコンタクトレンズのケアをしているかを担当医に申し出てください。

春季カタル：子どもの重症アレルギー性結膜炎

子どもに起こる重症のアレルギー性結膜炎を「春季カタル」といいます。かゆみが非常に強くて、まぶたの裏の結膜（眼瞼結膜）に大きなイボのような「乳頭」が多数生じます（図2）。乳頭はまばたきをするたびに角膜（黒目）をこすりつけ、角膜に大きな難治性のキズ（角膜潰瘍）ができることがあります（シールド潰瘍）。こうなると眼が痛くて開けていられなくなります。なお春季カタルは名前に「春季」とつきますが、実際はいつの季節でも起こります。

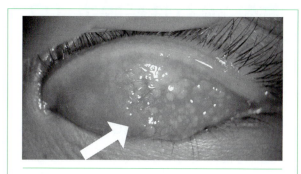

図2　春季カタル
上まぶたを裏返した写真です。まぶたの裏には乳頭（イボのような組織）が多数あり（矢印）、これが原因で角膜（黒目）に大きなキズができることがあります。

春季カタルの治療は、通常のアレルギー性結膜炎に加えて、眼瞼結膜にステロイドという薬を注射することがあります。ただしステロイドには緑内障などの副作用がありますので、注射後は定期的な通院が必要になります。

治療の注意点

アレルゲンと接触すると再発するので、可能性のあるアレルゲンとの接触は可能な限り避けることが大切です。しかし目に入ってくるアレルゲンは遮断できない場合も多いため、人工的な涙液（人工涙液点眼薬）で目の表面を洗うことも有効です。しかしその場合は防腐剤フリーのものを使用してください。市販のアイカップ型の洗眼剤の使用は、まぶた周囲の汚れ、まぶたやアイカップに付着したアレルゲンが目に入ってくる可能性があるのでお勧めできません。

抗アレルギー点眼薬の副作用はほとんどありません。しかし、ステロイド点眼薬には緑内障や白内障などの副作用があります。また、ステロイド点眼薬や免疫抑制剤点眼薬は、ウイルス感染症を助長することがあります。ステロイド点眼薬や免疫抑制剤点眼薬を使用している場合は、決められたとおりに眼科を受診して、気になることがあれば担当医に相談してください。

3 流行性結膜炎（ウイルス性結膜炎）

ポイント

① 結膜炎には他人に伝染しやすいものがあり、「流行性結膜炎」と呼ばれます。

② 流行性結膜炎にかかると、しっかり治るまで（多くは1週間以上）職場や学校を休む必要があります。子どもの場合は保育所などに行けません。

③ 流行性結膜炎のほとんどはウイルスによるものです。

④ その中でアデノウイルスによる流行性結膜炎（流行性角結膜炎）は俗に「はやり目」といわれ、非常に伝染性の高い結膜炎です。

⑤ その他にエンテロウイルスによる出血性結膜炎も伝染性の高い流行性結膜炎です。

⑥ 患者さんの涙や目やに（眼脂）には多量のウイルスが含まれ、それが手や器具に付着して伝染します。患者さんの涙には発症してから約2週間はウイルスが含まれ、環境に付着したウイルスは約1ヵ月間感染力をもちます。

⑦ ウイルスには洗浄とアルコール消毒が有効です。手はよく洗い、患者さんが触れた可能性のある器具などは、アルコールで拭いてください。

⑧ ウイルスに効果のある点眼薬はなく、自然治癒を待つしかありません。大切なのは他人にうつさないことです。

結膜炎とは？

結膜炎は白目の皮（結膜）に起こる炎症です。原因には、細菌、ウイルス、アレルギー反応などがあります。ここではウイルスによる結膜炎について解説します。

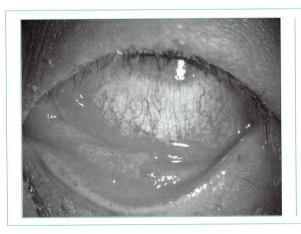

図1　アデノウイルスによる流行性結膜炎
結膜は腫れて強く充血し、多量の目やに（眼脂）があります。約半数の人で、耳の前のリンパ節が腫れます。

3 流行性結膜炎（ウイルス性結膜炎）

流行性結膜炎とは？

　アデノウイルスという感染力の強いウイルスによる結膜炎で、角膜（黒目）にも炎症を伴うことがあります（流行性角結膜炎）。その他、エンテロウイルスによる急性出血性結膜炎というものもありますが、頻度はアデノウイルスによるものに比べると少ないです。アデノウイルスによる結膜炎は、どこかでウイルスに感染してから3～10日後に突然発症します。この感染してから無症状の3～10日間を「潜伏期」といいます。

　アデノウイルスにはいくつかのタイプがあります。以前は、成人と子どもで感染しやすいタイプのアデノウイルスは異なっていて、子どもの結膜炎は成人にうつりにくく、成人の結膜炎は子どもにうつりにくいといわれていましたが、最近では、成人にも子どもにも感染するアデノウイルスがあることがわかり、要注意です。

症状

　充血・目やに・涙です。充血や目やには著しく、「朝起きると目が開かない」ほどひどい場合もあります。子どもの場合は、目だけでなく発熱や倦怠感などの全身症状を伴うことがあります。

　片目だけに発症した場合、多くの人が数日以内にもう片目に発症します。発症した目の下まぶたの内側（眼瞼結膜）に、濾胞という、粘膜の隆起が多くみられます。約半数の人で、耳の穴の前にあるリンパ節が腫れます（耳前リンパ節腫脹）。リンパ節腫脹は外から見てもわかりませんが、耳の前を指で押すと違和感や圧痛を感じます。片目だけの結膜炎の場合には、同じ側のリンパ節が腫れる場合が多いです。

　発症して最初の4～5日は、点眼治療をしていても充血や目やにの症状は改善せず、むしろ悪化していくことがあります。しかしこれは普通の経過で、発症してから10日から2週間程度で症状は自然におさまります。流行性角結膜炎では、急性期を過ぎると角膜に混濁が残ることがあります。これに対してステロイド点眼薬を用いることがあります（次項）。

ウイルス性結膜炎に対する治療

　現在、国内外ともアデノウイルスに対する特効薬はありません。治療は点眼薬による治療をすることが多いのですが、軽症の場合は無治療でよいです。

　ウイルス性結膜炎では、細菌の混合感染を予防するためや炎症（充血）の改善目的に、抗菌点眼薬やステロイド点眼薬がよく処方されます。しかしこれには明確な根拠はなく、海外では無治療のことが多いと聞きます。ですから軽症のウイルス性結膜炎は、無治療で様子を

症状や治療方法については個人差がありますので、担当医にお尋ねください。

見てよい場合もあると考えます。

近年、新しいタイプのアデノウイルスが流行性の結膜炎を引き起こすこと、およびその場合、治ったあとに角膜の表面に強い濁りを残す可能性が高いことがわかってきました。その混濁を予防する目的でステロイド点眼薬の使用が推奨されることがありますが、長期間のステロイド点眼薬使用は、緑内障や白内障を引き起こす可能性があります。いつまで点眼薬を使用し続けたらよいのか、担当医に確認してください。

アデノウイルスによる結膜炎は、ほとんどの場合2週間で治癒します。もし2週間、点眼治療を続けても充血や目やにや涙の症状が治らない場合は、再度担当医の診察を受けてください。クラミジア結膜炎やヘルペス性結膜炎はウイルス性結膜炎に症状が似ていることがあるからです。

人にうつさないために

ウイルス性結膜炎は非常に感染しやすく、病院内や保育所、職場などで爆発的に流行することがあります（アウトブレーク）。家族内感染もしばしば見られます。ウイルス性結膜炎そのものは2週間程度で自然におさまりますので、その間、他人にうつさないことが重要になります。

感染した人の涙の中には多量のウイルスがいて、そのウイルスが水場や濡れた衣類、タオルなどを介して伝染します。感染した人の涙が周囲の環境（ドアノブ、プッシュボタン、手すり、キーボードやマウス、診察機器、机や椅子や床など）に付着した場合、約1ヵ月間はウイルスが感染力をもって残っているといわれ、そこから二次感染が起こり得ます。子どもが夏場にプールでウイルスをもらってくることもよくあります。

一般的に発症から2週間以内は他人に感染させる可能性があります。周囲の人たち（家族や職場や学校など）は、感染者の涙が付着する可能性のあるものを周知して、それに触れないよう、触れた場合は手洗いを念入りに行ってください。家庭内では、感染者はお風呂は最後に一人で入り、風呂桶のお湯は残さず流す、洗濯物は分ける、などの工夫が必要です。

 現在、アデノウイルスを確実に消毒できる薬剤はありません。消毒用アルコールを含ませた綿や布で触れた物をきれいに拭いて、物理的にウイルスを除去することが重要です。

4 翼状片（よくじょうへん）

> **ポイント**
> ①翼状片とは、結膜が鼻側から角膜の上にかぶさってくるもので、原因は不明です。
> ②初期には症状はありませんが、進行すると視力低下、視野狭窄、そしてものが二重に見える（複視）などの症状が起こります。
> ③症状がない時期に治療の必要はありません。症状が起これば手術で切除します。
> ④手術で切除しても再発することがあります。再発すると進行スピードは速くなるので、早めの再手術が必要です。

翼状片とは？

白目（結膜）と黒目（角膜）の間には細胞レベルで境目があり、結膜は角膜の上に伸びてきません。しかしなんらかの原因で角膜と結膜の境目が障害されると、結膜が角膜の上に伸びてくることがあります。この状態を翼状片といいます（図1）。翼状片の多くは角膜の鼻側から生じますが、まれに耳側から生じることもあります。

症状

翼状片は、長い年月をかけてゆっくりと角膜の中央に向けて伸びていきます。先端が角膜の中心の近くまで達すると、乱視が強くなり視力が低下します。さらに進行すると、視野が狭くなり日常生活に支障をきたし、目の動きが悪くなって一つのものが二つに重なって見えるようになります（複視）。翼状片は血管が豊富なため、充血して美容上問題になることが

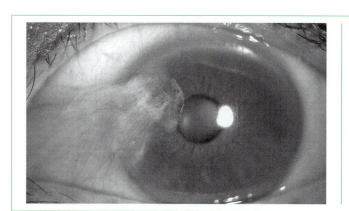

図1　翼状片
翼状片の多くは鼻側から伸びてきます。先端が中央部に達すると、乱視が強くなり視力が低下します。

あります。翼状片が分厚い場合は、異物感を生じます。

翼状片の原因

翼状片がなぜ発生するのか、まだよくわかっていません。赤道に近い地域に発症率が高いので、紫外線による角膜障害が原因ではないかといわれてきました。目の表面の慢性的な炎症も原因の一つとして考えられています。

治療とその注意点

①手術による切除

翼状片は、点眼薬や内服薬で治すことはできません。

翼状片は、症状がないうちは治療の必要はありません。しかし進行して視力低下、視野障害、複視などの症状が出てくると手術で切除する必要があります。手術は局所麻酔で行います。翼状片を切除してその欠損部を結膜で覆います。結膜は、翼状片切除部の近くから引っ張ってきて覆う方法と（結膜有茎弁移植）、翼状片切除部と異なる場所から結膜を切り取ってきて覆う方法（結膜遊離弁移植）があります。再発予防のためにマイトマイシンCという抗がん剤を希釈して、翼状片切除部に使用することがあります。

②術後経過

手術後は、一時的に結膜の充血が強くなりますが、次第に症状はおさまります。結膜を縫った糸が残っている間は異物感やなみだ目がありますが、抜糸すると症状はおさまります。吸収糸の場合は抜糸の必要はありませんが、非吸収糸を使った場合には手術後約1週間で抜糸します。手術後早期は角膜の表面が欠損していることがありますが、点眼や軟膏を用いた治療により、ほとんどがすみやかに治癒します。

③翼状片の再発

翼状片を手術で切除しても、5％程度の確率で再発します。再発した場合は手術前よりも進行が速く、比較的短期間で（術後3〜12ヵ月くらいで）角膜に覆いかぶさってきます。ですから再発した場合は早めの再手術が必要です。

再発に対する手術では、初回手術時よりもはるかに広い範囲の結膜を切除し、結膜下の増殖組織（テノン嚢）を十分に切除します。マイトマイシンCを使用し、他の部分の結膜をもってきて切除部を覆います。切除範囲が広くて自分の結膜で覆いきれない場合は、ドナー角膜（アイバンクの角膜）や羊膜などを移植することがあります。

5 結膜弛緩症（けつまくしかんしょう）

> **ポイント**
> ①結膜弛緩症は、加齢により結膜がたるむことです。
> ②症状は、「目がベチャベチャする」「ごろごろする」「すっきりしない」など、ドライアイの症状と似ています。
> ③実際にドライアイを合併することがあります。
> ④治療はまず点眼、それで改善がなければ手術をします。

結膜弛緩症とは？

結膜とは、白目の表面を覆っている薄い皮です。結膜は、その下にあるテノン嚢（のう）や強膜（きょうまく）と接着していますが、加齢により接着が弱くなると結膜はたるんでしまって、たるんだ結膜が下まぶたと目の表面に間に挟まってしまいます（図1矢印）。これを「結膜弛緩症」といいます。結膜弛緩症は頻度が高く、60歳以上のアジア人では40％以上にみられます。

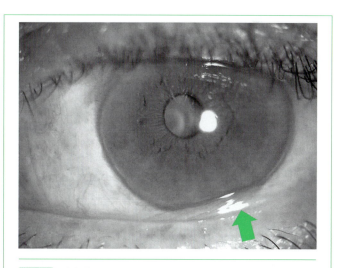

図1　結膜弛緩症

症状

目の違和感、不快感を訴えます。目の表面の涙の分布にムラが生じ、その結果、ドライアイになることがあります。「いつも涙が出ているようなベチャベチャした感じがする」「いろいろな点眼薬を入れても異物感が治らない」「何だかスッキリしない」などと訴えることが多いです。

治療

結膜弛緩症は、症状がなければ治療の必要はありません。ドライアイがある場合は、ヒア

症状や治療方法については個人差がありますので、担当医にお尋ねください。

ルロン酸ナトリウム系の点眼薬を保湿目的に使用します。ドライアイ専用の点眼薬を使用する場合もあります。点眼薬で症状が改善しない場合は、手術を行います。手術は局所麻酔で行い、弛緩した結膜を短縮します。

治療成績、副作用など

点眼による副作用はほとんどありません。手術を行っても症状が改善しない場合があり、症状が改善しても経過中に症状が再発する可能性があります（頻度不明）。気になることがある場合は、担当医にご相談ください。

MEMO

角膜の病気と手術

1 水疱性角膜症

ポイント

①角膜（黒目の皮）が透明であるためには、角膜の内側にある細胞（角膜内皮細胞）が働いていることが重要です。

②角膜内皮細胞の働きが悪くなると、角膜は白く濁ってきて、見えなくなってしまいます。これを水疱性角膜症といいます。

③原因は、レーザー治療、手術、炎症、コンタクトレンズなどです。

④角膜はいったん濁ると戻りません。視力が低下するほか、痛みを伴うことがあります。

⑤根本治療は角膜移植です。最近は手術方法が進歩して、術後の乱視などが軽くなりました。

✚ 角膜混濁：角膜が濁る病気

角膜とは黒目の皮で、光が目に入るのに最初に通過する膜です。光が通過するには、当然、角膜は透明でなければいけません。角膜が濁ってしまうことを角膜混濁といいます。角膜混濁は原因により次のように大きく分けることができます。

①感染やアレルギーによる炎症

②遺伝性の病気（ジストロフィなど）により生じる角膜沈着物による混濁

③角膜のキズが治ったあとの混濁

④角膜の腫瘍（上皮性腫瘍：角膜の表面の細胞の異常増殖）による混濁

⑤「水疱性角膜症」による混濁

ここでは、⑤水疱性角膜症について解説します。

✚ 水疱性角膜症とは？

角膜が透明であるためには、非常にたくさんの生体システムが働いています。ここでは「角膜内皮」に注目しましょう（図1）。角膜内皮は目の中の水（前房水）に直接ふれていま

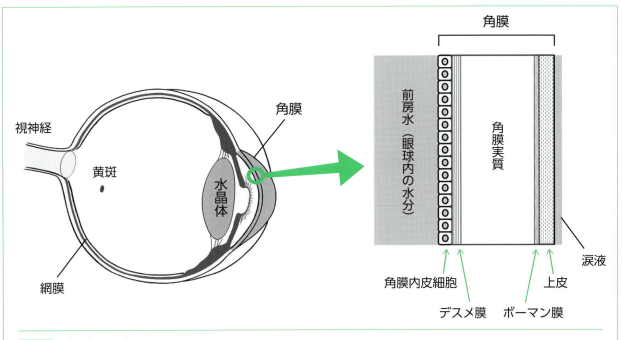

図1 角膜のしくみ
角膜の一番内側には角膜内皮細胞という細胞が一層に並んでいます。これを角膜内皮といいます。角膜内皮細胞は、いったんダメージを受けると回復できません。

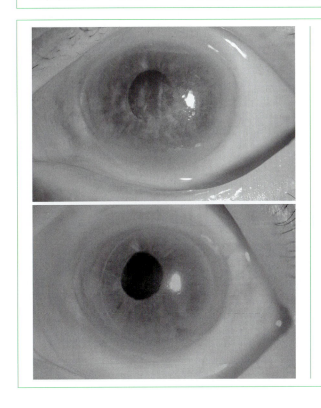

図2 水疱性角膜症(上)とその角膜移植後(下)
角膜内皮がダメージを受けると角膜がくもります（上）。手術は、DSAEKという角膜内皮移植を行いました。DSAEKでは糸を使わないので術後の乱視が少ないことが特長です。

す。この前房水は角膜内皮を通過して、角膜の実質に入っていきます（図1）。角膜内皮の細胞（角膜内皮細胞）は、角膜実質に入り込んだ水を汲み出して再び目の中（前房）に戻す、ポンプのような働きをしています。

　この角膜内皮細胞が何らかの原因でダメージを受けると、角膜に浸入した水を汲み出すこ

とができず、角膜は白く濁り、むくんで分厚くなってしまいます。この状態が「水疱性角膜症」です。

水疱性角膜症の症状

全体的にかすんで見えにくくなります。かすみはゆっくりと悪化し、良くなることはありません。また、角膜の表面にキズができると（角膜上皮障害）、目が非常に痛くなります。

水疱性角膜症の原因

①レーザー虹彩切開術後、②白内障などの眼科手術後、③角膜内皮ジストロフィ、④角膜移植後の拒絶反応、⑤角膜内皮に炎症がある場合、⑤長年のコンタクトレンズ装用、などが挙げられます。

① レーザー虹彩切開術は緑内障に対するレーザー治療です。水疱性角膜症の原因として最も多いのがこのレーザー治療です。レーザー虹彩切開術後になぜ角膜内皮細胞が障害されるのかはわかっていませんが、慢性的な前房水（角膜の内側にある水）の流れの変化や温度の変化などが角膜内皮にダメージを与えるのではないかという説があります。

② 次に多いのが、目の手術で角膜内皮細胞がダメージを受けた場合です。角膜内皮細胞は正常の半数程度に数が減っても水疱性角膜症にはなりません。ですから通常の手術では水疱性角膜症にはなりませんが、何らかの原因で手術前から角膜内皮細胞が少なかったり、手術が難しくて長時間を要した場合などは、手術後に水疱性角膜症になってしまうことがあります。

③ 遺伝的に角膜の内皮に異常をきたす病気（遺伝性角膜内皮ジストロフィ）では、進行すると水疱性角膜症になります。

④ 角膜移植後の角膜が拒絶反応を起こした場合などに水疱性角膜症が生じることがあります。

⑤ 角膜内皮に炎症があるとダメージを受けて水疱性角膜症になります。炎症の原因はウイルスなどが考えられています。

⑥ 長年（10〜20年以上）コンタクトレンズの装用を続けていると角膜内皮細胞が減少します。特に昔のコンタクトレンズは酸素透過性が低かったので、角膜内皮に対するダメージが大きかったのです。長年コンタクトレンズを使っている人は、申告してください。

水疱性角膜症の検査

角膜内皮細胞の数は測ることができます（角膜内皮細胞数測定検査、スペキュラマイクロスコピー）。眼科手術の前にはこの検査を行って、手術後に水疱性角膜症になるリスクがどの程度かを判定します。正常な人では角膜内皮細胞の数は1 mm^2 あたり2,000〜3,000個程度です。目に手術をすると、角膜内皮細胞は必ず減少します。ですから、手術前の角膜内皮細胞数は1 mm^2 あたり1,000個以上は必要で、800個以下になると手術後に水疱性角膜症になるリスクが非常に高くなります。

水疱性角膜症の治療

薬物治療としてはステロイド剤の点眼や注射です。疼痛に対しては、治療用ソフトコンタクトレンズ装用や眼軟膏の塗布を行います。薬物治療が無効の場合は手術の適応になります。従来、水疱性角膜手術に対する手術は全層角膜移植術でした。これは角膜の中央部をまるごと（全層）置き換える手術ですが、術後に乱視が多く、視力が良くないことが問題点でした。近年は、角膜内皮だけを移植する手術（Descemet's-stripping automated endothelial keratoplasty: DSAEK）が主流となっています。角膜移植の詳細については別項で説明します。

表1　水疱性角膜症の治療とその特徴

	治療	長所	短所	備考
内科治療	ステロイド（点眼、注射）	入院が不要	効果に限界がある	対症療法
	コンタクト装用	簡便	手入れが煩雑	疼痛対策
	眼軟膏	簡便	効果に限界がある	疼痛対策
外科治療	全層角膜移植術	根本治療	乱視が多く、拒絶反応が起こる	根本治療
	角膜内皮移植術（DSAEK）	根本治療　術後乱視が少ない	手術がやや難しい、拒絶反応が起こる	根本治療で現在主流

2 角膜感染症

ポイント

①角膜（黒目）に微生物が感染することがあります。これを角膜感染症といいます。
②原因は、稲や木の枝などで目を突くことや、コンタクトレンズによる目のキズのほか、抗菌薬やステロイドの長期使用、ドライアイ、汚物の飛入などがあります。
③治療は抗菌薬や抗真菌薬、抗ウイルス薬の点眼や内服、点滴です。早急で厳重な治療が必要です。
④治療に抵抗性で、目に孔があいたり角膜に強い濁りが残って失明することがあります。

角膜感染症とは？

角膜（黒目）に微生物が感染して起こります。原因となる微生物は、細菌、真菌（カビ）、ウイルス、および原虫（アメーバなど）です。角膜は本来、お椀のように球面で透明ですが、炎症があると変形したり混濁したりします（図1）。充血、目やに、異物感、眼痛、視力低下などの症状が出ます。炎症が強い場合や、治療に抵抗して進行すると、角膜が融けて孔があくことがあります（角膜穿孔）。

角膜感染症のメカニズム

人の目の表面は無菌ではなく、さまざまな細菌や真菌がバランスを保って生息しています（常在菌）。何らかの原因でそのバランスが崩れると、特定の微生物が目の表面で増えてしまいます。これが角膜感染症です（図1）。バランスが崩れる原因には、抗菌点眼薬の長期

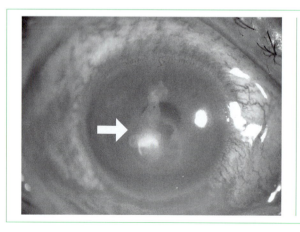

図1 角膜感染症の例
コンタクトレンズによる細菌感染症です。角膜の中央部が白く混濁しています（矢印）。結膜には強い充血があります。視力は低下して戻らないことがあります。

症状や治療方法については個人差がありますので、担当医にお尋ねください。

使用や、極端なドライアイ、汚染された液体の飛入、汚染物による受傷などがあります。汚染物による受傷には、植物（稲や木の枝）などで目を突いたり、土や小石の飛入、適切な管理がされていないコンタクトレンズなどが挙げられます。

　それに対してウイルスによる感染の多くは、体内に潜んでいたものが原因です。つまり幼少期にウイルス感染があり、その後ずっと目の奥の神経に潜んでいた（潜伏感染していた）ウイルスが、何らかのきっかけで突然角膜に出てきて発症します。これを再帰感染といいます。再帰感染のきっかけには、ステロイド薬の使用などによる免疫抑制状態や、眼のケガなどがあります。ウイルス感染の代表的なものに角膜ヘルペスがあり、これは別項に解説します。

治療

　感染症の治療の原則は、原因となる微生物を特定し、その微生物に効果のある薬剤を投与することです。

　原因微生物を特定するために、メスなどで角膜の感染部分をこすり取って顕微鏡で調べたり、培養検査を行うことがあります。培養検査で微生物が検出されれば、どの薬剤が効くのかを調べます（薬剤感受性検査）。これらの検査には、通常、数日から1週間以上必要です。

　しかし角膜を含む感染症は、一刻も早く治療を始めなければ手遅れになる可能性があります。ですから通常は、培養検査や薬剤感受性検査などの結果を待たずに、治療を開始します。これを「初期治療」といいます。

　初期治療では原因微生物を推測し、それに効果のある薬剤を投与します。原因微生物の推測には、前述の顕微鏡で調べた結果のほかに、それまでの生活歴、病歴（受傷歴）、治療歴、そして角膜の濁り（角膜混濁）の性状や、結膜や眼内の炎症の状態などの情報が大きなヒントとなります。

　初期治療で推測される微生物は1種類とは限りません。可能性のあるすべての微生物を標的にするために、複数の薬剤を組み合わせて同時に使用することがあります。

　そして、培養検査の結果が判明した段階で、初期治療を見直します。見直しにより治療方針が変わらないこともありますが、使用していた薬剤を絞り込んだり、あるいは結果によっては治療方針を大幅に変えることもあります。

厳重な治療が必要です

　治療は担当医の指示どおりに厳重に行う必要があります。重要

症状や治療方法については個人差がありますので、担当医にお尋ねください。

重症の場合には点眼薬を1時間ごとに点眼することもあります。つまり起きている間、1日に合計10回以上点眼することになります。しかし「点眼したら目がしみる」などの理由で、勝手に回数を減らしてはいけません。点眼をおろそかにすると、炎症が長引いて治りが悪くなり、結果的に角膜が白く濁って重い視力障害が残ります。

角膜感染症では適切な治療を開始しても、数日ですぐに見え方が良くなることは少なく、視力が改善するには早くても1週間、遅い場合は数ヵ月以上かかることもあります。ですからすぐに見えなくても、治療をあきらめてはいけません。

 突然、あたたかい涙が多量に出てきたら、角膜が溶けて孔があいてしまった可能性があるので、すぐに担当医に報告してください。場合によっては緊急手術が必要です。

治療方法とその合併症

治療方法では、点眼薬や眼軟膏の点眼・点入のほか、内服や点滴のような全身投与が必要になることがあります。たくさんの薬剤を使いますので、以下の点に注意をしてください。

①薬剤アレルギーの経験がある場合は、担当医や看護師に必ず申し出てください。

②抗菌薬を内服や点滴で全身投与すると、胃腸の調子が悪くなることがあります。下痢が出始めたら、すぐに担当医や看護師に報告してください。

③その他、気づいたことがあれば、すぐに報告してください。

角膜感染の予後

軽症ですみやかに治療を開始した場合は、もとの視力に戻ることがあります。しかし重症の場合や、治療開始が遅れたり、治療に抵抗性のある場合には、視力が戻らないことがあります。薬剤だけで炎症が治らない場合や角膜に孔があいた場合には、角膜移植などの手術が必要になることもあります。角膜移植については別項を参照してください。

3 角膜ヘルペス

> **ポイント**
> ①単純ヘルペスウイルスにより、角膜（黒目）に炎症が起こることがあります。これを角膜ヘルペスといいます。
> ②体調不良やストレスなどがきっかけになります。
> ③治療方法は、病変がどこに出ているか（上皮か、実質か）によって異なります。
> ④上皮型は抗ウイルス薬の軟膏、実質型はステロイド薬の点眼や軟膏と抗ウイルス薬で治療します。

ヘルペスって何？

ヘルペスとは「水ぶくれ」のことで、水ぶくれを引き起こすウイルスを「ヘルペスウイルス」といいます。ヘルペスウイルスは多くの人が知らないうちに持っていて、人から人へと感染します。感染しても軽症で気づかないことが多く、それほど頻繁に怖い病気を引き起こすものではありません。しかし体調が悪かったり免疫能が低下していると、脳炎や肺炎など、命にかかわる重篤な感染症を引き起こすことがあります。

人に感染するヘルペスウイルスは9種類あります。その中で、単純ヘルペスウイルスは、角膜（黒目）に炎症を起こすことがあり、これを「角膜ヘルペス」といいます。

角膜ヘルペスとは？

幼少期にほとんどの人は単純ヘルペスウイルスに感染しています。単純ヘルペスウイルスは、一度感染すると、その後は生涯、目の奥の神経に潜んでいます（潜伏感染）。潜んでいる時期は無症状ですが、何らかのきっかけで、突然角膜に出てきて角膜ヘルペスを起こします。これを「再帰感染」といいます。再帰感染のきっかけには、体調不良やストレス、ステロイド薬の使用などによる全身的な免疫抑制状態や、眼のケガなどがあります。

角膜ヘルペスには、大きく分けて2つのタイプ（病型）があります（図1）。一つは、角膜の表面にある「角膜上皮」に病変が出るもので、上皮型角膜ヘルペス（以下、上皮型）と呼びます（図2）。もう一つは、角膜の中間層にあたる「実質」に病変が出るもので、実質型角膜ヘルペス（以下、実質型）と呼びます（図3）。

症状や治療方法については個人差がありますので、担当医にお尋ねください。

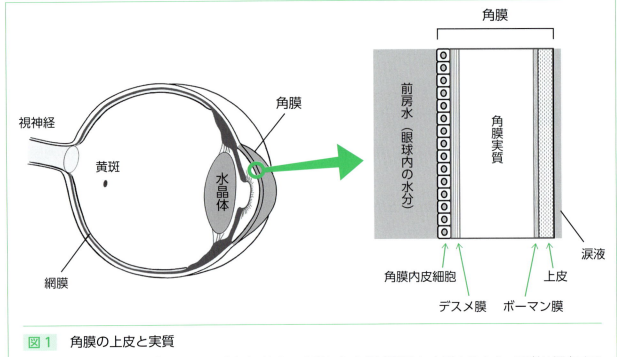

図1　角膜の上皮と実質

角膜ヘルペスは、病変が上皮にある「上皮型」と、実質にある「実質型」に大別されます。両者は混在することもあります。

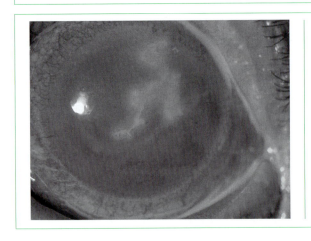

図2　上皮型角膜ヘルペス

角膜上皮に枝分かれのある病変（樹枝状潰瘍）や、それが拡大した地図状潰瘍があります（灰色部）。この写真は、角膜（黒目）のキズ（病変）がわかりやすくなるように色素で染めたものです。

角膜ヘルペス（1）　上皮型角膜ヘルペス（図2）

　上皮型は単純ヘルペスウイルスが角膜の上皮細胞（角膜表面の細胞）に再帰感染して起こります。健康な角膜は表面にキズはなく透明ですが、上皮型ヘルペスにかかると角膜表面にキズ（潰瘍）ができます。症状は、充血、眼痛、視力低下などで、特にコロコロとした異物感が強いです。炎症が強い場合は、角膜が融けて孔があくこと（角膜穿孔）があります。

上皮型ヘルペス角膜炎の治療とその副作用

　上皮型は単純ヘルペスウイルスの感染によって起こるので、抗ウイルス薬の眼軟膏が治療の中心です。ステロイド薬はかえって病態を悪くするため、使用しません。

抗ウイルス薬の軟膏は、長期間使用すると角膜上皮を痛めてしまう可能性がありますので、担当医から指示された回数・期間を必ず守ってください。一般的に上皮型では、眼軟膏を最初の1週目は1日4〜5回、2週目は1日2〜3回使用して、合計2週間で治ることが多いです。それを超えて3週目や4週目にも抗ウイルス薬の眼軟膏を使用することもありますが、その場合は1日1〜2回に減らします。もし1日4回以上を1ヵ月以上使っている場合は、担当医に相談してください。

抗ウイルス薬の内服により、腎臓の働きが悪くなったり皮膚に発疹が出ることがまれにあります。内服時には水分を多めにとるように心がけてください。もともと腎臓が悪い人は、必ず担当医に申し出てください。

角膜ヘルペス（2）　実質型角膜ヘルペス（図3）

実質型は上皮型と異なり、単純ヘルペスウイルスに対する免疫反応で起こります。実質型角膜ヘルペスでは角膜が腫れて変形し、混濁します。目の中にも炎症が出ることが多く、それにより眼圧が上がることがあります（続発緑内障）。実質型角膜ヘルペスは再発することがあり、再発をくり返すと角膜に血管が侵入して血液成分が析出して強い混濁を残すことがあります（壊死性角膜炎）。この場合は大幅に視力が低下し、回復しません。

実質型ヘルペス角膜炎の治療

実質型は単純ヘルペスウイルスに対する免疫反応がその原因ですから、ステロイド薬による治療が主体となり、抗ウイルス薬の軟膏や内服は補助的に使います。実質型の治療は、再発のくり返しや上皮型の併発などにより複雑となり長期にわたることがあります。これは次項に説明します。

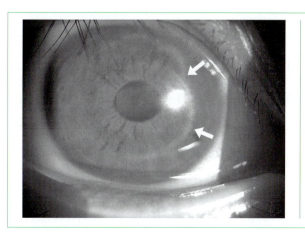

図3　実質型角膜ヘルペス
角膜の一部が円形に混濁しています（矢印）。

上皮型と実質型は併発することがある

　上皮型と実質型が同時に起こることがあります。その場合は、抗ウイルス薬の眼軟膏や内服による上皮型の治療を先に行い、それが改善してからステロイドを用いた実質型の治療に移ります。治療により上皮病変が治ってきても実質病変は残っているために視力は悪いままのことがありますが、あわてないでください。時期をみてステロイド薬による実質型の治療を開始すれば、ほとんどの場合で視力は徐々に改善します。

　上皮型と実質型が併発した場合は、治療により上皮型が治っても抗ウイルス薬の眼軟膏を継続して使うことがあります。しかし、上皮型の再発を防ぐために眼軟膏を1日1回で数ヵ月～数年間使うことはありますが、1日4回で1ヵ月以上も使わなければならないことはまれです。眼軟膏の頻回使用が長期間に及ぶ場合は、担当医に相談してください。

　上皮型の場合と同じく、抗ウイルス薬の内服は、腎機能の悪化や皮膚発疹を起こすことがまれにあります。内服時には水分を多めにとるように心がけてください。そしてもともと腎臓が悪い方は、必ず担当医に申し出てください。

ヘルペス角膜炎の予後

　ヘルペス角膜炎が軽症で、すみやかに治療を開始した場合は、たいてい元の視力に戻ります。しかし重症の場合や、治療開始が遅れたり、治療に対する反応が悪い場合には、視力が戻らないことがあります。強い炎症により角膜に孔があいた場合や角膜に混濁が残った場合には、角膜移植などの手術が必要になることがあります。角膜移植については別項を参照してください。

　角膜ヘルペスは、上皮型・実質型のいずれの病型も治ってから数ヵ月～数年後に再発することが多いです。上皮型が再発すると上皮型になるとは限らず、実質型になることもあります。実質型も同様で、再発時に実質型になるとは限らず、上皮型になることがあります。ですからその時々で、病型に合わせた治療が必要です。

ヘルペス角膜炎の治療は長期にわたることがある

　実質型の場合は、それが治った後もステロイド薬を長期間使用することがあります。その場合、上皮型病変の出現に注意すべきです。もし上皮型病変が出ているのにステロイド薬を継続して使用すると、上皮病変が悪化して複雑な病態となり、ひどいときは角膜穿孔を起こします。

　実質型が治った後にステロイド薬をどのように使うかは、専門家の間でも意見が分かれる

ところで明確な答えはありません。ステロイド薬の使用が長期間に及ぶ場合は、その必要性について担当医の意見を聞いてください。

以上のように、角膜ヘルペスは、(同じくウイルス感染である) 風邪のように治ったらおしまいとはいかず、担当医との信頼関係のもとに、一生付き合っていかなければならない病気です。

帯状疱疹に伴う角膜炎

角膜ヘルペスに似ている病気の一つに、帯状疱疹に伴う角膜炎があります。帯状疱疹は、幼少期に感染した水痘・帯状疱疹ウイルスの再帰感染によって起こります。水痘・帯状疱疹ウイルスはヘルペスウイルス属の一種で、普段は全身の神経に潜んでいる（潜伏感染）ため無症状です。しかし体調不良やストレス、ステロイド薬の使用などによる全身的な免疫抑制状態などがきっかけとなって水痘・帯状疱疹ウイルスが再活性化すると、突然体に痛みを伴う皮疹が出てきます。皮疹が顔面に出てきたとき、特に鼻の先まで広がったときは、目にも炎症が出る可能性が高くなります（図4）。

炎症が出る部位は人によってさまざまです。角膜炎では、角膜ヘルペスと同じく上皮や実

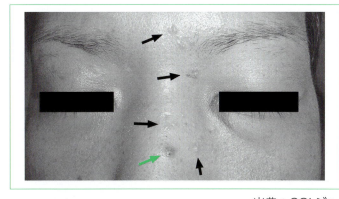

図4 顔面の帯状疱疹
痛みを伴う水疱ができます（黒矢印）。水疱が鼻の先まで広がっています（緑矢印）。

出典：COIジャーナル Vol.18、2016.6、p.28、図2、医科学出版社

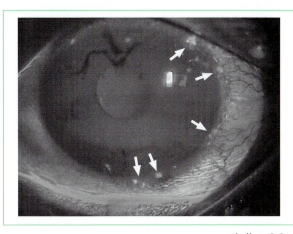

図5 水痘・帯状疱疹ウイルスによる上皮型の角膜炎
角膜周辺に偽樹枝状の病変が多発しています（矢印）。この写真は、角膜（黒目）のキズ（病変）がわかりやすくなるように色素で染めたものです。

出典：COIジャーナル Vol.18、2016.6、p.25、図1ｂ、医科学出版社

質に病変が出ます（図5）。他にも、白目の炎症（結膜炎、強膜炎）、眼の中の炎症（ぶどう膜炎、網膜炎）、眼圧上昇（続発緑内障）、神経の炎症（視神経炎、眼筋麻痺）などが起こりえます。症状は病変によって異なりますが、充血、異物感、眼痛、まぶしさ、視力低下などが起こります。

帯状疱疹に伴う角膜炎の治療と予後

水痘・帯状疱疹ウイルス角膜炎の場合は、抗ウイルス薬とステロイド薬を比較的早期から併用します。

皮膚に帯状疱疹を発症した場合は、必ず皮膚科も受診してください。重症度に応じた抗ウイルス薬の全身投与（内服や点滴）が必要です。眼科では、必要に応じて目の炎症に対する治療を行います。目の炎症は、皮疹が治った後に出てくることが多いため、帯状疱疹のあと目に異常を感じたら早めに眼科を受診するようにしてください。

水痘・帯状疱疹ウイルスによって引き起こされる目の中の炎症は、単純ヘルペスウイルスによるものよりも強い傾向があります。予後は病変が出た部位、炎症の程度、治療開始までの期間などに依存しますが、角膜の上皮病変が悪化することはまれです。

4 円錐角膜

ポイント

①円錐角膜は、角膜の中央が次第に突出してくる病気で、原因は不明です。
②次第に乱視が強くなって視力が落ちてきます。
③乱視矯正のためにハードコンタクトレンズの装用が必要です。進行してハードコンタクトレンズで視力が矯正できなくなると、角膜移植を行うことがあります。
④ハードコンタクトレンズは必ず決められたとおりにケアを行ってください。
⑤経過中、急に角膜が白く濁ることがあります（急性水腫）。

円錐角膜とは？

角膜（黒目）は本来、球の表面のように丸くなっていますが、時にラグビーボールのように角膜の中央部が突出してくることがあります。これを円錐角膜といいます（図1）。ほとんどの場合、円錐角膜は両眼性で、進行すると強い不正乱視を生じ、視力が低下します。高度に変形すると、顔を横から見たときに、角膜が尖っているように見えることもあります。

円錐角膜の進行と予後

円錐角膜の多くは10～20歳代に始まります。円錐角膜の初期で、角膜の変形や乱視が軽度の場合は通常の診察では診断できません。診断には角膜形状解析という特殊な検査が必要です（図2）。

円錐角膜は徐々に進行します。進行とともに乱視が強くなり、眼鏡では矯正が不可能に

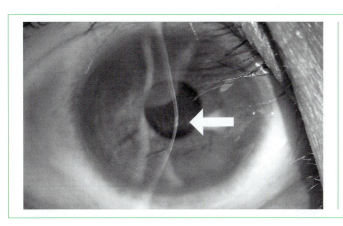

図1　円錐角膜のスリット光による観察
角膜中央の少し下がうすくなり、突出しています（矢印）。

症状や治療方法については個人差がありますので、担当医にお尋ねください。

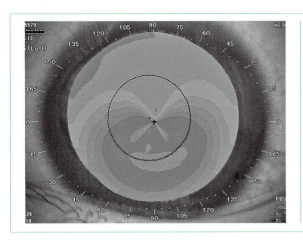

図2 円錐角膜の角膜形状解析
色の赤いところは角膜のカーブが強い部分です。円錐角膜では図のように角膜のカーブが上下で大きく異なり、非対称になります（カラーPDF参照）。

なってきます。また、経過中に角膜の内側の膜（デスメ膜）が裂けて、突然、角膜が極端に白く腫れ上がることがあります。これを急性水腫といいます。急性水腫の濁りは自然軽快することもありますが、多くの場合で角膜の濁りが残ったり、角膜の形状が急激に変化して固定します。

円錐角膜は進行性の病気ですが、進行の程度やスピードは人により、あるいは同じ人でも左右眼で違いがあります。そしてほとんどの場合は40歳代で進行が止まります。

原因と治療

円錐角膜は炎症に伴う変形ではなく、原因は不明です。アトピー性皮膚炎やダウン症候群の人には比較的高頻度に円錐角膜が発生します。

円錐角膜の初期は眼鏡で矯正が可能です。しかし進行すると不正乱視が強くなるために眼鏡では矯正が難しくなり、ハードコンタクトレンズの装用が必要になってきます。ソフトコンタクトレンズは不正乱視を矯正できませんので、円錐角膜には向いていません。

さらに円錐角膜が進行してハードコンタクトレンズの装用が難しくなってきた場合、ソフトコンタクトレンズを装用した上からハードコンタクトレンズを装用することがあります（ピギーバック法といいます）。さらに円錐角膜が進行すると、手術（角膜移植）が必要になることがあります。

治療の注意点・合併症

①コンタクトレンズに関する注意点

円錐角膜では角膜の形がいびつなのでハードコンタクトレンズによる角膜のキズができやすく、予防的、あるいは治療目的に点眼薬を使用します。コンタクトレンズ装用をする

場合は角膜感染症に注意が必要です（「**角膜感染症**」の項を参照）。感染症の予防には正しいレンズケアが重要です。コンタクトレンズは決められたケア方法を厳守してください。また、年に1〜2回の定期検査を受け、円錐角膜が進行していないかどうか、コンタクトレンズのフィッティングが良いかどうかについてチェックを受ける必要があります。

②急性水腫

前述したように、角膜内面の膜（デスメ膜）が裂けて角膜が急に白く腫れ上がることがあります。これを急性水腫といいます。急性水腫後は、角膜形状が急激に変化したり、角膜に白い濁りを残したりすることが多く、急性水腫を起こす前までに使っていたハードコンタクトレンズが装用できなくなります。

急性水腫を発症したら、炭酸脱水酵素阻害薬という薬を内服しながら、清潔なガーゼを目を閉じた上から当て、その上から眼帯をして目を少し圧迫します。感染予防のために抗菌薬の点眼や眼軟膏を使用することがあります。眼痛が強い場合は、非ステロイド消炎薬の点眼をすることもあります。

③角膜移植

円錐角膜が進行してハードコンタクトレンズによる矯正が不可能になったり、角膜が濁ってしまった場合には、角膜移植を行います。この場合は、全層角膜移植や深層層状角膜移植という種類の手術を行います。これらに関しては「**角膜の手術**」の項で説明します。

✚ 新しい治療

最近、円錐角膜の発症初期に角膜クロスリンキングという特殊な治療を行うと円錐角膜の進行が抑えられることがわかってきました。しかし2017年の時点では日本国内で保険診療として認められていません（自費診療になります）。実施できる施設も限りがありますので、興味がある場合は担当医に尋ねてみてください。

5 角膜の手術（角膜移植）

ポイント

①角膜に濁りや感染、穿孔や変形を生じた場合に、他人の角膜を移植する場合があります。これを角膜移植といいます。

②角膜移植にはさまざまな方法（術式）があり、それぞれに適応や長所、短所があります。

③角膜移植をしてもすぐによく見えるわけではありません。視力回復には一定の期間が必要です。

④移植した角膜がうまく働かないことがあります（拒絶反応）。拒絶反応の予防のために、手術後は長期間の点眼が必要です。

⑤術後に感染症や緑内障を起こすことがあります。

⑥再移植が必要な場合があります。

角膜の手術（角膜移植）とは？

何らかの原因で混濁したり変形してしまった角膜を、透明で正常な形の他人の角膜（ドナー角膜）に置き換える手術です（図1）。本項では主として、ドナー角膜（他の人が提供してくれた角膜）を用いた角膜移植について説明します。

角膜移植が必要な場合

角膜移植が必要になる主な病態は以下のとおりです。

①角膜の感染やアレルギー反応などにより、角膜に混濁が残った場合や穿孔した場合

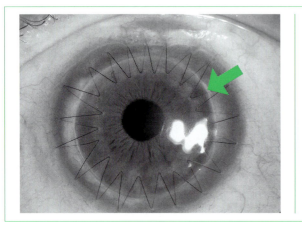

図1 全層角膜移植術後（表1 参照）

黒いナイロン糸で透明なドナー角膜（移植角膜）を縫い付けています。白い丸いライン（矢印）の内側が移植された角膜です。濁った角膜はこのラインに沿って丸く切除され、そこへ新しい透明なドナー角膜を移植します。

②水疱性角膜症（角膜の内側の細胞が障害され角膜が白く濁る）
③円錐角膜でハードコンタクトレンズの装用が困難な場合
④角膜のケガや火傷で、縫合や修復が難しい場合
⑤角膜ジストロフィの一部
⑥角膜や結膜の腫瘍の一部

角膜移植の種類

角膜移植には、表1に示したようなものがあります。それぞれに適応や長所・短所があり、担当医が総合的に判断して適切な術式を選択します。なお、角膜移植を理解するために図2を参照してください。

角膜移植後の注意点と合併症

角膜移植には表に示したようにたくさんの種類があります。手術の方法により適応や、リスクの種類・頻度が異なります。また、患者さん個々の状態によって手術後の合併症リスクは異なってきますので、あなた自身の詳しい状況は担当医から説明を受けてください。

表1 角膜移植の種類と特徴

術式	説明	主な適応疾患	術後の乱視	拒絶反応	術後の緑内障	その他
全層角膜移植	角膜の全層を移植する	角膜白斑 水疱性角膜症 角膜感染症	強い （視力が悪い）	あり	多い	最も基本的な角膜移植手術 手技が単純で、確立されている 駆逐性出血のリスクがある※
表層角膜移植	角膜の浅い層だけを移植する	角膜白斑 角膜穿孔	強い （視力が悪い）	少ない	なし	角膜の切除量が少ない
深層層状角膜移植	デスメ膜と内皮以外の層を移植する	角膜白斑 円錐角膜	強い （視力が悪い）	少ない	少ない	手術手技が煩雑
角膜内皮移植	角膜の深い層と内皮を移植する	水疱性角膜症	弱い （視力が良い）	少ない	少ない	内皮細胞が若干損傷される 手技がやや煩雑 術後数時間は仰向け安静
デスメ膜内皮移植	角膜のデスメ膜と内皮だけを移植する	水疱性角膜症	弱い （視力が良い）	ほとんどない	少ない	内皮細胞が損傷される 手術手技が確立していない 術後数時間は仰向け安静
角膜上皮移植	角膜の外層（上皮層）を移植する	瘢痕性角結膜上皮症	原疾患による	非常に多い	なし	羊膜や抗癌剤を使用することがある

※全層角膜移植は手術中に移植部分を丸く大きく切除するので（図1）、手術中に眼球が虚脱しやすく、駆逐性出血と呼ばれる失明に至る大出血のリスクがあります。その他の手術方法では、眼球が手術中に虚脱しないので駆逐性出血のリスクは低いのですが、手技がやや煩雑なのが欠点です。

症状や治療方法については個人差がありますので、担当医にお尋ねください。

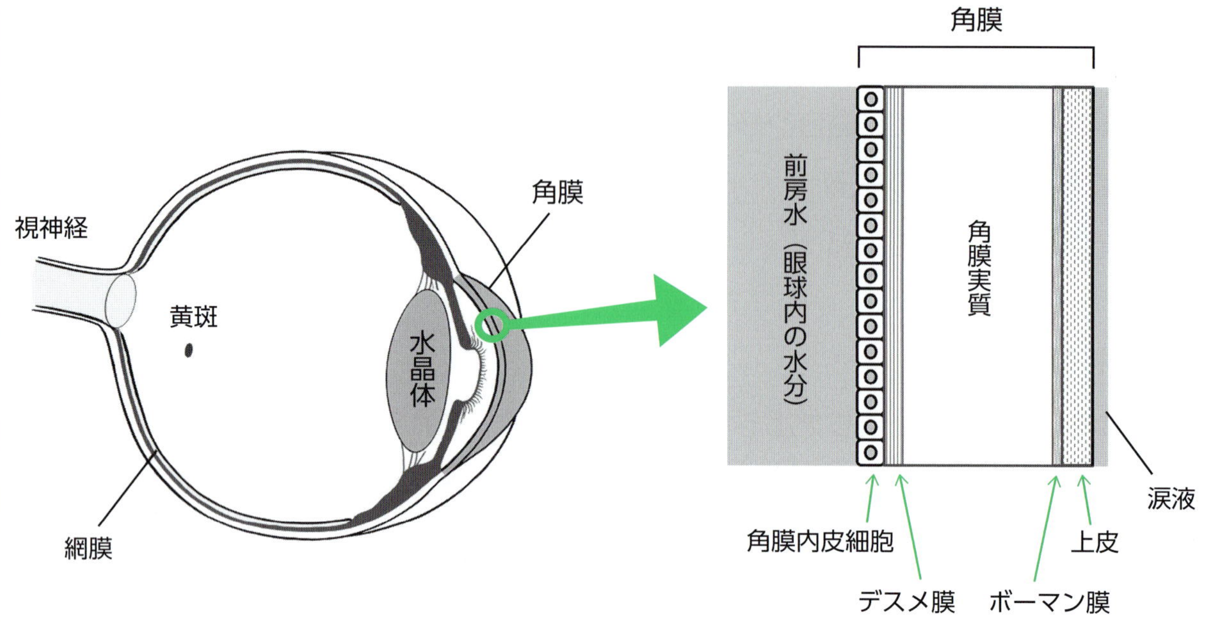

図2　角膜の解剖と角膜パーツ移植

角膜は表面から角膜上皮、ボーマン膜、角膜実質、デスメ膜、角膜内皮の5層をなしています。従来はこの5層をすべて切り抜いて（切除して）角膜を移植していました（全層角膜移植）。しかし近年は医学の進歩により、角膜の各層を個別に移植できるようになり、疾患によって手術を使い分けるようになりました（表1）。これを「角膜パーツ移植」といいます。

①視力回復には時間がかかります

ほとんどの角膜移植では、術後数日以内に、すぐによく見えるわけではありません。また、視力回復に要する時間も手術方法によって異なります。

②眼圧上昇

術直後は眼内の炎症や、手術中に注入した気体や手術材料の関係で、眼圧が上昇しやすい傾向にあります。眼圧が上昇すると、眼痛や頭痛が起きます。眼痛や頭痛がひどい場合は、担当医や看護師に報告してください。

③縫合糸による合併症：術後乱視と感染症

全層角膜移植術のように糸を使う手術の場合は（図1）、術後の乱視が強くなります。また頻度は低いのですが、長い経過中に糸に細菌や真菌が感染して、角膜感染症を発症するリスクがあります。乱視は抜糸をすると改善することが多いのですが、抜糸をすべきかどうかは担当医の判断によります。

④拒絶反応

角膜移植は臓器移植の一種です。他人の臓器（ドナー角膜）を体内に入れるとそれを排除しようとする免疫的反応が起こります。それを「拒絶反応」といいます。拒絶反応が起

こると移植した角膜は白く濁ってきて、視力が落ちます。角膜移植では、移植するドナー角膜の量が多くなればなるほど、拒絶反応が起こる可能性が高くなります。角膜上皮細胞は特に拒絶されやすいので、角膜上皮移植は拒絶反応が起こるリスクが他の術式よりも高くなります。拒絶反応を予防するために、術後はステロイドや免疫抑制剤の点眼を継続的に行いますが、次に述べるような合併症があります。また拒絶反応が起こった場合には、ステロイドや免疫抑制剤を全身投与する場合があります。

⑤ステロイドや免疫抑制剤に関する合併症

ステロイドや免疫抑制剤を使い続けると病原体に対する抵抗力が落ちるため、角膜感染症が起こりやすくなります。角膜感染症が起これば抗菌薬や抗真菌薬、抗ウイルス薬などを使用して治療します。薬で治らない場合には、角膜の再移植が必要なことがあります。また、ステロイドは次に述べる緑内障を起こすことがあります。

⑥緑内障

角膜移植の手術後には緑内障が高率に発生します。緑内障は、虹彩（茶色目）の周辺部で角膜の後ろと接している部分「隅角（ぐうかく）」が癒着したり、拒絶反応予防のため使用するステロイド剤の副作用などで起こります。緑内障はいったん発症すると難治性で、緑内障手術が必要な場合もあります。緑内障の診断には眼圧（がんあつ）（目の硬さ）の値が重要です。しかし角膜移植後は眼圧を正確に測定することが困難ですので、緑内障の診断そのものが難しいことがあります。

⑦角膜内皮移植やデスメ膜内皮移植に関する注意点

角膜内皮移植やデスメ膜内皮移植では、術直後の数時間、厳重に仰向けで寝ておく必要があります。内皮移植片やデスメ膜内皮移植片が角膜にうまく接着しない場合は、再手術をして目に空気や特殊なガスを注入することがあります。

⑧ウイルス性角膜炎

術後にウイルス性角膜炎を発症することがあります。これは拒絶反応に臨床所見がよく似ています。したがってウイルス性角膜炎を厳密に診断するには眼内の液を採取してウイルスDNAを検索する必要があります。ウイルス性角膜炎は、原因となるウイルスの種類によって治療方法が異なります。

⑨眼球打撲は致命的

特に全層角膜移植術では、術後に長期間経過していても、目をぶつけると容易に創（きず）が開いてしまいます。そうなると移植された角膜だけでなく眼球内容物まで脱出してしまい、失明する危険があります。ですからコンタクトプレーのある激しい運動は避けてください。

症状や治療方法については個人差がありますので、担当医にお尋ねください。

どうしても激しい運動をせざるをえない場合は、保護用のゴーグルを必ず着用して、眼球を打撲しないようにしてください。

新しい角膜移植

人工素材でできた角膜（人工角膜）を移植する人工角膜移植術が開発されています。しかし今のところその適応と実施できる施設は限られています。その他、実験室で培養された角膜の細胞を移植する手術もありますが、やはり適応と実施施設は限られています。今後はiPS細胞やES細胞から作成した角膜を移植できる時代がくるかもしれません。そうすれば術後の拒絶反応のリスクは減り、またドナー角膜の不足問題も解消するでしょう。

アイバンク登録のお願い

日本では角膜移植に必要なドナー角膜の提供者が少なくて、ドナー角膜の多くを輸入角膜に頼っているのが現状です。再生医療が一般化するにはまだ相当な時間が必要な今、患者さんを救うには日本でのアイバンク登録者数を増やすことが必要です。

ぜひアイバンクにご登録をお願いいたします。

- 日本アイバンク協会　http://www.j-eyebank.or.jp/index.htm

MEMO

全身の病気と目

1 糖尿病と目の合併症

ポイント

①糖尿病は目にいろいろな合併症を起こします。糖尿病網膜症のほか、黄斑浮腫、血管新生緑内障、視神経障害、角膜障害、白内障などです。
②糖尿病網膜症は、成人の失明原因の上位に入っています。
③糖尿病網膜症は、進むとレーザー治療が必要で、末期には手術が必要です。治療効果には個人差があり、視力が戻る人から失明に近い人まで、さまざまです。
④黄斑浮腫は難治で、抗VEGF治療やレーザー治療、手術を行います。
⑤血管新生緑内障は失明につながります。抗VEGF治療やレーザー治療、手術を行います。
⑥視神経障害に良い治療法はありません。
⑦角膜障害は難治なことがあります。点眼治療が中心です。
⑧白内障は手術が有効です。

糖尿病の合併症

　糖尿病にかかって長い年月がたつと、体のあちこちに障害が起こってきます（合併症）。その中で、「糖尿病腎症」、「糖尿病神経障害」、そして「糖尿病網膜症」を糖尿病の3大合併症といいます。「糖尿病網膜症」は、わが国における成人の失明原因の上位を占める病気です。ここでは糖尿病網膜症を含めて、糖尿病の眼合併症について説明します。

糖尿病の眼合併症 （表1、図1）

　糖尿病の眼合併症には、さまざまなものがあります。

表1　糖尿病の眼合併症

眼合併症	病態・症状	治療
糖尿病網膜症	硝子体出血、黄斑浮腫、網膜剥離による視力低下（失明）	糖尿病コントロール レーザー治療 手術 抗VEGF治療
角膜障害	角膜のキズ（角膜びらん、角膜潰瘍）、角膜の濁り	点眼、手術
白内障	水晶体の混濁による視力低下	手術
血管新生緑内障	眼痛、頭痛、失明	レーザー治療 抗VEGF治療 手術
視神経障害（視神経萎縮）	視力低下、失明	治療法なし

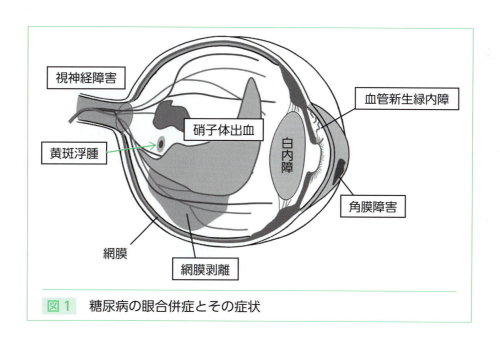

図1　糖尿病の眼合併症とその症状

糖尿病網膜症とその進行

　眼球の奥には「網膜」という光を感じる膜組織がありますが、糖尿病にかかると、この「網膜」に出血が起こったり、むくんだりして、視力が落ち、進行すると失明してしまいます。これを「糖尿病網膜症」といいます（図2）。

　糖尿病にかかっても、すぐに糖尿病網膜症が発症するわけではなく、通常は10年程度かかります。逆にいえば、糖尿病網膜症があれば、糖尿病が始まってすでに10年以上経過しているということです。糖尿病網膜症は、いくつかのステージに分けられます（表2）。

症状や治療方法については個人差がありますので、担当医にお尋ねください。

1 糖尿病と目の合併症

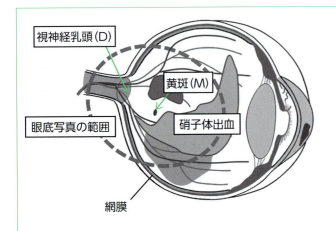
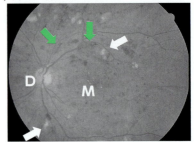
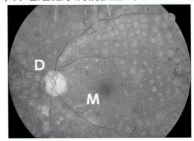
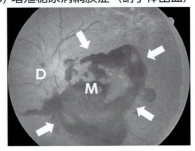

(1) 非増殖糖尿病網膜症（前増殖糖尿病網膜症）

(2) 非増殖糖尿病網膜症（レーザー治療後）

(3) 増殖糖尿病網膜症（硝子体出血）

図2 糖尿病網膜症の眼底写真

撮影範囲は、上の図に破線の丸で示しました。
D：視神経乳頭、M：黄斑（網膜の中央部）
(1) 非増殖糖尿病網膜症では、網膜の虚血による白斑（白矢印）や、網膜出血（緑矢印）が出現します。
(2) 非増殖糖尿病網膜症にレーザー治療を行うと、進行が遅くなります。しかし進行が止まらず、出血することがあります。灰色の点々がレーザー治療の瘢痕です。
(3) 増殖糖尿病網膜症では、激しい出血が起こります（白矢印）。黄斑（M）は出血にかくれてしまい、ほとんど失明状態です。

表2 糖尿病網膜症のステージ

ステージ		症状	治療
初期	網膜症なし	なし	血糖コントロール
↓	非増殖網膜症 ― 単純網膜症	なし（黄斑浮腫があれば視力低下）	血糖コントロール 抗VEGF治療
	非増殖網膜症 ― 前増殖網膜症	なし（黄斑浮腫があれば視力低下）	レーザー治療 抗VEGF治療
末期	増殖網膜症	視力低下	レーザー治療 抗VEGF治療 手術

①網膜症がない時期

糖尿病はあるのですが、網膜には見かけ上の異常はありません。自覚症状もありません。

②単純糖尿病網膜症

小さな出血や、限局したしみが現れます。糖尿病が始まって10年程度でこの段階となります。この段階までなら、血糖コントロールで網膜症の改善は可能です。自覚症状はあ

りませんが、黄斑浮腫（後述）が生じると難治性の視力低下を起こします。

③前増殖糖尿病網膜症

やや大きな出血があり、網膜の血のめぐりが悪くなっている部分があります。この段階になると血糖コントロールだけでは網膜症は治りません。レーザー治療が必要です。レーザー治療を受けずに放置すると、最終段階である「増殖糖尿病網膜症」に入ります。

前増殖糖尿病網膜症の段階でもまだ自覚症状はありません。ただし、黄斑浮腫（後述）が生じると難治性の視力低下を起こします。

④増殖糖尿病網膜症

（黄斑浮腫の場合を除いて）この段階で初めて視力は低下します。網膜の酸素不足が著しくなり、眼内のあちこちに病的血管（新生血管）が生えてきます。新生血管は破れやすく、目の中に大きな出血（硝子体出血：図2）を起こしたり、膜組織を生じ、進むと網膜剥離が起こります。また、後に述べる「血管新生緑内障」という難治性の緑内障が発症します。このステージではレーザー治療だけでは対処ができず、手術が必要で、放置すると失明します。

黄斑浮腫

網膜の中央部を「黄斑」といいます。この部分に水がたまってむくんだ状態を「黄斑浮腫」といいます。視力が落ち、白くかすんで見えなくなります。特に浮腫の範囲が広い「びまん性黄斑浮腫」という状態になると、視力は 0.01 以下に落ちることがあります。黄斑浮腫は、網膜症の中でも比較的初期段階の「単純糖尿病網膜症」に合併することもあるので、要注意です。

<u>黄斑浮腫は良い治療法がなく、視力は元に戻りません。</u>黄斑浮腫に対しては、レーザー治療や手術が行われてきましたが、その効果は限定的でした。近年、抗 VEGF 治療（別項参照）の保険適用となり、視力はやや改善するようになりましたが、繰り返し注射が必要で、非常に高価です。

糖尿病網膜症とその治療（1）　レーザー治療

重要 ▶ レーザー治療のときは、付き添いの人と一緒に来院してください。

前増殖糖尿病のステージ以降では、網膜に血のめぐりが悪いところが多発するので、「レー

症状や治療方法については個人差がありますので、担当医にお尋ねください。

ザー治療」が必要です。レーザー治療では網膜の血のめぐりの悪い部分を熱凝固して、糖尿病網膜症が進行することを予防します。もし前増殖糖尿病網膜症でレーザー治療をせずに放っておきますと、目の中に出血や膜が生じて手術が必要になります。

<u>レーザー治療を行っても、糖尿病網膜症の進行を100％防ぐことはできません。</u> ◀ 重要 しかし、レーザー治療を行うことにより、糖尿病網膜症の進行スピードは確実に下がります。また、もし手術が必要になった場合にも、あらかじめレーザー治療が行われていれば、手術の成功率は格段に上昇します。

なお、レーザー治療は高額です（片目につき約16万円；保険適用）。「高額医療」に相当するので、一定の手続きをすれば医療費の一部が返還されることがあります。なお、高額医療の上限額は、年齢や所得により異なります。(http://www.mhlw.go.jp/stf/seisakunitsuite/bunya/kenkou_iryou/iryouhoken/juuyou/kougakuiryou/index.html)

①レーザー治療の実際

　入院は必要なく、外来で行います。治療に必要な時間は15〜30分くらいです。レーザー治療中はピカピカ光ってまぶしく、痛みがあります。痛みがあまりに強いときには球後麻酔という麻酔をしてからレーザーすることがあります。しかし、球後麻酔をすると、数時間その目は見えません。

②レーザー治療後の注意

　その日は、レーザーを受けた目はよく見えません。翌朝にはだいたい元通りになります。レーザー治療の当日は、食事、入浴、飲酒などに制限はなく、通常どおりの生活で差し支えありません。

③レーザー治療の合併症と限界

　レーザー治療の合併症と限界には表3のようなものがあります。いずれもリスクは糖尿病網膜症の状態によるので頻度は不定ですが、<u>誰にでも起こりうる事象で、確実に予防</u>

表3　レーザー治療の合併症と限界

合併症／限界	症状	レーザー後の発生時期	処置・治療	予後
黄斑浮腫	視力低下	翌日〜数週間	抗VEGF治療 ステロイド点眼 手術	難治 繰り返し治療が必要 視力障害を残す
網膜症の進行 （硝子体出血、網膜剥離）	視力低下	数日〜数年	手術	さまざま （失明することがある）
夜盲・視野狭窄	暗いところが見えない 周辺が見えない	すぐ	なし	改善しない

することはできません。

1. 黄斑浮腫の発生、悪化

黄斑浮腫（前述）はレーザーを行っても行わなくても発症する、やっかいな合併症です。レーザー治療を行うと黄斑浮腫が悪化することがあります。場合によってはレーザーの翌日から視力が低下します。抗VEGF治療やステロイド治療を行いますが、効果は限定的です。

2. 網膜症の進行（視力低下、出血や網膜剥離）

出血は突然起こり、かすみがかかって見えなくなります。通常、手術はすぐに必要ではありませんが、網膜剥離を伴う場合には手術を急ぎます。

3. 夜盲・視野狭窄

広い範囲にわたって徹底的なレーザー治療を行ったときには、視野が狭くなったり、暗いところが見えにくくなったりします。ですから、レーザー治療の後は、自動車運転は控えたほうがよいでしょう。また、暗いところでの業務に支障をきたすことがあります。ただし、糖尿病網膜症そのものが夜盲をきたしますので、これはレーザー治療のせいばかりではありません。

◆ 糖尿病網膜症とその治療（2）　手術

網膜症が進行して、出血や膜、網膜剥離を生じると手術（硝子体手術）が必要です。硝子体手術についての一般的なことがらは別項で説明します。

①手術の実際

糖尿病網膜症に対する硝子体手術は眼科手術の中で最も難しい手術のひとつです。目の中へ特殊なカッターを入れて、出血を吸引、除去し、病的な膜（増殖膜）を切除します。手術時間は眼内の状況によって大きく異なり、比較的単純なもので1時間くらい、病気が進行して複雑な場合には数時間以上もかかることがあります。手術は局所麻酔、全身麻酔のどちらでも行えますが、局所麻酔で行

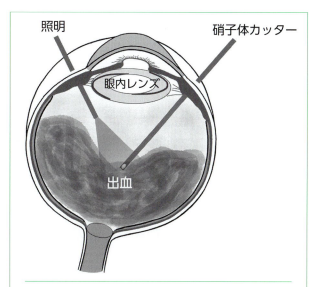

図3　糖尿病網膜症に対する硝子体手術
照明と硝子体カッターを眼内へ挿入して、出血や病的な膜（増殖膜）を切除し吸引していきます。この手術では白内障手術も同時に行います（眼内レンズ移植）。

症状や治療方法については個人差がありますので、担当医にお尋ねください。

1　糖尿病と目の合併症

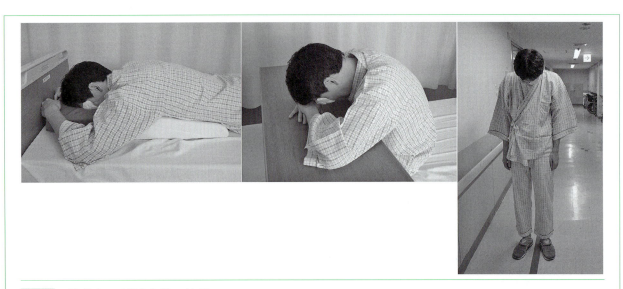

図4　術後うつぶせ安静の姿勢

手術中にガスやシリコンオイルを目の中に入れた場合は術後にうつぶせ安静が必要です。歩行もうつむいたまま行います。

うことが多いです。

②**術後のうつぶせ安静：ガスとシリコンオイル（図4）**

　糖尿病網膜症に網膜剥離を合併していたり、手術中に出血が止まらない場合は、眼内にガスやシリコンオイルを入れて手術を終了します。この場合は、術後に「うつぶせ安静」が必要です。うつぶせ安静の期間は、ガスの場合は約2週間です。この「うつぶせ安静」はとても大切で、うつぶせ安静がしっかりとできない場合、手術は不成功に終わります。

重要　▶▶　ガスが眼内に入っている間は、飛行機に乗ったり、登山や潜水はできません。全身麻酔をかけることもできません。

ⓘ シリコンオイルの合併症

　シリコンオイルは糖尿病網膜症が重症のときに用います。シリコンオイルは数ヵ月後にもう一度手術をして眼内から抜去しますが、非常に重症の場合には抜去せず、一生シリコンオイルを入れたままのことがあります。シリコンオイルを入れて数ヵ月以上経過すると、角膜（黒目の皮）が白く濁ったり、緑内障が起こったりして失明することがあります。

③**手術の後の見え方**

　糖尿病網膜症は状態に個人差が激しく、したがって術後の見え方は千差万別です。

　手術の後は、すぐにはよく見えないのが普通で、くもって全く見えないこともあります。

症状や治療方法については個人差がありますので、担当医にお尋ねください。

たいていは数日かけて視野はだんだんと晴れてきます。手術後しばらくあまり見えない場合も、半年程度すると次第に良くなってくることがあります。

重症の糖尿病網膜症の場合は、手術前よりも視力が落ちてしまったり、視野が狭くなったり、暗いところが見えなくなってしまうことがあります。しかし、この病気は放置すると必ず失明するので、手術によるある程度の視力低下は、仕方がない場合もあります。

④糖尿病網膜症の手術後に起こりうること、合併症（表4）

表4　糖尿病網膜症の手術後に起こりうること、合併症

事象・合併症	症状	発症時期（手術後）	治療・処置	備考
硝子体出血	かすんで見えない	すぐ〜数年	経過観察〜再手術(程度による)	高頻度（30〜50％）
網膜剥離	視力低下	すぐ	再手術	術後うつぶせ安静が必要
黄斑浮腫	視力低下	すぐ〜数年	抗VEGF治療 ステロイド	難治 手術と無関係
網膜症の悪化	視力低下	数ヵ月〜数年	再手術	手術と無関係
血管新生緑内障	眼痛 頭痛 視力低下	数週間〜数年	レーザー治療 抗VEGF治療 点眼・手術	失明する
角膜障害	眼痛 視力低下	すぐ	点眼 手術	難治で遷延化する 糖尿病があると痛みを感じにくい
後発白内障	白くかすむ	数ヵ月〜数年	YAGレーザー	白内障手術の後には誰でも起こる レーザー処置で回復
視神経萎縮	視力低下	数ヵ月〜数年	なし（内服）	失明する 予防できない
眼球癆	目が柔らかくなり白く委縮する	数ヵ月〜数年	義眼装用	最終段階

糖尿病網膜症とその治療（3）　抗VEGF治療

糖尿病網膜症の発症と進行には、血管内皮増殖因子（vascular endothelial growth factor: VEGF）というタンパク質（糖タンパク）が深く関与していて、これをブロックする治療が「抗VEGF治療」です。

この治療は、21世紀に入ってから認可され普及した治療です。糖尿病では、以下の病態に対して抗VEGF治療が行われます。

> 糖尿病黄斑浮腫　　血管新生緑内障　　増殖糖尿病網膜症（特に手術前）

症状や治療方法については個人差がありますので、担当医にお尋ねください。

1. 抗VEGF治療の実際

薬を直接目の中へ注射します。局所麻酔で行います。手術室で注射する場合と外来処置室で注射する場合があります。

2. 抗VEGF治療の長所

上に挙げた病態に対して最も効果の高い治療です。これらの病態は抗VEGF治療が普及するまでは良い治療方法がなかったのですが、抗VEGF治療により予後は少し改善されました。

3. 抗VEGF治療の限界

- 眼内に注射した抗VEGF薬は数ヵ月以内に効果がなくなり、病気は再発します。つまり繰り返して注射が必要です。
- 薬が高価です。1本で11～16万円もします（保険適用）。ですから繰り返し治療を受ける場合には経済的負担が非常に大きくなります。
- 抗VEGF治療が効果を示さないことがあります。また、最初は効いても繰り返し注射するうちに効かなくなってきます。

4. 抗VEGF治療の合併症

①注射に伴う合併症（表5）

表5 注射に伴う合併症

	確率	発症時期（注射後）	病態	症状	処置・治療	備考
感染	0.05%	1週間以内	眼内に細菌が侵入して化膿	眼痛 視力低下	点眼・点滴 手術	失明することがある
結膜下出血	ほぼ100%	すぐ	結膜の下に出血	白目が赤い	不要	
硝子体出血	不明（病状による）	数日以内	目の中に出血	かすんで見えない	経過観察 手術	糖尿病に伴う合併症でもある
白内障	不明（1%以下）	数日～数週間	水晶体が濁る	かすんで見えない	手術	
網膜剥離	不明（1%以下）	1週間以内	網膜が剥離する	視野狭窄 視力低下	手術	

②全身への副作用

眼へ注射した抗VEGF薬は血流を介して全身へ移行するので、低頻度ながら全身的な副作用があります。注意すべきは脳梗塞や心筋梗塞で、これらの既往がある人や高齢の人

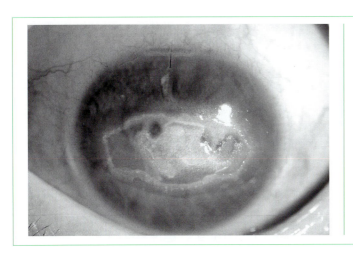

図5 糖尿病による遷延性角膜上皮欠損
手術後の角膜のキズが治らず、角膜の中央部は濁っています（角膜混濁）。こうなると、視力障害が残ります。

画像提供：福田昌彦先生（近畿大学）

には抗VEGF治療が行えない場合があります。また女性では、月経不順が起こることがあります。胎児や乳児への影響は不明なので、妊娠中や授乳中に抗VEGF治療を行うことはできません。

角膜障害

角膜とは黒目の皮です。糖尿病になると全身の創の治りが悪くなり、目もその例外ではありません。糖尿病になると角膜のキズが治りにくく、再発しやすくなります。これを角膜びらん、角膜潰瘍、または、遷延性角膜上皮欠損といいます。通常、角膜びらんや角膜潰瘍は強い痛みを伴いますが、糖尿病では神経障害のため痛覚がにぶっていて、角膜びらんや角膜潰瘍があってもそれほど痛みがない場合があります。そのため病気が悪化し、非常に治りにくくなります。長期にわたり角膜障害が続くと角膜が濁ってしまって視力が回復しなくなります。

白内障

白内障とは目の中のレンズ組織である「水晶体」が濁ってくる現象で、糖尿病に合併します。進行すれば手術を行います。糖尿病に伴う白内障は、通常の白内障手術と違いはありません。しかし、術後に創の治りが悪かったり、角膜障害が出たり、細菌感染（眼内炎）のリスクは健康な人よりも高くなります。眼内炎は失明につながる合併症です。

血管新生緑内障

糖尿病網膜症が進行すると、網膜は酸素不足となり、病的血管が眼内のあちこちに生じます。これは破れやすくて先に述べた硝子体出血を起こすほか、虹彩（茶色眼）に生じると眼

内の水（房水）の出口をふさいでしまい、難治性の緑内障が起こります。これを血管新生緑内障といいます。

　血管新生緑内障はほぼ100％失明します。しかし抗VEGF治療が登場して、予後は少し改善しました。治療方法はまずレーザー治療、抗VEGF治療、そして手術です。しかし治療には限界があり、現在も失明率の非常に高い病態です。

視神経障害

　視神経は、目からの視覚情報を大脳へ伝える役割をしています。糖尿病の末期になると、虚血（血の巡りの悪化）や前述の血管新生緑内障などで視神経が障害され、失明することがあります。糖尿病による視神経障害は、現在、良い治療法がありません。

> **まとめ**
> 　糖尿病は、さまざまな重い合併症を引き起こします。気落ちせず病気と向き合い、辛抱強く治療を続けることが、この病気を克服するための唯一の方法です。

2 アトピー性皮膚炎と目

ポイント

① アトピー性皮膚炎があると、アレルギー性結膜炎や白内障、そして網膜剥離が起こりやすくなります。

② アトピー性皮膚炎に伴うアレルギー性結膜炎は、難治性のことがあります。

③ アトピー性皮膚炎やアレルギー性結膜炎の治療にステロイドを用いると、緑内障になることがあります。定期的な眼科受診が必要です。

④ アトピー性皮膚炎があると、目の手術後に感染症のリスクが高くなります。

⑤ 白内障手術で移植した眼内レンズが脱臼したり、網膜剥離が再発することがあります。これをふせぐには、顔や目のまわりをたたかないようにしてください。

アトピー性皮膚炎の眼合併症

アトピー性皮膚炎があると、アレルギー性結膜炎や白内障、そして網膜剥離が起こりやすくなります。なぜ白内障や網膜剥離が起こりやすいのかは不明ですが、かゆみが激しいので、目のまわりをたたくようにかくことが原因ではないかといわれています（図1）。

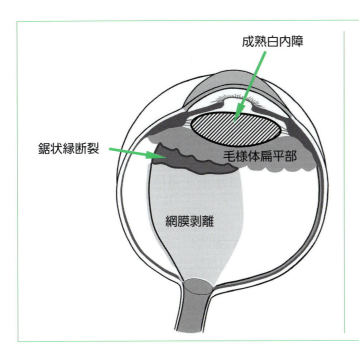

図1 アトピー性皮膚炎に伴う白内障と網膜剥離

白内障は真っ白になることがあります（成熟白内障）。網膜には、毛様体扁平部やその辺縁（鋸状縁）に孔や亀裂を生じることが多く、それが原因で網膜剥離が起こります。

アレルギー性結膜炎

アトピー性皮膚炎はアレルギー疾患ですので、アレルギー性結膜炎を合併することが多いです。アトピー性皮膚炎に伴うアレルギー性結膜炎は、季節を問わず発症し、難治性のことがあります。

アトピー性皮膚炎とステロイド剤：緑内障に注意

アトピー性皮膚炎の治療や、アレルギー性結膜炎の治療にステロイド剤を使うことがあります。ステロイドはよく効く薬ですが副作用があり、眼科領域では緑内障が問題になります（ステロイド緑内障）。ステロイド緑内障は、ステロイドの点眼はもちろん、内服や皮膚に塗るステロイド軟膏が原因のこともあります。

ステロイド緑内障は自分では気づかないことが多く、短期間に視野障害が進むことがあります。ですからステロイドを使用しているときには、定期的に眼科の診察を受けるようにしてください。

アトピー白内障の特徴と注意点

アトピー性皮膚炎に合併する白内障を「アトピー白内障」といいます。通常の加齢による白内障と異なり、10歳代でも起こります。水晶体が真っ白になってしまうことが多く、手術が必要です。

アトピー白内障の手術方法は通常の白内障手術と同じです。しかし、後に述べる「網膜剥離」の合併率が高いので、白内障を取り除いて眼内を観察すると、網膜剥離が発見されることがあり、その場で白内障手術に続けて網膜剥離の手術を行うこともあります。

またアトピー性皮膚炎の場合は、白内障手術に限らず、術後眼内炎という、失明につながる感染症が手術のあとに発症するリスクが高くなります。特にアトピー性皮膚炎には、抗菌薬が効かない細菌（MRSA）が生息していることが多く、これが原因で眼内炎が起これば治療は非常に難しくなります。

ですから可能であれば、<u>アトピー性皮膚炎が重症のときは手術を避け、皮膚症状が軽いときに手術を受けることが重要です</u>。

また、アトピー性皮膚炎があると、白内障手術で移植した眼内レンズが脱臼しやすくなります。眼内レンズが脱臼した場合には再手術を行って眼内レンズを取り出し、新たに眼内レンズを目に縫い着けます。しかし縫い着けたレンズがまた脱臼することも多く、治療の難しい場合があります。白内障手術後の眼内レンズ脱臼を防ぐには、目のまわりをたたくように

かかないことが大切です。

網膜剥離

　目の奥には「網膜」という光を感じる膜組織があります。アトピー性皮膚炎があると、網膜の周辺の部分（毛様体扁平部）に裂け目（鋸状縁断裂や網膜裂孔）ができやすく、これが原因で網膜が剥がれてきて網膜剥離となり、放置すると失明します（アトピー網膜剥離、図1）。アトピー網膜剥離に対する治療は、硝子体手術か輪状締結、あるいはその両方を組み合わせて治療を行います。手術の詳細は、「硝子体手術」の項目を参照してください。

　アトピー性皮膚炎に伴う網膜裂孔は巨大なことがあり、その場合は手術が難しくなります。また、網膜剥離が起こって時間がたっている場合は、特に手術が難しくなります。ですから、状況によっては「シリコンオイル」という油を目の中に留置したり、目のまわりにシリコンバンドを巻いたり（輪状締結）することにより網膜剥離を治療します。目に入れたシリコンオイルは、一定の期間（数ヵ月～半年程度）がたてば再手術をして抜去しますが、病状によっては抜去できないこともあります。

> **まとめ**
>
> 　重症のアトピー性皮膚炎は一時期よりも減った印象がありますが、それでもアトピー性皮膚炎に合併した白内障や網膜剥離は多く見られます。
> 　白内障や網膜剥離を防ぐには、「顔や目のまわりを激しくたたかない」ことが重要です。しかしかゆみが強いと、夜間眠っている間に眼周囲をかいたりたたいたりしてしまいます。ですからアトピー性皮膚炎をしっかりと治療して、かゆみを減らすことが重要です。
> 　最後に、ステロイド緑内障については注意が必要であり、不安な場合は眼科を受診してください。

3 高血圧と目

> **ポイント**
> ①高血圧が続くとさまざまな目の障害が起こります。
> ②眼底の動脈硬化が進み、血管が閉塞して失明する場合があります。
> ③高血圧に糖尿病を合併している人は、特に要注意です。
> ④血圧はまめに測定し、必要な場合には内科で治療を受けましょう。

高血圧症

血圧の正常範囲は収縮期（上の血圧）が130 mmHg未満、拡張期（下の血圧）が80 mmHg未満と定められています。高血圧が続くとさまざまな障害が起こることはよく知られています。全身的には、心筋梗塞や狭心症、脳出血や脳梗塞などの致命的な合併症が起こり、その他、腎臓や目に障害が起こります。

高血圧症に伴う目の障害には、「高血圧性眼底」「網膜静脈閉塞症」「網膜動脈閉塞症」「眼動脈閉塞症」「虚血性視神経症」などがあります。その多くは重い視力障害を残します。

高血圧性眼底

血管が細くなり、出血や白斑を生じますが、多くは無症状です。網膜の中央部（黄斑）に出血や浮腫、白斑などの変化が起こってはじめて視力が低下します（図1）。したがって定期的な眼科検診が必要です。

網膜静脈閉塞症

これは別項に説明しています。網膜静脈という血管が閉塞する病気で、眼底の広い範囲に出血が起こり、視力が低下します（図1）。難治性で視力障害を残すことが多いです。

網膜動脈閉塞症

これも別項に説明しています。網膜とは目の奥にある光を感じる神経組織で、これに分布する血管（網膜動脈）が閉塞する病気です（図1）。予兆なく突然、片目が見えなくなり、救うことはほとんどできません。この病気はいわば「網膜の脳梗塞・心筋梗塞」のようなも

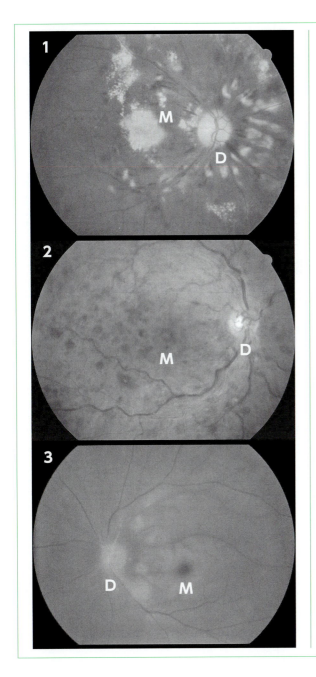

図1 高血圧が原因の眼疾患

いずれも眼底の写真です。Dは視神経乳頭、Mは黄斑（網膜の中央部）を示します。1、2は右目、3は左目の写真です。

1. 急激に血圧が上がった高血圧性眼底。眼底には白斑（硬性白斑・軟性白斑）が多発し、出血を伴っています。黄斑は白斑で覆われて、視力は著しく低下しています。
2. 網膜静脈閉塞症。眼底に出血が多発しています。血管は蛇行・拡張しています。
3. 網膜動脈閉塞症。眼底は貧血と網膜浮腫で白くなっています。黄斑部（M）は赤黒くなっています（cherry red spot といいます）。

ので、目にとって致命的な合併症です。

眼動脈閉塞症

目に血液を送る「眼動脈」が閉塞する病気です。症状は網膜動脈閉塞症と同じで、突然、片目が見えなくなります。回復はほとんど不可能です。眼動脈は内頸動脈から分かれますので、内頸動脈に狭窄のあることがあり、その場合は脳梗塞などの予防が必要です。眼動脈閉塞症は、血管新生緑内障（別項で説明）という難治性緑内障を後に引き起こすことが多く、それを予防するためにレーザー治療が必要です。

症状や治療方法については個人差がありますので、担当医にお尋ねください。

虚血性視神経症

視神経に分布する血管が閉塞する疾患で、突然、片目が見えなくなります。回復はほとんど不可能です。70歳以上の高齢者に多く見られます。若年者の虚血性視神経症は、高血圧や動脈硬化以外の内科的疾患を検索する必要があります。

> **まとめ**
>
> 高血圧症は自覚症状がないために治療が遅れがちです。高血圧症の眼合併症は起これば救えないことが多く、かといって、血管が閉塞する病気は、定期的な眼科検診を受けていると必ず予防できるわけでもないので、厄介です。高血圧症に糖尿病を合併している場合は、特に要注意です。定期的な検診を受け、必要な場合には治療を受けましょう。

MEMO

網膜の病気と治療

1 加齢黄斑変性(かれいおうはんへんせい)

> **ポイント**
>
> ①「加齢黄斑変性」とは、目の奥にある網膜の中央部「黄斑(おうはん)」に出血したり水がたまったりするという病気で、難病です。最初は片目だけですが、両目に発症することがあります。
> ②先進国の成人の失明原因の上位を占める病気です。進行すると視野の中央部は見えなくなり、視力を失います。
> ③この病気の原因はわかっていません。また完全に予防することもできません。
> ④治療には、注射、レーザー治療、手術などがあります。いずれも高価で、絶対的な効果はありません。
> ⑤多くの場合、注射(抗VEGF治療)が第一選択です。継続的な、繰り返し治療が必要です。
> ⑥出血が急に増加して、手術が必要になることがあります。
> ⑦「タバコ」は最も悪いリスクとなります。禁煙し、受動喫煙も防いでください。
> ⑧ストレスもリスクとなります。神経質になりすぎたり、あまり落ち込んだりしないようにしてください。
> ⑨目を使うことや多少のお酒は病気の発生や進行に関係はありません。
> ⑩近年、iPS細胞がこの病気の治療に応用開始されました(まだ実験段階)。

加齢黄斑変性とは?

「加齢黄斑変性」という病気は、網膜(もうまく)の中央部にある「黄斑(おうはん)」という部分の裏側に病的な血管(**新生血管**(しんせいけっかん)Keyword)が生えてきて、ここから水分が漏れたり出血したりして、視力が低下する病気です(図1)。50歳以上の人の約1%にみられ、高齢になるほど頻度が高くなります。近年わが国では著しく増加していて、成人の失明原因の第4位となっています。

1 加齢黄斑変性

> **Keyword**
> 新生血管
> 　加齢黄斑変性は網膜の下に病的な血管が生じて発症する病気で、健康な目にはない病的血管を「新生血管」といいます。「新生血管」は目にとって諸悪の根源で、加齢黄斑変性のほか、強度近視に合併する黄斑変性、糖尿病網膜症、血管新生緑内障、未熟児網膜症など、非常にやっかいで難治な病気の原因となります。

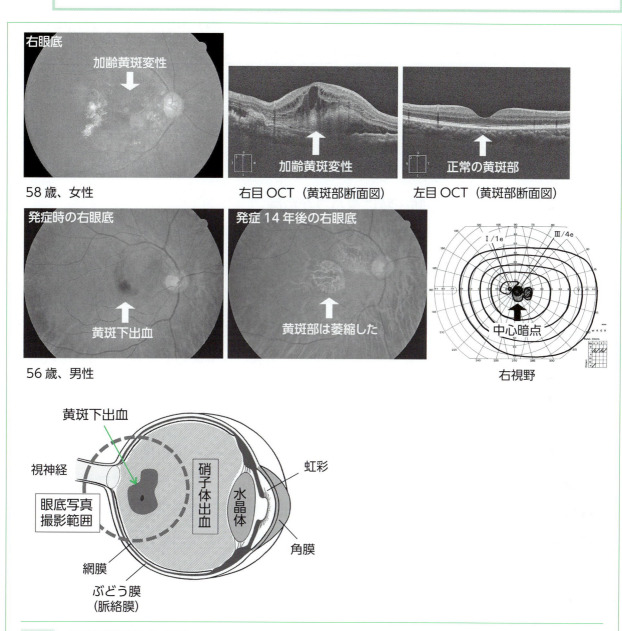

図1　加齢黄斑変性の2例

上段の58歳女性は右目の黄斑部に出血や水分が漏出し、断面図（OCT）では黄斑部が腫れ上がっているのがわかります。
中段の56歳男性は、初期には黄斑の下に出血がありましたが、14年後には黄斑部は萎縮して、視野では中央が見えなくなっています（中心暗点）。
一番下のシェーマでは、加齢黄斑変性で起こる主な出血を示しました。

症例提供（56歳、男性）：大鳥利文先生（近畿大学）

症状や治療方法については個人差がありますので、担当医にお尋ねください。

黄斑…網膜の中央部

　眼球の奥には網膜といううすい膜組織があります。網膜は、光を感じてこれを電気信号に変える、神経でできた膜組織です。網膜は、目をカメラにたとえるとフィルムやCCD（あるいはCMOS）にあたります。黄斑は、網膜の中央部です。網膜の中央部である黄斑はわずかに凹んでいて、ものを見るのに最も大切な場所です（図1、右上のOCT）。この黄斑に病気が起こると、ものがゆがんで見えたり（変視）、かすんだり（視力低下）、真ん中だけ見えなくなったり（中心暗点）という、困った症状が起こります。

　黄斑には加齢黄斑変性のほか、さまざまな病気が起こります。しかし黄斑に起こる病気は、異なる病気でも、変視、視力低下、中心暗点という共通の症状を示します。つまり症状だけで病気を診断することはできません。

加齢黄斑変性の原因と予防…特にタバコが危険

　加齢黄斑変性の原因はまだよくわかっていません。しかし歳をとれば誰でも起こる病気ではないので、加齢だけではなく何らかの素因（体質）が発症に関係していることは確実です。素因（体質）には、遺伝子が関係しているようです。ただし加齢黄斑変性は純粋な遺伝病ではなく、加齢黄斑変性発症のリスクを高める遺伝子の変化を持っていて（つまり素因があり）、そこに高脂肪食の長期摂取やタバコやストレスなどが関連して発症しているのではないかと考えられています。ですから親や兄弟に加齢黄斑変性のある人は、ない人よりも加齢黄斑変性のリスクはかなり高いと考え、予防につとめてください。

　この素因（遺伝子の変化）を取り除くことはできませんので、加齢黄斑変性の発症を抑えようとすれば、他の環境因子、つまり高脂肪食、タバコ、ストレスなどを避けるということが重要になります。また、強い紫外線の長期暴露も加齢黄斑変性のリスクと考えられています。これらの中で、特にタバコは加齢黄斑変性と強く関係しています。

　ですから、緑黄色野菜をよく摂取する、禁煙はもちろん、受動喫煙も避ける、真夏の屋外や雪山などではサングラスを着用することなどが、加齢黄斑変性発症のリスクを減らすポイントとなります。

　また、加齢黄斑変性には医学的根拠のあるサプリメントが発売されています。これについては最後に説明します。

リラックス

　あなたは加齢黄斑変性ですと言われると、誰でもたいへんショックです。中には落ちこん

でしまって、ふさぎこむ方もおられます。しかし、落ちこんだりふさぎこんだりすることが、ストレスとなり、この病気がさらに進行する原因となります。

ですからあまり病気に神経質になりすぎず、リラックスした毎日を心がけてください。運動や少々の飲酒は加齢黄斑変性に関係はありません（タバコの多い酒場は絶対にダメですが）。目を使うことも病気の進行とは何ら関係がありません。趣味をお持ちの方は、趣味に没頭してください。

禁煙、野菜をよく摂る、規則正しい生活で疲れをためないことを守り、きちんと治療さえ受ければ、あとはリラックスが大切です。

加齢黄斑変性のタイプと進行

加齢黄斑変性にはいくつかのタイプがあります。これらが類似の病気なのか、あるいは違う病気なのかはまだわかっていません。

加齢黄斑変性は大きく分けて「ウェットタイプ」と「ドライタイプ」があります。ウェットタイプは読んで字のごとく、黄斑部に水分や出血の多いタイプで、日本人の加齢黄斑変性の多くはウェットタイプです。これに対してドライタイプは欧米人に多く見られ、黄斑の下にある網膜色素上皮という膜が次第に萎縮してくるという加齢黄斑変性で、出血はあまり目立ちません。

ウェットタイプとドライタイプでは、治療方針が異なります。ここでは日本人に多いウェットタイプの加齢黄斑変性を中心に解説します。

加齢黄斑変性はその進行スピードに個人差が大きく、何年も悪くならずにじっとしていることもあれば、数週間で出血が激増して、あっという間に視力を失う場合もあります。こうなると手術をしても救うことはできません。

> **豆知識…ウェットタイプ加齢黄斑変性の一種；PCV と RAP**
>
> 加齢黄斑変性は上記のウェットタイプとドライタイプの他、さらに細かく分類されています。その中には、ポリープ状脈絡膜血管症や、網膜血管腫状増殖があります。この二種の加齢黄斑変性は特に日本人に多いとされ、その特徴は以下のとおりです。

①ポリープ状脈絡膜血管症 (polypoidal choroidal vasculopathy: PCV、ピーシーブイ)

日本人の加齢黄斑変性の半分以上はこの「PCV」だといわれています。PCV は、全般的には治療がよく効いて加齢黄斑変性の中では予後が比較的良いほうなのですが、中には出血が増えて視力が急に落ちることがあります。この場合、視力は数週間以内に 1.0 近く

から 0.1 以下に落ちてしまいます。視力が落ちてから治療を開始してもすでに手遅れで、効果はほとんど期待できません。悪いことに、この急な出血の増加を予知することは不可能で、これが大きな問題です。

　PCV に対しては、抗 VEGF 薬の注射（抗 VEGF 治療、後に解説）、もしくはそれに光線力学的療法（後に解説）を組み合わせて加療します。抗 VEGF 治療のみで治療を行う場合には、3 ヵ月以上注射を中断すると、約半数で再発します。抗 VEGF 治療に光線力学的療法を組み合わせると再発しにくくなりますが、再発すると出血して視力は悪くなります。

　PDV の治療は出血してからでは遅いので、出血のない視力が良いうちに予防的な治療を行えばよいのですが、視力が良いのに高価な治療を継続することはなかなか困難です。さらに治療をすると逆に出血を誘発して視力が落ちることがあり、非常に問題です。

　そういうわけで、PCV は早めの治療が良いことはわかっているのですが、視力が良いうちには費用やリスクの点から、なかなか積極的な治療を継続しづらいのが現実です。ですから個人ごとの病状に合わせ、注射の投与方法や光線力学的療法のタイミングなどを工夫して、治療を行っています。

②網膜血管腫状増殖（retinal angiomatous proliferation: RAP、ラップ）

　これは治療が難しい非常にやっかいなタイプの加齢黄斑変性です。80 歳以上の高齢者に多く、進行が早く、治療をしないと急速に病気は悪くなります。RAP は両目に発症することが多く、片方の目に発症すると、半年から 1 年以内に反対側の目にも発症します。

　RAP は、抗 VEGF 治療（注射）がいったん効きますが、必ず再発します。ですから注射とレーザー（光線力学的療法）など、あらゆる治療を組み合わせて対応することがあります。RAP は再発を繰り返すうえに高齢の患者さんが多いので網膜が萎縮しやすく、最終的には視力は下がってしまいます。しかし今では、いろいろな治療の組み合わせで病気を安定させることが可能になってきました。

加齢黄斑変性の検査

　加齢黄斑変性の診察・検査の基本は、①眼底検査、② OCT 検査、③造影検査、④ OCT アンジオグラフィです。

①眼底検査

　加齢黄斑変性は眼底の病気ですから、診察のときには点眼薬で散瞳させる（ひとみを広げる）必要があります。ですから眼科を受診するときには自分で自動車を運転して来ない

でください。診察後はまぶしくてはっきり見えません。サングラスを持って来てください。

この散瞳しての眼底検査は毎回必ず行います。眼底写真を記録することもあります。

②OCT検査（optical coherence tomography: 光干渉断層計検査、図1）

網膜黄斑部の断面図をレーザー光を使って撮影する検査で、加齢黄斑変性の診断にはなくてはならない検査です。この検査に痛みはなく、目に直接触れることはありません。散瞳しなくても検査できますが、散瞳したほうがよりきれいな画像が得られるため、散瞳してから検査することが多いです。

③造影検査

造影剤を注射して加齢黄斑変性の原因である「新生血管」の状態を調べる重要な検査です。かつては頻繁に行っていた検査ですが、最近はOCT検査の発達により、検査頻度は低くなりました。造影剤を使うのできれいな画像が得られて診断価値が高いのですが、造影剤アレルギーによるアナフィラキシーショック（0.005〜0.5％、死亡につながる）のリスクがあり、それが最大の欠点となっています。

④OCTアンジオグラフィ

近年開発された検査で、造影剤を使わないで眼底の血管の状態を調べることができます。造影剤を使わないのでアナフィラキシーショックの可能性がなく、大きく期待されている検査です。しかしまだ検査所見が確立しておらず、今後の研究が待たれます。

加齢黄斑変性の治療

加齢黄斑変性に対する治療には、以下のようなものがあります。

①抗VEGF治療

②ステロイド剤の注射（眼内、眼外）

③通常のレーザー治療

④特殊なレーザー治療（光線力学的療法）

⑤手術

⑥内服治療

⑦サプリメント

抗VEGF治療（別項に詳説）

これは現在、加齢黄斑変性に最も有効な治療で、最も多く行われています。加齢黄斑変性の発症と進行に大きく関わっている「血管内皮増殖因子；vascular endothelial growth

1 加齢黄斑変性

表1 加齢黄斑変性に対する治療とその特徴・限界・欠点

治療	特長	限界と欠点	合併症・副作用
抗VEGF治療（硝子体注射）	最も効果が高い	効果がない場合がある、あるいは注射を続けるうちに効かなくなってくる 数ヵ月ごとに治療を延々と続けなければならない いったん視力が上がっても、長期的には低下する 目に注射するので「怖い」 薬が高価	眼内注射に伴う合併症…手術が必要なことがある（感染・出血・白内障・網膜剝離など） 心筋梗塞・脳梗塞 月経不順 ※妊娠中や授乳中は不可
ステロイド	効果は中等度 安価	効果は半年程度で、効果がない場合がある 治療回数に限界がある 目に注射するので「怖い」 最終的に視力は低下する	緑内障・白内障（10％程度）
レーザー治療（従来型）	効果が高い	黄斑の新生血管には行えず、適応が少ない 新生血管が再発することがある 手技料が高価	少ない
レーザー治療（PDT）	効果が高い 加齢黄斑変性の進行を抑える	大きな病変には使えない 術後視力が落ちる 術後遮光が必要 薬と手技料が高価	術後に適切な遮光をしなければ皮膚潰瘍が起こる レーザー後、時に大きな出血を起こして急激で著しい視力低下を起こしうる
手術・眼内ガス注入	出血を除去・移動できる	網膜そのものの治療ではない 入院が必要 術後うつぶせ安静が必要 適応が限られる	硝子体手術・ガス注入に伴う合併症（感染・出血・白内障・網膜剝離など）
内服薬	安価 苦痛がない	治療効果が低い 循環改善剤は急性期に不適応	（ほとんどない）
サプリメント	苦痛がない 発症予防効果あり	治す力はない 喫煙歴のある人には一部制限がある	（ほとんどない）

factor：VEGF」という糖タンパクの働きをブロックする薬剤を目の中に注射して、病気を抑えようという治療です。2005年くらいから普及した治療で、それまで「不治の病」だった加齢黄斑変性を改善することが可能になりました。現在、これにまさる治療はありません。

　しかし残念ながら効果には限界があります。つまりこの治療を行っても病気は100％抑えることはできず、悪化することもあります。またこの治療を行うと、平均視力はいったん上がりますが、治療が中断、あるいは中途半端になってしまうと、その後、視力は低下し、数年後には初めの視力よりも悪くなるというデータがあります。

　この治療の欠点は、①高価である、②数ヵ月ごとに繰り返し注射を受ける必要がある、③網膜剝離、出血、眼内炎（感染）のリスクを伴う、④脳梗塞や心筋梗塞を引き起こすことがある、というものです。値段は11〜16万円程度ですが健康保険の適用があります。したがって支払額は、その1割ないし3割となります。

抗VEGF治療は現在、加齢黄斑変性に対するスタンダード治療で、継続した治療が必要です。しかしまだ限界があり、より効果的な治療方法を研究しているところです。

ステロイド

ステロイドという薬を目の中や奥に注射すると「新生血管」が小さくなり、加齢黄斑変性の勢いが落ちることがあります。長所は、安価で比較的簡単に行えることです。ステロイドを眼外（テノン嚢下）に注射する場合には抗VEGF治療と異なって網膜剥離や眼内炎などのリスクはありません。心筋梗塞や脳梗塞の副作用もありません。治療効果も抗VEGF薬よりも長く、数ヵ月程度、効果が持続します。短所は、治療効果が不十分な症例があること、治療効果が数ヵ月から半年程度で切れてしまうこと、ときにステロイド緑内障や白内障などの合併症が起こりうる点です。

ステロイドは単独で用いるよりも、抗VEGF治療や光線力学的療法と組み合わせて難治性の加齢黄斑変性を治療することが多いです。またステロイドは、抗VEGF薬の使用に制限のある場合に選択肢となります。つまり高齢の患者さんや、最近（特に半年以内に）、脳梗塞や心筋梗塞を起こした人、そして抗VEGF治療が効かない加齢黄斑変性などに用います。

レーザー治療（1） 通常のレーザー治療

抗VEGF治療が普及するまで、レーザー治療は長らく加齢黄斑変性に対する唯一の治療でした。レーザーで加齢黄斑変性の原因である新生血管を焼きつぶすという治療です。ですから病気を止める効果の高い治療です。

しかしこの治療の欠点は、新生血管だけではなく、健康な網膜も同時に傷つけるということです。ですから、ものを見る大事な場所である黄斑やその近くに通常のレーザー治療はできません。新生血管が黄斑からすこし離れたところにある場合に限って通常のレーザー治療が可能です。

しかし困ったことに、加齢黄斑変性の原因となる新生血管は黄斑付近にあることが多いので、たいていの加齢黄斑変性に通常のレーザー治療はできません。

レーザー治療が奏効すると加齢黄斑変性の勢いを止めることができます。しかしレーザーで出血を除去することはできないので、治療後すぐに視力は上がりません。そして治療後しばらくすると他の部位に新しい新生血管ができて加齢黄斑変性が再発することがあります。

症状や治療方法については個人差がありますので、担当医にお尋ねください。

特殊なレーザー治療：PDT（光線力学的療法）

　PDTとはphotodynamic therapyの頭文字をとったもので、「光線力学的療法」と訳されます。通常のレーザー治療は新生血管だけではなく健康な網膜も焼いてしまうので、黄斑部の新生血管はレーザー治療ができませんでした。これを解決したのがPDTで、日本では2005年に認可された新しいタイプのレーザー治療です。

　これは「ベルテポルフィン」という薬剤を点滴注射して15分後に特殊なレーザー光線を黄斑部に照射することにより、健康な組織を傷つけず、この病気の原因となっている新生血管を小さくするという治療です。

　PDT治療は、抗VEGF治療が普及するまでは唯一、加齢黄斑変性を抑えることのできる治療方法でした。抗VEGF治療が普及した今では主役の座を降りましたが、それでも、PDT治療は加齢黄斑変性の進行を止めることのできる治療の一つであることに変わりはありません。

　PDTの最大の欠点は、視力が上がらない（むしろ下がる）ことです。その他、ベルテポルフィンが体内に残っている期間（治療後約1週間）は光線過敏症があるので、屋外への外出が制限され、強い明かりを見る際にはサングラスを着用する必要があります。もしベルテポルフィンが体内に残っている期間に太陽光線を浴びると、皮膚がやけどのようになり、ひどい場合は潰瘍になってしまいます。

　PDTは高価な治療で、薬（ベルテポルフィン）は18万7,663円、レーザー治療代は別に18万1,000円かかります（2019年5月現在）。いずれも健康保険の適用となっていますので、負担額はその1〜3割です。PDTは1回の治療では効果が不十分で、一定の間隔をあけて複数回行わなければならないことがあります。

　このようにPDTは欠点だらけのように見えますが、それでも加齢黄斑変性の進行を止める、あるいは遅らせることができます。また抗VEGF薬の治療回数を減らすことも可能です。また、日本人に多いPCVには、出血のリスクはあるものの、PDTがよく効きます。現在では、難治性の加齢黄斑変性に対して、抗VEGF治療と組み合わせてPDTは用いられます。

加齢黄斑変性に対する手術

　加齢黄斑変性による大量の出血には手術が行われます。加齢黄斑変性に伴う出血には、「硝子体出血」と「網膜下出血（黄斑下出血）」の2種類があります（図1）。出血すると視力は急激に低下し、ほとんど見えなくなってしまいます。手術をすると、出血を除去したり移動させたりすることができます。しかし手術で網膜や黄斑そのものを回復させることは

表2 PDT（光線力学的療法）の注意点

PDT治療後1週間、避けなければならない光源や事柄
①肌を露出した状態での昼間の外出 ②白熱灯（電球） ③ハロゲンランプ（自動車のヘッドランプなど） ④ネオンサイン ⑤歯科・外科治療…患部に強い光を照射するため
PDT治療後問題のない光源や事柄
①テレビ・コンピュータの画面を見る・作業をする ②蛍光灯・家庭用LED電灯下での読書（ただし光源を凝視しないよう） ③運動や入浴

できません。したがって手術のあとの視力は、黄斑や網膜の状態に大きく左右され、期待はずれのこともあります。

(1) 硝子体出血（図1下）

眼球の中にある硝子体（透明なゼリー状組織）に出血することです。本来は光が透過する透明な組織ですから、そこに出血するとくもって何も見えなくなります。硝子体手術（別項に解説）をすると、この出血を取り除くことができます。

(2) 網膜下出血（黄斑下出血、図1下）

加齢黄斑変性の多くは網膜下出血を起こします。網膜下出血が黄斑に起これば黄斑下出血となり、急に視力が低下します。黄斑下出血の量が多い場合には手術をしたり、目の中にガスを入れて一定期間うつぶせになり、出血を黄斑から移動させようとします。しかし出血してから時間が経っていたり、量が多い場合には、網膜の下にある血の塊（血腫）は簡単に移動できません。また、手術の数日後に前述の硝子体出血が起こり、もう一度手術が必要になることがあります。

内服治療

加齢黄斑変性に対して、止血剤や循環改善剤、ビタミン剤を投与することがあります。しかし効果は限定的で補助療法といわざるをえません。

症状や治療方法については個人差がありますので、担当医にお尋ねください。

サプリメント

加齢黄斑変性に効果があるとされるサプリメントが何種類か発売されています。これらは絶対的な効果はないものの、加齢黄斑変性の発症を予防します。ですから今健康な目を守るために、あるいは反対側の目に加齢黄斑変性が起こらないように、こういったサプリメントを定期的に摂り続けましょう。また、親や兄弟に加齢黄斑変性のある人は、予防的にサプリメントを摂取してもよいでしょう。

サプリメントは世の中にあふれていますが、医学的根拠に乏しい、怪しいものも少なくありません。加齢黄斑変性にはどのサプリメントが良いのかは、医師にお尋ねください。

MEMO

2 中心性漿液性脈絡網膜症

ポイント

①古くは「中心性網膜炎」ともいわれた病気で、目の奥にある網膜の中央部「黄斑（中心窩）」の下に水がたまるという病気です。

②壮年の男性に多く発症し、自然に治ることが多いです。

③症状は、「視野の中央に丸い影が見える」「ものが小さく見える」「視力が落ちる」「色がおかしく見える」などです。

④この病気の原因はわかっていませんが、ストレスが関係しているといわれています。喫煙は増悪因子となります。禁煙してください。

⑤ステロイド剤を使っていると、この病気が起こりやすくなります。

⑥治療は、循環改善剤や止血剤などの内服で経過をみることが多いです。黄斑の下にある水が吸収されても「ものが小さく見える」という症状は半年以上残ります。

⑦この病気の一部は再発を繰り返したり、長引いたり（遷延化）することがあります。そのような場合には視力障害が残り、一部は「加齢黄斑変性」という難病に移行することがあります。

⑧再発を繰り返したり長引いたりする場合には施設により特殊な治療を行うことがありますが、保険では認められておらず、まだ実験段階の治療です。

⑨ストレスとタバコを避け、バランスの良い食事をとり、規則正しい生活を心がけてください。神経質になりすぎたり、落ち込んだりしないようにしてください。

⑩目を使うことや、体を動かすこと、多少のお酒は病気の発生や進行に関係はありません。

中心性漿液性脈絡網膜症とは？

この病気は、網膜の中央部である「黄斑（中心窩）」の裏側に水分が漏れてきて「網膜剥離」という状態になり、視力が低下するという病気です（図1、2）。

黄斑…網膜の中央部

眼球の奥には網膜という薄い膜組織があります。網膜の中には光を感じる細胞とそれに続く神経で構成されており、光を感じてこれを電気信号に変える役割をしています。網膜は、目をカメラにたとえると、フィルムやCCD（あるいはCMOS）にあたります。

症状や治療方法については個人差がありますので、担当医にお尋ねください。

黄斑（中心窩）は、網膜の中央部のことをいいます。網膜の中央部にある黄斑はわずかに凹んでいて、ここを特に「中心窩（ちゅうしんか）」といいます。黄斑（中心窩）は、ものを見るのに最も大切な場所です。

この黄斑部に水がたまると、ものが小さく見えたり（小視（しょうし））、大きく見えたり（大視（だいし））、視野の真ん中に丸い影が見えたり（中心暗点（ちゅうしんあんてん））、色がおかしく見える（黄色っぽく見えるなど）という症状が起こります。この中で、「小視」と「中心暗点」は、この病気に多くみられる一般的な症状です。

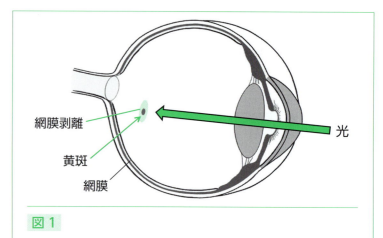

図1

「中心性漿液性脈絡網膜症」では、光を感じる神経の膜である「網膜」の中央部、「黄斑（中心窩）」の裏に水がたまり、小さな網膜剥離ができます。

中心性漿液性脈絡網膜症の原因と予防

この病気の原因はまだよくわかっていません。しかしストレスの負荷や几帳面な性格が関係しているのではないかと言われています。ストレスのほか、タバコとステロイド剤は明らかな増悪因子とされています。タバコをやめるだけで病気が良くなることも知られていますので、喫煙している方は、これを機会に禁煙してください。

ストレスを避け、緑黄色野菜をよく摂取する、禁煙はもちろん、受動喫煙も避ける、真夏の屋外や雪山などではサングラスを着用することなどが、この病気を早く治すポイントとなります。

その一方で、ステロイド剤を使っていると、この病気が起こりやすくなります。ステロイド剤を使っている間はなかなか治りませんが、ステロイド剤が中止になると自然に回復する場合もあります。

この病気はどうなりますか？（予後について）

この病気は自然治癒傾向があり、視力は元に戻ることが多いです。一般的に視力が非常に悪くなることは少ないのですが、「小さく見える」「ゆがんで見える」「色がおかしい」などの症状は相当期間（半年くらい）続くことが多いです。その一方で、この病気は再発したり、長引いたり（遷延化）することがあり、その場合は視力障害（後遺症）が残ります。

治療

この病気は、まずストレスを避けながら内服治療でしばらく様子をみることが普通です。それで治りにくいときにレーザー治療を考慮します。

①内服治療（1）循環改善剤・止血剤

内服薬は止血剤や循環改善剤が中心となります。これらを飲みながら自然治癒を待ちます。

②内服治療（2）サプリメント

「加齢黄斑変性」という疾患に使用されることの多い、ルテインなどが入ったサプリメントが有効な場合があります。実際に、この病気は再発を繰り返したり長引いたりすると加齢黄斑変性に移行することがあります。サプリメントの価格は1ヵ月分で4,000～5,000円くらいです。

③レーザー治療

黄斑の下の水が自然に吸収されにくいときには、水が漏れ出てくる原因となっている通路の部分をレーザー光線で焼くことがあります（レーザー治療）。しかし通路が中央部（中心窩）にあまりに近いときには、レーザー治療は視野の中心を傷つけることがあるため、施行できません。

④その他…保険では認められていない治療

この病気に対して、加齢黄斑変性に使うような特殊な薬剤の注射（抗VEGF治療）や特殊なレーザー治療（PDT）を実験的に行っている病院があります。保険外の治療ですが、再発を繰り返し、治りにくい症例が対象です。担当医にご相談ください。

必要な検査 …この他にも適宜検査を追加します

①眼底検査

この病気は眼底の病気ですから、診察時には点眼薬で散瞳させる（ひとみを広げる）必要があります。ですから眼科を受診するときには自分で自動車を運転して来ないでください。診察後はまぶしくてはっきり見えません。サングラスを持って来てください。この散瞳しての眼底検査は毎回必ず行います。眼底写真を撮影することもあります。

② OCT検査 （optical coherence tomography: 光干渉断層計検査；図2）

網膜黄斑部の断面図をレーザー光を使って撮影する検査で、この病気の診断と経過観察にはなくてはならない検査です。この検査では特に痛みはありません。散瞳しなくても検査できますが、散瞳したほうがよりきれいな画像が得られるため、散瞳してから検査する

2 中心性漿液性脈絡網膜症

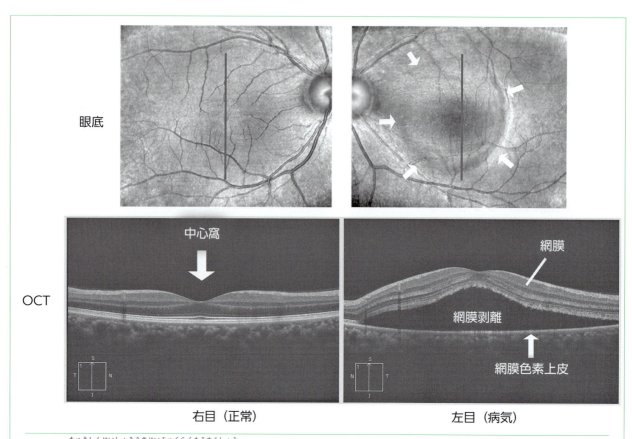

図2 中心性漿液性脈絡網膜症の眼底写真（上）とOCT画像（下）

右目は正常で、左目に病気があります。眼底写真は網膜を正面から撮影したものです。左目の黄斑部（中心窩の下）に水がたまってふくれあがっています（白矢印）。縦線の部分の断面をOCTで観察すると、網膜（感覚網膜）と網膜色素上皮の間に水がたまって、網膜剥離（漿液性網膜剥離）になっているのがわかります（下）。

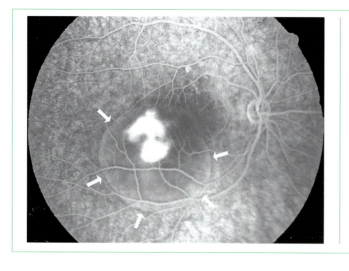

図3 中心性漿液性脈絡網膜症のフルオレセイン造影検査所見

網膜剥離の部分に造影剤が丸く貯留しているのがわかります（矢印）。中央には白く大きく造影剤が網膜の下に漏れ出てきています。

画像提供：大鳥利文先生（近畿大学）

ことが多いです。

③造影検査（図3）

　黄斑の下にたまった水がどの通路から来ていて、どのくらい勢いが強いのか、造影剤（フルオレセインやインドシアニングリーン）を腕の血管から注射して調べる検査です。

症状や治療方法については個人差がありますので、担当医にお尋ねください。

治療方針を決めるためには重要な検査ですが、造影剤を使うのでアレルギーによるアナフィラキシーショック（0.005〜0.5％、死亡につながる）の可能性があります。食物アレルギーや薬剤アレルギーのある人、喘息のある人、透析をしている人、体調の悪い人は、この検査の前に必ず申し出てください。

加齢黄斑変性への移行に要注意

加齢黄斑変性という病気は50歳以上の人に起こる難病で、水分に加えて出血などが黄斑部に出てきて視力が著しく低下します。頻度は年々上がっており、成人の失明原因の上位を占める病気です。

加齢黄斑変性の初期は、中心性漿液性脈絡網膜症との区別がつきにくいことがあります。あるいは、中心性漿液性脈絡網膜症が長引くと加齢黄斑変性に移行することがあります。ですから中心性漿液性脈絡網膜症は従来からいわれているほど良性疾患ではありませんので、要注意です。

3 強度近視と合併症（1）
―脈絡膜新生血管と近視性網脈絡膜萎縮（変性近視）―

ポイント

① 非常に度の強い近視（強度近視）では、眼球の後ろ側の壁がうすくて弱いため、「新生血管」という病的な血管が網膜の下に生じることがあります（脈絡膜新生血管）。
② 新生血管は出血しやすく、治療をせずに放置すると視力は低下して、治りません。
③ 新生血管の治療の中心は「抗VEGF薬の眼内注射」で、効果があります。
④ しかしそれでも、長期的には網膜や脈絡膜は萎縮、変性を起こし、視力が低下してしまいます（近視性網脈絡膜萎縮、変性近視）。
⑤ その他にも強度近視には緑内障の合併が多く、要注意です。
⑥ 強度近視は黄色人種に多く、アジア先進国での主要な失明原因です。これを克服するために研究が進められています。

強度近視とは？

　近くは見えるが遠くはぼやけて見えない目を「近視」といいますが、近視の程度（度数）は人によりさまざまです。近視や遠視の度数は、「ジオプター（diopter：D）」という単位で表します。コンタクトレンズのケースに「−2.5D」などと度数が書いてあることに気づかれた人もいるでしょう。

　通常の近視は、−1Dから−5D程度の人がほとんどです。しかし中には近視が強い人もいて、−6Dよりも強い近視、あるいは目の前後径（眼軸長）が26.5mmを超える目のことを「強度近視」といいます。なぜ眼軸長が強度近視の定義に必要なのかというと、近視は目の眼軸長が長いことが原因だからです（図1）。逆に短い目を遠視といいます。

　近視が極端に強いと眼球の壁がうすくなり、目の奥にさまざまなトラブルが出てきます。これを特に「病的近視」といいます。−8Dよりも強い近視では、約90％の人に何らかの異常が認められ、その代表的なものが「近視性脈絡膜新生血管」「近視性網脈絡膜萎縮（変性近視）」と、「近視性牽引性黄斑症」です。

　ここでは近視性脈絡膜新生血管と近視性網脈絡膜萎縮について説明します。

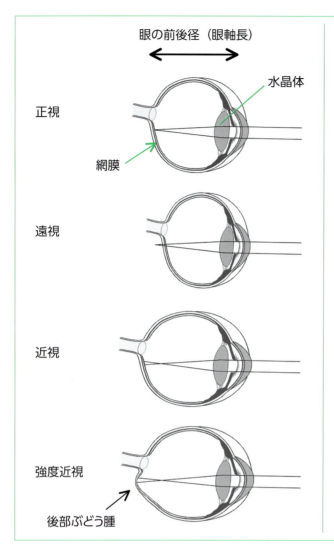

図1 屈折異常と強度近視

遠視は眼球の前後径（眼軸長）が短く、近視では眼軸長が長いです。強度近視では、眼球の後ろがふくらんできて（後部ぶどう腫）、眼軸長はさらに長くなります。それで遠視や近視では水晶体（レンズ）のピントが網膜の上にうまく合わず、はっきりと見えないのです。

近視性脈絡膜新生血管とその症状

眼球壁は、外側から大まかに、「強膜」「脈絡膜（ぶどう膜）」「網膜」という3層構造になっています。強膜は眼球を守り、脈絡膜は血管が豊富で眼球を栄養し、網膜は光を感じる神経組織です。

近視が強いと眼球壁がうすく、弱くなります。すると脈絡膜と網膜との間にあるブルッフ膜に裂け目ができ、網膜の下へ病的な血管（新生血管）が生じます（図2）。これを近視性脈絡膜新生血管といいます。この新生血管は弱くてもろいため、すぐに破れて出血したり水がしみ出たりします。その結果、ものがゆがんで見えたり（変視）、真ん中が見えなくなったりして（中心暗点）、視力が落ちてしまいます。

このような変化が長期間にわたって繰り返されると、網膜や脈絡膜（ぶどう膜）の中央部は萎縮し、変性となります。こうなると視野の中央部の広い範囲が見えなくなり、失明に近い状態となります。これを近視性網脈絡膜萎縮（別名：変性近視）といいます。

症状や治療方法については個人差がありますので、担当医にお尋ねください。

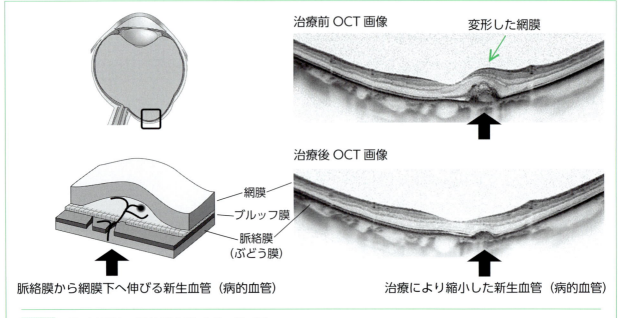

図2　強度近視の脈絡膜新生血管（矢印）
OCT画像（右）は、眼球の後極部（左上の四角）を拡大して観察したもの。新生血管（病的血管；矢印）ができると網膜は下から押されて変形します。治療により新生血管が縮小すると、網膜の変形は改善します（右下）。

　近視は黄色人種に多く、近視性網脈絡膜萎縮はアジア先進国の主要な失明原因の一つです。現在、アジアの眼科医を中心に、強度近視による失明を克服しようと研究が進められています。

新生血管を放置するとどうなりますか？（自然予後）

　新生血管を放置すると、たいていの場合は悪化します。新生血管を治療しなかった場合、5年後には89％の目で視力が0.1未満になってしまうといわれています。

新生血管の治療法（表1）

　治療法として①抗VEGF治療、②レーザー治療、③手術、などがあります。それぞれ長所と短所がありますが、現在は、①抗VEGF治療が治療の中心です。

①抗VEGF治療

　現在、脈絡膜新生血管に対する治療の中心で、最も効果の高い治療です。VEGF（血管内皮増殖因子）という、新生血管の原因となっているタンパク質を強力に抑える薬剤を目の中に注射して、新生血管の増殖や成長を抑制します。薬剤が高価で、注射後数ヵ月で病気が再発することがあるのが欠点ですが、効果が高く、副作用や合併症が少ないことが長所です。

症状や治療方法については個人差がありますので、担当医にお尋ねください。

表1 近視性脈絡膜新生血管の治療法とその特徴

治療法	効果	安全性	簡便さ	長期的予後	その他
抗VEGF治療	◎	◎	◎	△	効果が最も高い 薬剤が高価 反復治療が必要
レーザー治療	○	◎	◎	×	中心窩に近い場合は治療が不可能
手術	○	×	×	△	今ではほとんど行われない

②レーザー治療

新生血管をレーザーで凝固（光凝固）する治療です。この治療は新生血管だけではなく、そのまわりの健康な組織も焼いてしまうことが欠点です。したがって、網膜の中心部（中心窩）に近いところにある新生血管にレーザー治療を行うことはできません。また治療後時間が経過すると、レーザー治療の周囲に萎縮が広がって、結果的に見えない部分（暗点）が拡大してしまいます。

③手術

現在、手術はほとんど行われません。かつては「新生血管抜去術」や「黄斑移動術」という手術が行われましたが、大手術の割には結果に問題が多く、今ではほとんど行われなくなりました。

抗VEGF治療の実際と注意点

①治療の流れ

点眼薬による麻酔を行い、眼周囲・表面を消毒後、細い針で白目の部分から抗VEGF薬を眼内へ注射します。痛みはほとんどありません。術後は抗菌薬の点眼が3～7日間必要で、定期的な診察が必要です。

②抗VEGF治療の限界、注意点

効果が少なく追加の注射が必要になることがあります。また、いったん落ち着いても、数ヵ月から数年で病気が再発し、治療が再び必要になることがあります。ですから、治療後しばらくして、ものがゆがんで見えたり中心が暗くなるなどの症状が出現した際には、すぐに眼科を受診してください。そして治療により新生血管が退縮しても、網膜やそのまわりの組織が萎縮して視力が低下してしまうことがあります（近視性網脈絡膜萎縮）。これは病的近視の宿命で、根本的な治療法は現在ありません。

症状や治療方法については個人差がありますので、担当医にお尋ねください。

③抗VEGF治療の合併症

眼合併症：白内障、網膜剥離、眼内炎、結膜下出血、角膜上皮障害など。

抗VEGF治療は安全性が高く、合併症はほとんど起こりません。眼合併症には、①白内障や網膜剥離があり、手術が必要になります（確率1％以下）。②まれに細菌が眼内に入って化膿したり、薬剤に対する反応などで眼内に炎症を起こします（眼内炎；確率0.1％以下）。眼内炎が重篤な場合には失明することがあります。③その他、注射後に白目に出血したり眼がゴロゴロしたり一時的に眼圧が上がったりしますが、ほとんどが治療を必要とせず、数日から2週間以内に改善します。

全身合併症：脳卒中、心筋梗塞、月経不順など

抗VEGF治療を行って数週以内は、脳梗塞や心筋梗塞などの「血管イベント」のリスクが高くなるといわれています。これらはいずれも脳や心臓の血管が閉塞して致命的になる可能性がある疾患です。

脳梗塞（脳卒中や一過性脳虚血発作）や、狭心症、心筋梗塞にかかったことのある人、あるいは現在治療中の人は、担当医に必ず知らせてください。

また高齢の方は、今まで脳梗塞や狭心症がなくても、これらのイベントが起こるリスクが高いので、抗VEGF治療はできないことがあります。

一方、若年女性では、月経不順をきたすことがありますが、一時的です。また胎児への影響は明らかでないので、抗VEGF治療中の授乳や妊娠は避けてください。

近視性網脈絡膜萎縮とその克服

強度近視（病的近視）は脈絡膜新生血管の消退を繰り返し、中年以降になると網膜や脈絡膜（ぶどう膜）の中央部が萎縮、変性して、視野の中央部が見えなくなってきます。また、強度近視には緑内障を合併することが多く、治療の甲斐なく失明することがあります。

病的近視は欧米にはむしろ少なく、日本をはじめ韓国、中国沿岸部、香港、シンガポールなど、アジアの先進地域に多くみられます。ですから病的近視を克服するために、現在、アジア諸国の眼科医が一致団結して研究を進めているところです。

4 強度近視と合併症（2）
―近視性牽引黄斑症―

> **ポイント**
> ①近視が強い人に起こる網膜分離ないし網膜剥離です。
> ②放置すると失明することがあります。
> ③治療は硝子体手術です。
> ④硝子体手術により進行を抑えます。しかし正常にはならず、手術後にかえって視力が悪化することもあります。手術の限界・欠点やリスクをよく理解し、よく納得してから手術を受けるようにしてください。

強度近視とは？

近くは見えるが遠くはぼやけて見えない目を「近視」といいますが、近視の程度（度数）は人によりさまざまです。近視や遠視の度数は、「ジオプター（diopter：D）」という単位で表します。コンタクトレンズのケースに「-2.5D」などと度数が書いてあることに気づかれた人もいるでしょう。

通常の近視は、-1Dから-5D程度の人がほとんどです。しかし中には近視が強い人もいて、-6Dよりも強い近視、あるいは目の前後径（眼軸長）が26.5mmを超える目のことを「強度近視」といいます。なぜ「目の前後の長さ」が「強度近視」の定義に重要なのかというと、近視の目は、前後に長いからです（図1）。逆に短い目を遠視といいます。

眼球が前後に長いと眼球の壁がうすくなり、目の奥にさまざまなトラブルが出てくることがあります。この状態を特に「病的近視」といいます。近視の度数が-8Dを超えると約90％の人に何らかの異常が認められ、その代表的なものが「近視性脈絡膜新生血管」「近視性網脈絡膜萎縮（変性近視）」と、「近視性牽引性黄斑症」です。ここでは近視性牽引性黄斑症について説明します。

近視性牽引黄斑症とは？

眼球の内側には「網膜」という神経の膜があり、光を感じて電気信号に変換しています。網膜の中央を「黄斑」といいますが、人は黄斑で文字を読んだり細かいものを認識します。

症状や治療方法については個人差がありますので、担当医にお尋ねください。

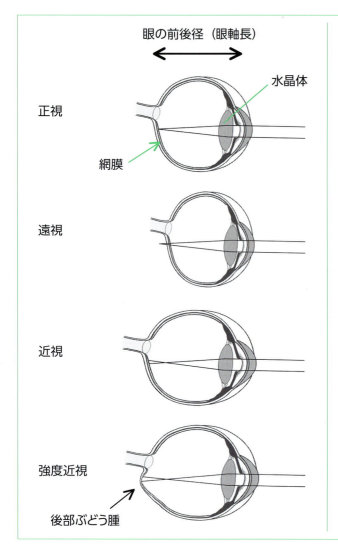

図 1　屈折異常と強度近視
遠視は眼球の前後径（眼軸長）が短く、近視では眼軸長が長いです。強度近視では、眼球の後ろがふくらんできて（後部ぶどう腫）、眼軸長はさらに長くなります。それで遠視や近視では水晶体（レンズ）のピントが網膜の上にうまく合わず、はっきりと見えないのです。

　この黄斑に病気が起こると、ものがゆがんで見えたり（変視）、真ん中が見えなくなったりします（中心暗点）。
　強度近視眼では眼球の後部が後方へ、プクッとふくれたような異常な形（後部ぶどう腫）をしていることが多く（図1、2）、眼球の内側にある網膜は急カーブの眼球壁に付着することができなくなって、二層に分離したり（網膜分離）、剥がれたり（黄斑剥離）してきます。さらに黄斑に孔があいてしまうと「黄斑円孔網膜剥離」という、治癒が困難な状態になります。これらの状態をまとめて「近視性牽引黄斑症」といいます（図2）。

症状

　ものがゆがんで見えてきます（変視）。視野の中央が暗くなり、視力が落ちて、細かい作業や字を読むことは難しくなっていきます。黄斑円孔網膜剥離になると視力が極端に下がります。治療せず網膜剥離が広がると、ほとんど失明に近い状態になります。

4 強度近視と合併症（2）—近視性牽引黄斑症—

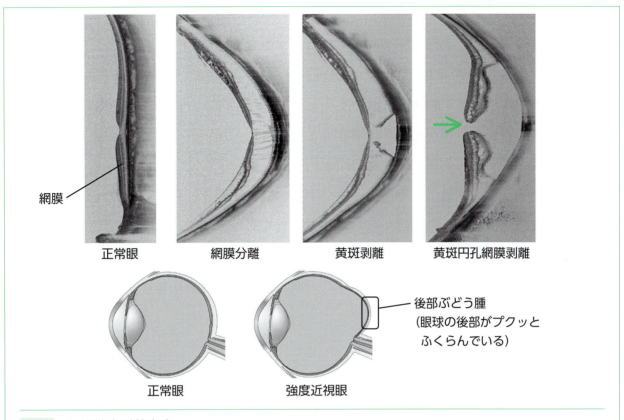

図2 近視性牽引黄斑症
上の写真は、下の「後部ぶどう腫」の部分をOCTという検査で拡大した所見。後部ぶどう腫の内側はカーブが強いため、網膜が二層に分離したり、真ん中に孔（黄斑円孔、緑矢印）があいたりして、難治性の網膜剥離を起こします。

症状の進行には個人差があり、数週間で視力が大きく落ちることがある反面、進行が遅く自分では気がつかずに眼科に行って初めて病気を指摘されることもあります。

治療

近視性牽引黄斑症は薬で治すことはできず、治療は手術（硝子体手術）しかありません。硝子体手術の詳細については別項を参照してください。

すでに黄斑円孔網膜剥離まで進行している場合や、手術中に黄斑円孔が生じた場合、あるいは生じたことが否定できない場合は、手術中にガスかシリコンオイルを眼内へ入れることになり、手術後に「うつぶせ安静」が必要になります。「うつぶせ安静」の期間は1週間から1ヵ月程度に及びます。

硝子体手術で治らない場合は、黄斑プロンベ設置術や強膜短縮術という手術を追加することがありますが、これらの手術では術後にゆがみが悪化したり、ものが二重に見えたりすることがあり、患者さんの満足度は高くありません。

症状や治療方法については個人差がありますので、担当医にお尋ねください。

手術はいつ受けるとよいですか？

視力低下やゆがみなどを自覚するようになると手術を受けたほうがよいでしょう。逆に自覚症状がない場合は手術をせず、そのまま経過をみるほうがよいと考えます。図2 に示した「網膜分離」から「黄斑剥離」に進行すると、ほとんどの人が視力低下やゆがみを感じるようになります。また、黄斑剥離を放置すると難治性の黄斑円孔網膜剥離（図2）に進行することが多いので、黄斑剥離の時期までに手術を受けるとよいでしょう。

すでに黄斑円孔網膜剥離にまで進行している場合は、手術をしなければ失明してしまいます。しかし残念ながら、手術を行っても成功率は高くありません。

最後に、網膜や脈絡膜の中央部がすでに萎縮している場合には（近視性網脈絡膜萎縮）、手術をしても視力向上が期待できません。この場合は無理に手術をせず、経過をみることも一つの方法です。

手術成績

手術を受けられた方全員の視力が回復するわけではありません。黄斑円孔網膜剥離に進行している場合は、網膜剥離の治癒率は70〜80％、黄斑円孔の閉鎖率は50％程度で、手術成績は他の疾患に比較して良くありません。視力の改善は一般に遅く、早い人でも1週間程度、通常は数ヵ月程度から1年以上必要です。

そして最終的に手術前より視力が良くなる人は60〜70％、変化のない人が20〜30％、そしてかえって悪くなる人は5％程度です。ただし視力は上がっても正常に回復することはほとんどありません。そして、懸命の治療（再々の手術やうつぶせ姿勢）によっても治癒しないことがあります。

> **重要** ▶▶ **手術の合併症と限界**
>
> 術中や術後に黄斑円孔が生じることがあります（10％程度）。病気が再発した場合や黄斑円孔を生じた場合には再手術が必要になりますが、再手術の成績は初回よりもさらに悪くなります。
>
> なお、硝子体手術の一般的な合併症は、別の項目を参照してください。

5 硝子体出血

ポイント

① 「硝子体出血」とは、目の中に出血が起こることです。出血により光が遮られて見えなくなります。
② 出血は自然に吸収されることもありますが、多くは手術をして出血を除去しなければ治りません。
③ 出血の原因は手術をしないとわからないことが多いです。頻度の高いものに糖尿病網膜症、網膜静脈閉塞症、網膜裂孔（網膜剥離）などがあります。
④ 網膜裂孔や網膜剥離の場合には、手術後に「うつぶせ安静」などの姿勢保持が必要です。
⑤ 原因によっては手術をしても思うように視力が回復しません。

硝子体出血とは？

「硝子体」とは目の中にある透明なゼリー状組織で、ガラス（硝子）のように光をよく通します。そこへ出血が起こると目がくもってしまって何も見えなくなります。これを硝子体出血といいます（図1）。目の中の出血は本人には赤く見えず、黒い影として見えます。

出血の原因は手術をしないとわからないことが多いです。なぜなら、硝子体出血が起こると、診察しても眼底の状態が見えないからです。しかし硝子体出血を起こす病気はある程度限られていて、以下のとおりです。

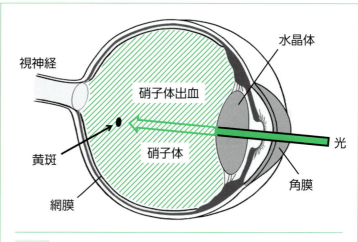

図1
本来透明であるべき「硝子体」に出血すると、光が通らなくなり、くもって何も見えなくなります。

糖尿病網膜症、網膜静脈閉塞症、網膜裂孔、網膜剥離、加齢黄斑変性、後部硝子体剥離、網膜細動脈瘤、ぶどう膜炎、くも膜下出血（テルソン症候群）、外傷、その他

硝子体出血の治療

硝子体出血は量が少ないと自然に吸収されることがあります。しかし多くは手術をして出血を取り除かなければ治りません。この手術を「硝子体手術」といいます。硝子体手術では出血を硝子体ごと取り除いてしまいます。そして網膜剥離などがあれば、必要に応じてレーザー治療やガス注入を追加して手術を終わります。ガスを眼内に入れた場合は、手術の後、数日から2週間程度の「うつぶせ安静」や横向きなどの姿勢保持が必要になってきます。

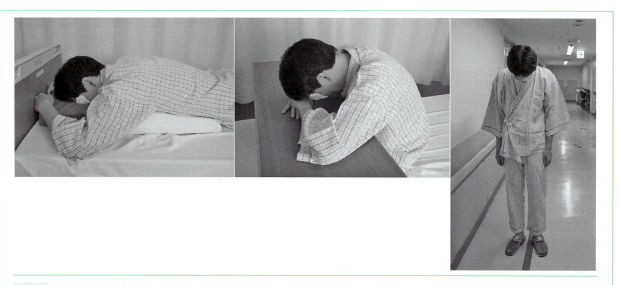

図2　術後うつぶせ安静の姿勢
手術中にガスやシリコンオイルを目の中に入れた場合は術後にうつぶせ安静が必要です。歩行もうつむいたまま行います。

手術の後はどのくらい見えるようになりますか？

硝子体出血はいろいろな原因で起こります。手術の後の見え方（視力予後）は、原因となる疾患とその程度によって異なります。一般的には、目の奥にある神経組織「網膜」の中央部、「黄斑」という部分の状態によって視力予後は大きく異なります。

また、硝子体手術では白内障手術も同時に行います（ただしすでに白内障手術がすんでいる場合を除く）。ですから、手術の後の明るさや色の見え方、目のピントの位置は、以前と大きく変わります。硝子体手術の詳細については別項を参照してください。

硝子体出血の原因とその概要　（表1）

以下に主な硝子体出血の原因と、その概要を説明します。

①糖尿病網膜症

糖尿病網膜症が進行すると硝子体出血が起こります。硝子体出血を起こす糖尿病網膜症

はすでに進行した状態で、目のほか、腎臓や心臓、足（末梢神経）にも障害をきたしていることが多いです。したがって糖尿病による硝子体出血は、他の病気によるものよりも手術後の経過は不良です。網膜症の程度により、もとに近い視力に戻ることから、術後に視神経萎縮や緑内障、角膜障害を起こして失明することまであります。詳細については別項を参照してください。

②網膜静脈閉塞症

網膜静脈閉塞症とは、網膜の血管が閉塞する病気で、原因は高血圧・動脈硬化が多いです。網脈静脈閉塞症の10〜30％で、閉塞が起こってから数年後に新生血管（病的な血管）が生じて硝子体出血を起こすことがあります。手術をして硝子体出血を取り除くと出血が起こる直前の視力に戻りますが、それ以上の視力の回復は望めません。詳細については別項を参照してください。

③網膜裂孔・網膜剥離

網膜に孔（網膜裂孔）があいた際、網膜の血管が切れると硝子体出血を起こします。そして次に網膜が剥がれてきます。これを網膜剥離といいます。網膜剥離は放置すると失明しますので、必ず手術が必要です。

網膜剥離の手術では、手術のあと数日〜2週間程度の「うつぶせ」もしくは「横向き」などの姿勢保持が必要です（図2）。これは眼球の中にガスなどを入れて網膜剥離を治療するからです。網膜は目の後ろ側にある組織ですから、うつぶせや横向きになって、ガスの表面張力を用いて水を孔に近づけないようにして、網膜剥離の再発を防ぎます。

網膜剥離の場合は、手術をしても視力は元通りにならないことがあります。また、ものがゆがんで見えたり、波打って見えたりする症状（変視）が残ることがあります。詳細については別項を参照してください。

④加齢黄斑変性

加齢黄斑変性とは、網膜の中央部にあたる黄斑という部分に新生血管（病的な血管）が生えてきて、出血や水分がたまる病気です。この病気は原因不明で、最近増加傾向にあり、治療が難しく失明につながる深刻な病気です。加齢黄斑変性で多量の出血が生じると硝子体手術が必要です。

手術では網膜の下や硝子体内に広がった出血を取り除くことはできますが、加齢黄斑変性そのものは手術で治すことはできず、一般的に視野中心部に暗点（見えないところ）が残ります。また、網膜下の出血が多い場合には、ガスやシリコンオイルを眼内に充填する必要があります。この場合は先の網膜剥離の場合と同じく、手術後に「うつぶせ安静」が

症状や治療方法については個人差がありますので、担当医にお尋ねください。

表1 硝子体出血の原因とその概要

原因	頻度	疑う所見	治療方法	予後
糖尿病網膜症	高	糖尿病の既往	硝子体手術とレーザー治療	さまざま〜不良
網膜静脈閉塞症	高	高血圧・高脂血症・動脈硬化の既往	硝子体手術とレーザー治療	良好〜さまざま
網膜裂孔 網膜剥離	高	超音波検査所見	硝子体手術（術後うつぶせ等の姿勢保持）	比較的良好だが、視力低下や視野欠損、変視が残る
加齢黄斑変性	中	出血前の視力が悪い・中心がゆがんで見えていた	硝子体手術と薬物治療	中央部が見えない（社会的失明）
後部硝子体剥離	中	超音波検査所見	硝子体手術	良好
網膜細動脈瘤	中	高齢者に多い 手術前診断は困難	硝子体手術とレーザー治療	さまざま
ぶどう膜炎	低	手術前診断は困難	硝子体手術薬物治療、レーザー治療	比較的不良（炎症の程度による）
テルソン症候群	低	くも膜下出血	硝子体手術	比較的良好（脳出血の程度による）
外傷	低	眼球打撲・眼内異物	硝子体手術	さまざま〜不良（外傷の程度による）

必要です。

　加齢黄斑変性の治療には手術のほか、薬物治療やレーザー治療があり、これらを併用して治療を行います。詳細については別項を参照してください。

⑤後部硝子体剥離

　加齢に伴い硝子体が網膜表面から分離してきます。これは生理的現象で病気ではありません。しかし剥がれるときに出血することがあり、この場合は手術が必要になってきます。後部硝子体剥離が原因の場合は、手術をすればほとんどの人で視力が回復します。

⑥網膜細動脈瘤

　網膜細動脈瘤とは、網膜の血管にできた小さなコブのことです。これは破裂することがあり、網膜出血や硝子体出血を起こします。手術をしてこの出血を取り除いたり移動させたりしますが、出血の場所が悪いと視力はもとに戻りません。また、出血が多いと黄斑に孔が開くことがあります（黄斑円孔）。この場合は網膜剥離のときと同じく手術で目にガスを入れますので、1週間程度は仰向きができなくなります。

⑦ぶどう膜炎

　ぶどう膜炎とは、目の中の炎症です。血管に炎症があると、血管が切れて、網膜出血や硝子体出血が起こることがあります。一般的に、硝子体出血を起こすようなぶどう膜炎は

重症です。出血が多いときには硝子体手術をして取り除きますが、術後の視力は、炎症の程度や範囲によって異なります。ぶどう膜炎の治療の基本は抗菌薬やステロイドで、手術はこれらと組み合わせて治療を行います。詳細については別項を参照してください。

⑧テルソン症候群

くも膜下出血が起こると目の中へ出血が広がることがあります。これをテルソン症候群といいます。くも膜下出血とは脳のまわりに起こる出血で、多くは脳の動脈瘤（血管のコブ）が破裂することが原因です。出血の量によっては死亡したり、寝たきりになったりします。硝子体出血の多くは片目ですが、両目に起こることもあります。生命の危機を脱して意識が戻った際、硝子体出血による視力低下があれば、手術をして出血を取り除きます。視力は回復することが多いですが、網膜下の出血が黄斑部に及んでいる場合や、脳障害により視野が欠けてしまっていると、後遺症が残ることもあります。

⑨外傷

ケガ、打撲による出血です。程度はさまざまですが、眼球破裂や眼内異物を伴うことがあります。多くの場合は重症で、何度も手術を繰り返し、最終的に失明や眼球摘出を余儀なくされることもあります。網膜剥離がなければ、あわてて手術をせず、経過をみることもあります。

⑩その他

その他、硝子体出血の原因がわからないことがあります。

6 網膜剝離

ポイント

① 「網膜剝離」とは、眼球の内側に張り付いている、神経のフィルム状組織である網膜が、目の内側に向かって剥がれてくる病気です。
② 網膜剝離の原因は、網膜に孔（網膜裂孔や網膜円孔）があくことです。
③ 網膜剝離が起こると視野が端から欠けてきます。痛みはありません。
④ 初期にはレーザー治療で進行を抑えることも可能ですが、多くは手術が必要です。手術は数日～数週間以内に行う必要があります。
⑤ 手術は硝子体手術が標準です。若年者の網膜剝離には強膜バックリング手術を行います。
⑥ 手術の後、数日～2週間程度の「うつぶせ安静」など姿勢保持が必要なことがあります。
⑦ 特殊な網膜剝離を除けば、手術の成功率は90％程度です。10％程度は再発します。
⑧ 手術が成功して網膜剝離が治っても、視力障害や視野障害が残ることがあります。

網膜剝離とは？

「網膜」とは目の内側にあるうすい膜組織で、光を感じてこれを電気信号に変える大切な役割をしています。この網膜の一部が破れて「網膜裂孔」や「網膜円孔」という孔があくと、そこから網膜は剥がれ始めます。これを「網膜剝離」、特に「裂孔原性網膜剝離」といいます（図1）。

眼球内にはゼリー状組織（硝子体）がありますが、一部網膜との癒着が強いところがあります。網膜裂孔ができるのは、加齢や眼球運動、打撲により硝子体が動き、癒着部分に力がかかって網膜が裂けるからです。ですから、目の使い方や生活習慣などは

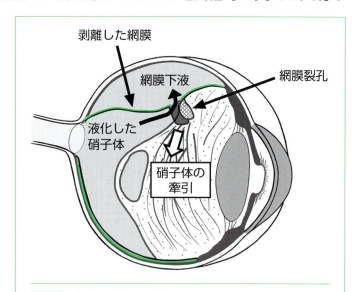

図1 網膜剝離の発症
網膜と硝子体が癒着している部分が引っ張られると孔（網膜裂孔）ができることがあります。すると液化した硝子体が網膜裂孔を通って網膜の裏側（下）へまわり込み、網膜剝離が発症します。

この病気と全く関係ありません。また、近視の強い場合などでは網膜にうすい部分があり、そこに孔ができることもあります。その他、若年者では、アトピー性皮膚炎や未熟児網膜症、家族性滲出性硝子体網膜症などに合併する網膜剥離がありますが、いずれも難治で、複数回の手術を必要とすることが多いです。

いったん網膜に孔があくと、自然に治ることはありません。間もなく眼球の中にある水分（液化した硝子体）が網膜裂孔を通って網膜の後ろ側へ流れ込み、網膜は剥がれ始めます（図2）。いったん剥がれ始めた網膜はどんどん剥がれ続け、最終的には網膜全体が剥がれてしまいます。これを網膜全剥離といい、完全に失明します。

網膜剥離の症状

網膜裂孔や網膜剥離に痛みはありません。

網膜に裂孔ができると目の中に細かい出血や色素が散らばるので、その影が眼底に映って蚊が飛んでいるように見えることがあります（飛蚊症）。網膜剥離が進行すると、その部分がグレーあるいは黒いベールが広がるように見えなくなってきます（視野欠損）。網膜剥離に大きな出血を伴うと、目の前が暗くくもって見えなくなります。

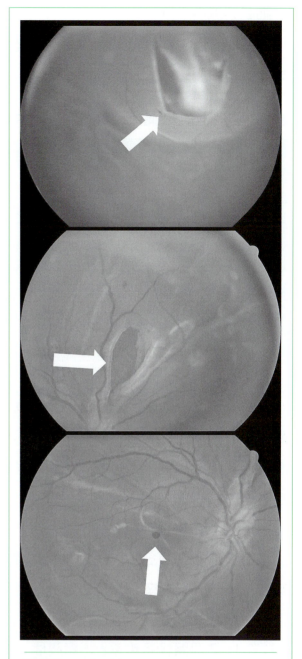

図2 網膜剥離の眼底写真

（上、中）網膜が裂けてできた孔（網膜裂孔；矢印）と網膜剥離。
（下）黄斑部にできた小さな孔（黄斑円孔；矢印）と網膜剥離。

網膜剥離の進行は、10～20歳代の若年者では比較的遅く、数週間から数ヵ月を要します。しかし中年以降の網膜剥離は硝子体の液化が進んでいるので進行が早く、1週間以内に視野欠損が広がってしまうことも珍しくありません。

網膜剥離の治療

裂孔原性網膜剥離の治療は、レーザー治療と手術です。各治療の長所と短所を下にまとめました（表1）。

表1　裂孔原性網膜剥離に対する治療とその特徴

治療	適応	利点	欠点
レーザー治療	非常に限局した網膜剥離	入院、手術が不要	適応が限られる 術後10日ほどの安静が必要
硝子体手術	網膜裂孔による網膜剥離 （中年以降の網膜剥離） 難治性網膜剥離	標準的治療	眼球内を操作する 白内障手術を併用する 術後約1週間、うつぶせなど姿勢保持が必要
強膜バックリング手術	網膜円孔による網膜剥離 （若年者の網膜剥離）	眼内を操作しない 白内障の手術が不要 術後うつぶせ安静が不要	近視と乱視が増加する （裸眼視力が低下する） 時に眼球運動障害が起こる （複視：ものが二重に見える）

網膜裂孔ができて間もない時期で、そのまわりの網膜剥離がまだ限局している場合には、網膜剥離部分を囲むようにレーザー治療を行えば網膜剥離の進行を止めることができます（図3）。しかし、レーザー治療で食い止められる網膜剥離は少なく、多くは手術が必要です。

①レーザー治療（図3）

網膜剥離が広がらないようにするには、網膜剥離の原因である網膜裂孔のまわりの網膜を、レーザー光線で熱凝固します。これがレーザー治療です。熱凝固をして1〜2週間経過すると、網膜はその下の網膜色素上皮に癒着して、剥がれないようになります。

レーザー治療の最大のメリットは入院や手術が不要なことです。しかし網膜剥離が拡大したときには、次に述べる手術が必要になります。網膜剥離の拡大は、レーザー後1〜2週間以内がハイリスクです。その間は安静にして、網膜に余計な牽引力

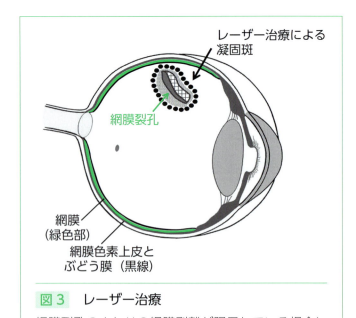

図3　レーザー治療
網膜裂孔のまわりの網膜剥離が限局している場合には、それを囲むようにレーザー治療を行います。

症状や治療方法については個人差がありますので、担当医にお尋ねください。

がかからないようにすべきです。

なおレーザー治療の手技料は、約16万円（自己負担はその1～3割）です。

②硝子体手術（中年以降の網膜剥離に対する手術）（図4）

網膜剥離に対する手術の多くは硝子体手術です。硝子体手術とは、目の中のゼリー状組織である硝子体を切除する手術です。中年以降に発症する網膜剥離は、硝子体と網膜の癒着が原因となっているので、この手術が適当です。硝子体手術では網膜に癒着している硝子体をすべて取り除き、網膜の下に潜入した水分（網膜下液）を吸引除去します。そして眼内に空気やガスを入れて網膜をその下にある網膜色素上皮に密着させ、網膜裂孔の周囲をレーザーで熱凝固します。

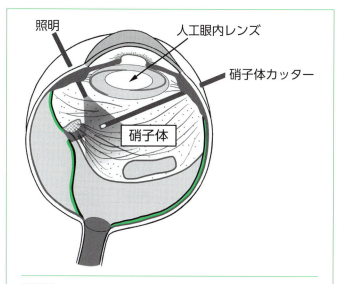

図4　網膜剥離に対する硝子体手術

特殊なカッター（硝子体カッター）を眼球内に挿入し、眼内にあるゼリー状組織（硝子体）を切除します。なお、この手術は白内障手術も同時に行います。

この手術の後は1～2週間程度の「うつぶせ安静」もしくは特定の姿勢の保持が必要です（図5）。眼内に注入したガスは2週間程度で自然に吸収されてなくなりますので、ガ

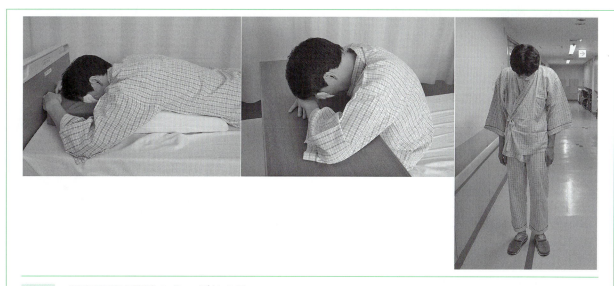

図5　網膜剥離手術後のうつぶせ安静

食事や歩行はうつむいたまま行います。最近は「うつぶせ安静」だけではなく横向きや仰向けの安静を行うこともあります。

症状や治療方法については個人差がありますので、担当医にお尋ねください。

スを抜く手術は必要ありません。近年では技術の進歩と臨床研究の成果により、術後のうつぶせ安静の期間は短縮され、また、うつぶせ安静を必ずしも必要としなくなってきました。

網膜剥離に対する硝子体手術は白内障手術を同時に行う必要があります。したがって、手術後の見え方（ピント、色、明るさなど）は、網膜剥離が生じる前と大きく異なります。

③強膜バックリング手術（若年者の網膜剥離に対する手術）

30歳くらいまでの若い人に生じる網膜剥離の多くは、先に述べた網膜裂孔とは異なり、もともと網膜に「網膜格子状変性」と呼ばれる弱い部分があって、この中に小さな孔（網膜円孔、もしくは萎縮性円孔）があくことによって網膜剥離が起こります（図6）。この場合は硝子体手術ではなく、「強膜バックリング手術」を行います（図7）。

強膜バックリング手術は、眼球の外側からシリコンでできたスポンジを縫い着けて、網膜円孔を外から押さえつけるという手術です。その際、網膜円孔の周囲を冷凍凝固します。冷凍凝固をすると、レーザー凝固と同じように網膜はその下の網膜色素上皮と癒着して作り、円孔を閉じることができます。スポンジと同時にシリコンでできた細いバンドを眼球に巻くこともあります（輪状締結）。輪状締結を併用するかどうかは、網膜剥離の状態により術者が判断します。網膜下液が多い場合には、眼球の外から網膜下液を排出

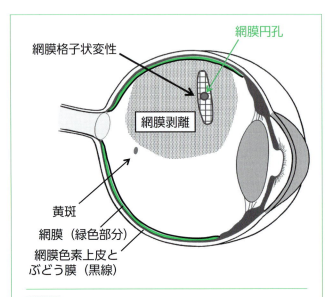

図6 若年者の網膜剥離

網膜格子状変性の中に網膜円孔ができ、円孔周囲の液化した硝子体が網膜の下に移動して、網膜剥離が発症します。

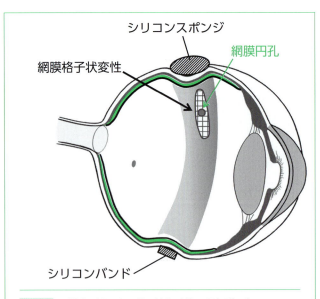

図7 若年者の網膜剥離手術（強膜バックリング手術）

眼球の周囲にシリコンスポンジやシリコンバンドを巻いて、網膜円孔を外から閉鎖します。

します（排液）。

　手術のあとは安静が重要です。冷凍凝固の場合もレーザー治療と同じで、網膜がきちんと癒着するのに1〜2週間程度必要です。いったん縫い着けたシリコンスポンジやシリコンバンドは基本的に一生除去する必要はありません。

　この手術の最大のメリットは眼内にメスを入れないことです。そのため、眼内炎などの重篤な合併症の危険性がほとんどありません。さらに、基本的にガスを入れませんので、術後にうつぶせなど特殊な姿勢保持の必要がなく、比較的早期に社会復帰ができます。白内障手術も必要ありません。

　この手術の欠点は、眼球が変形するので近視や乱視が増加し、術後の裸眼視力は悪くなります。また時に眼球の周囲組織が癒着して眼球の動きが悪くなり、ものが二重に見えるようになったり（複視）、縫い着けたシリコンスポンジに細菌感染が起こったり、縫い着けたシリコンスポンジが術後に露出してくることがごくまれにあります。複視や感染の場合はシリコンスポンジを取り除く手術をします。感染の場合は、自覚症状として痛みや充血、眼脂が出てきますので、早めに眼科受診をしてください。

網膜剥離手術の成功率

　特殊な網膜剥離でなければ手術の成功率は90％程度です。すなわち10％程度は再発します。再発した場合には、再手術が必要です。再発の多くは術後1〜2ヵ月以内です。時に手術後数ヵ月〜数年経過してから網膜剥離が再発することがあります。

　再発を繰り返す網膜剥離には、ガスのかわりにシリコンオイルを眼内に注入することがあります。この場合は、数週間〜数ヵ月後に再手術をしてシリコンオイルを抜きます。

網膜剥離の予後

　かつて網膜剥離は難治性疾患とされていました。今でも最後に列挙するような治療が困難な網膜剥離は存在しますが、通常の網膜剥離の視力予後は医学の進歩により改善しています。発症後数週以内に手術をすれば、矯正視力は1.0近くまで改善することがあります。しかし術後視力には個人差があり、ものが波打って見える現象（変視）は多少残ることが多いです。一般的に発症してから時間の経過した網膜剥離は再発しやすく、視力予後は不良です。

　また、網膜剥離の術後には、黄斑円孔や網膜上膜（黄斑前膜）などの合併症を生じることがあります。その場合は病気の程度により改めて手術が必要になります。

症状や治療方法については個人差がありますので、担当医にお尋ねください。

特殊な難治性の網膜剥離

①巨大裂孔網膜剥離

眼球の1/4周（90度）以上にわたる大きな網膜裂孔が原因となる網膜剥離です。手術は難しく、通常はシリコンオイルを注入することが多いです。巨大裂孔網膜剥離は再発すると次項の「増殖性硝子体網膜症」に移行しやすくなります。強度近視、若年者、アトピー性皮膚炎、外傷や、特殊な症候群に伴って発症することがあります。

②増殖性硝子体網膜症

難治性の網膜剥離で、網膜裂孔のほか、網膜の表や裏に「増殖膜」という膜が生じて網膜がひきつれ、手術が非常に難しい状態になったものをいいます。手術は長時間を要し、シリコンオイルを注入する場合があります。再発率は高く、視力予後は不良です。増殖性硝子体網膜症は、発症から長時間経過した網膜剥離や再発例、外傷後、あるいは、網膜裂孔が非常に大きな場合（前項の巨大裂孔網膜剥離）、若い人に発症した網膜剥離などに起こります。

③アトピー網膜剥離

アトピー性皮膚炎は目に合併症を起こします。その代表が、白内障と網膜剥離です。アトピー性皮膚炎に伴う網膜剥離は、毛様体扁平部から硝子体基底部という、虹彩のすぐ後ろにある組織からそれに隣接する網膜周辺部に裂孔ができて発症します。かゆみのため目をたたくことが一つの原因といわれています。アトピー網膜剥離の多くはアトピー白内障の手術後に発見されます。白内障手術中に眼底検査を行って網膜剥離が確認されれば、そのまま網膜剥離手術を追加することがあります。

アトピー性皮膚炎を持つ人の眼手術は、まぶたが硬いためやや難しいことが多いです。また、術後感染のリスクが高く、特に抗菌薬に耐性を持つ細菌（MRSAやMRSEなど）による感染は、失明のリスクが高く、要注意です。

④子どもの網膜剥離

子どもの網膜剥離は本人が視力低下などを訴えないために手遅れになっていることが多いです。極端な場合は網膜剥離を起こした目が失明し、斜視になってから発見されることもあります。したがって手術の多くは難しく、視力予後は不良です。白内障手術を同時に行った場合には手術後にコンタクトレンズの装用が必要なことがあります。

子どもの網膜剥離は、家族性滲出性硝子体網膜症やその他の特殊な症候群、網膜ジストロフィ、未熟児網膜症に伴う場合があります。これらは両眼性のことがあり、特に難治性です。専門家による硝子体手術が必要です。

7 網膜静脈閉塞症

> **ポイント**
>
> ① 「網膜静脈閉塞症」とは、目の中の網膜に分布する血管が閉塞して出血するという病気です。
> ② すべての血管が閉塞する「網膜中心静脈閉塞症」と、一部の血管が閉塞する「網膜静脈分枝閉塞症」があり、予後は大きく異なります。
> ③ 急に目がかすんだ状態となります。この病気の視力予後は一般に悪く、後遺症が残ります。
> ④ この病気の原因の多くは高血圧と動脈硬化です。
> ⑤ 治療は、眼球への注射、レーザー、手術などを行います。
> ⑥ 合併症には、硝子体出血、網膜剥離、血管新生緑内障などがあります。そのなかで、血管新生緑内障は網膜中心静脈閉塞症に合併することが多く、難治で、失明したり義眼になることがあります。予防はレーザー治療です。
> ⑦ 片方の目にも同じ病気が起こるかもしれません。数年以内に心筋梗塞や脳梗塞になる場合もあります。その予防として、内服治療や生活習慣の改善が重要です。

網膜静脈閉塞症とは？

「網膜」とは目の内側にあるうすい膜組織で、光を感じてこれを電気信号に変える大切な役割をしています。この網膜に分布している血管「網膜静脈」に、血栓（血のかたまり）ができて血液のめぐりが悪くなり、その結果、血管が破れて網膜に出血が起こるという病気が「網膜静脈閉塞症」です（図1）。

病気のはっきりとした原因は不明ですが、動脈硬化がこの病気に関係しているといわれています。網膜静脈閉塞症には、すべての血管が閉塞してしまう「網膜中心静脈閉塞症」と、一部の血管だけが閉塞する「網膜静脈分枝閉塞症」があり、予後は大きく異なります。網膜静脈分枝閉塞症は黄斑（網膜の中央部）に出血がかかっていても治療により0.6ぐらいまでの視力には改善することが多いのですが、網膜中心静脈閉塞症の視力予後は一般に不良です。つまり矯正（メガネ）しても視力は0.4以下に落ち、網膜の血のめぐりの特に悪い重症例（虚血型）ではさらに重い後遺症が残り、失明に近くなってしまうことがあります。

症状や治療方法については個人差がありますので、担当医にお尋ねください。

7 網膜静脈閉塞症

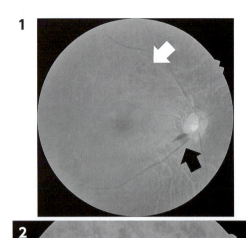
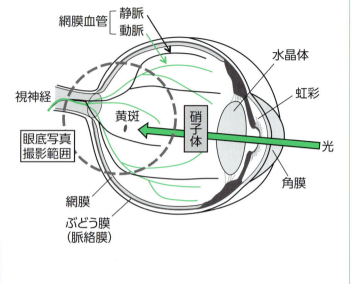
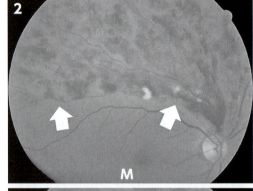
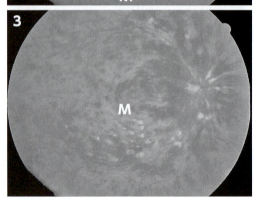

図1 網膜の静脈（上）と網膜静脈閉塞症の眼底写真（1〜3）

動脈は眼球や網膜に血液を送り、酸素や栄養を供給します。静脈は、眼球に来た血液を心臓に送り返します。灰色の点線は眼底写真の撮影範囲です。

1. 軽症の網膜静脈分枝閉塞症。網膜にわずかな出血があります（白矢印）。視神経乳頭の縁には別の出血があり、これは緑内障の合併を疑わせる所見です（黒矢印）。
2. 網膜の上方の広い範囲にわたる網膜静脈分枝閉塞症。出血範囲は広いのですが、この患者さんの場合は黄斑（M）に出血が及んでいないので視力は正常です。
3. 網膜中心静脈閉塞症。網膜すべてにわたって出血が広がっています。黄斑（M）も出血に覆われて、視力は非常に低下します。

網膜静脈閉塞症で起こること

この病気には以下のような合併症、症状が起こります。

①網膜出血（視野が暗くなる、斑点が見える）

この疾患は斑状の出血が網膜に多発することが特徴です。視野が暗くなり、染み状に見えづらくなります。この出血は手術で取り除くことはできず、自然吸収を待つしかありません。

②黄斑浮腫（白〜グレーにかすんだり、ゆがんで見えて、視力が落ちる）

黄斑浮腫とは、網膜の中央部（黄斑部）に水がたまる（むくむ）現象です。網膜静脈閉

塞症による出血が黄斑に及ぶとほぼ必発です。黄斑浮腫は視力低下の原因となり、後遺症を残します。治療方法は後に説明します。

③硝子体出血（急に視野全体がかすんでほとんど見えなくなる）

硝子体出血とは、目の中央部にあるゼリー状組織（硝子体）の中へ起こる出血です。硝子体は本来透明で、光を通します。そこへ出血すると光が遮られて見えなくなります。網膜静脈閉塞症では網膜の循環が著しく悪くなります。1年〜数年すると、時に病的な血管（新生血管）が生じます。この新生血管はもろくて出血しやすく、硝子体出血を起こします。これを予防するにはレーザー治療が必要です。しかし、レーザー治療を行っても硝子体出血を起こすことがあり、その場合には手術が必要です。

④網膜剥離（視野の端から黒いカーテンが広がってくる）

眼球の壁の一番内側にある神経組織を網膜といいます。網膜静脈閉塞症が起こって栄養が行きわたらない状態が長く続くと網膜がうすくなり破れやすくなります。そこに上述した新生血管が発生し、周囲に増殖膜という病的な膜が形成されて網膜に力がかかると、網膜が破れ、そこから網膜は眼球壁から剥がれてきて「網膜剥離」という状態になります。手術が必要ですが、網膜は古い網膜静脈閉塞症により萎縮してうすくなっているので、なかなか治らず、手術を繰り返すことがあります。

⑤血管新生緑内障（目と頭が非常に痛くなり、失明する）

これは網膜静脈分枝閉塞症で起こることはほとんどなく、網膜中心静脈閉塞症に起こりやすい重い合併症です。

硝子体出血の原因となる新生血管が、眼球の中の水の排水口に生じると眼内の水の循環が悪くなり、緑内障を起こします。これを血管新生緑内障といいますが、非常に重症の緑内障で、進行すると激しい眼痛や頭痛を伴います。治療は徹底したレーザー治療や後述する抗VEGF治療、緑内障手術ですが、効果には限界があり失明することも多いです。

✚ 網膜静脈閉塞症に必要な検査

網膜静脈閉塞症の診察・検査の基本は①眼底検査、②OCT検査、③造影検査、④OCTアンジオグラフィです。

①眼底検査

網膜静脈閉塞症は眼底の病気ですから、診察時には点眼薬で散瞳させる（ひとみを広げる）必要があります。診察後は数時間まぶしくてはっきり見えませんから、眼科を受診するときには自分で自動車を運転して来ないでください。サングラスを持ってる場合は、

症状や治療方法については個人差がありますので、担当医にお尋ねください。

7 網膜静脈閉塞症

表1 網膜静脈閉塞症の病態とその症状

病態	確率	いつ起こるか（発症からの期間）	症状	ハイリスク（どんな人に多いか）	予防	対応/治療法	予後
網膜出血	100%	発症と同時	視野狭窄、視野異常、夜盲、視力低下	必発	できない	自然吸収を待つ	数ヵ月～数年で出血は吸収される
黄斑浮腫	70～80%	発症日～数週間	視力低下（かすむ、ゆがむ）	黄斑に出血が及べばほぼ必発	できない	抗VEGF治療 ステロイド 内服 手術 （レーザー治療）	治療しても治らないことがある 再発を繰り返す
硝子体出血	10％程度	1年～数年	くもって見えない	網膜循環が特に悪い場合	レーザー治療	硝子体手術	手術で出血前の視力に戻りうる
網膜剥離	5％以下	数年	視野の端から見えなくなる（黒いベールが広がる）	網膜循環が特に悪い場合	レーザー治療	硝子体手術	放置すると失明 視力障害を残す
血管新生緑内障	網膜中心静脈閉塞症の10％程度	数週間～数年	症状なし～目が痛い、頭が痛い	網膜中心静脈閉塞症で、網膜循環が特に悪い場合	レーザー治療	抗VEGF治療 レーザー治療 点眼・内服 手術	失明する

持参してください。

この散瞳しての眼底検査は毎回必ず行います。眼底写真を記録することもあります。

② OCT検査（optical coherence tomography：光干渉断層計検査）

網膜黄斑部の断面図を撮影する検査で、網膜静脈閉塞症に合併する黄斑浮腫（前述）の診断に用います。この検査は痛みはなく、目に直接触れることはありません。散瞳しなくても検査できますが、散瞳したほうがよりきれいな画像が得られます。

③造影検査

オレンジ色の蛍光造影剤を腕から注射して連続的に写真を撮影します。網膜の循環状態を調べたり、新生血管（病的血管）の有無を調べることができます。網膜静脈閉塞症には必要な検査なのですが、造影剤アレルギーによるアナフィラキシーショック（0.005～0.5％、死亡につながる）の可能性があり、それが最大の欠点となっています。

④ OCTアンジオグラフィ

近年開発された検査で、造影剤を使わないで眼底の血管の状態を調べることができます。造影剤を使わないのでアナフィラキシーショックの可能性がなく、大きく期待されている検査です。しかしまだ撮影範囲が狭いことや、検査所見が確立しておらず、今後の研究が待たれます。

網膜静脈閉塞症の治療

網膜静脈閉塞症の治療は、大きく4つに分かれます。

①網膜循環の改善

②黄斑浮腫に対する治療

③病的な血管の発生を防ぐ治療（レーザー治療）

④出血や網膜剥離、血管新生緑内障に対する手術

①網膜循環の改善

この病気は網膜の血管が閉塞して起こったのですから、網膜循環を改善することが大事です。循環の改善には 1）血をさらさらにする薬と 2）水分の補給が大切です。

1）この病気に対し、血をさらさらにする薬（バイアスピリンなど）、止血剤、循環改善薬が処方されることが多いです。効果のある可能性はありますが、現在のところ、その有効性は証明されていません。しかし服用しても悪くはないので、担当医の考えに従ってください。なお胃腸の弱い人は申し出てください。

2）冬場は血圧が上がりやすいので、網膜静脈閉塞症が起こりやすくなります。しかし血圧が低めになる夏も網膜静脈閉塞症は増加します。その原因は脱水だと推測されます。水分が不足すると血がドロドロになって血管が詰まりやすくなります。日中や暑いときにはもちろん、寝る前に必ず水分を補給するようにしてください。ただし心臓や腎臓に病気のある人は水分の補給量に関しては注意が必要で、担当医によく相談してください。また、暑いところから急に寒いところへ出たり、あるいは逆のことは、体がついていけないことがあります。温度の変化はゆるやかにしてください。

②黄斑浮腫に対する治療

黄斑浮腫は難治です。以下の治療がありますが、再発を繰り返します。

1）抗VEGF治療

VEGFはvascular endothelial growth factorの頭文字を取ったもので、日本語では「血管内皮増殖因子（けっかんないひぞうしょくいんし）」というタンパク質の一種です。黄斑浮腫の発症と増悪にはこのVEGFが関与しているので、これをブロックする薬剤を目の中に注射して治療します。この治療は黄斑浮腫に最も有効です。欠点は、薬剤が高価であること（原価11～16万円くらい、健康保険適用）、注射の効果は1～3ヵ月程度しか持続しないため、繰り返し注射が必要であること、心筋梗塞（しんきんこうそく）や脳梗塞（のうこうそく）のリスクが高くなること、そして一

症状や治療方法については個人差がありますので、担当医にお尋ねください。

表2　網膜静脈閉塞症の治療

治療	治療対象	備考
循環改善剤、止血剤	血管閉塞	効果は不明。片目の発症予防を兼ねて、長期間の内服が必要
抗VEGF治療	黄斑浮腫 硝子体出血 血管新生緑内障	効果が高い 眼内へ注射する 高価 数ヵ月で効果が切れるので繰り返し治療が必要
ステロイド	黄斑浮腫	眼内またはテノン嚢下に注射する 安価 白内障や緑内障を起こすことがある
炭酸脱水酵素阻害薬 （内服・点眼）	黄斑浮腫	保険適用外 内服は、手がしびれるなどの副作用がある
レーザー治療	網膜静脈閉塞症（本疾患） 血管新生緑内障 （黄斑浮腫）	血管の閉塞が強い場合には必要（網膜中心静脈閉塞症） 初期に行う必要はない 高価 治療には痛みやまぶしさを伴う
硝子体手術	硝子体出血 網膜剥離 血管新生緑内障	入院が必要 網膜剥離があれば術後にうつぶせなどの安静が必要 硝子体手術に伴う一般的なリスクを伴う

定の確率で合併症を起こすことなどです。合併症には、感染（眼内炎）、出血、網膜剥離、白内障などがあります。合併症の確率は0.1～1％程度です。眼内炎は失明のリスクがあります。

2）ステロイド

　ステロイドという薬は安価で黄斑浮腫に効果があります。目のまわり（テノン嚢下という場所）や目の中に注射をします。欠点は、注射の効果が数ヵ月程度しか持続しないこと、繰り返し注射には限界があることです。副作用として白内障や緑内障があります（確率30～40％程度）。ステロイドによる緑内障は難治なことがあり、手術が必要になったり失明のリスクがあります。

3）内服・点眼

　炭酸脱水酵素阻害薬という薬の内服や点眼が有効なことがありますが、黄斑浮腫の治療の適応として認められていません。

4）レーザー治療

　黄斑浮腫に対してレーザー治療を行うことがあります。注射と異なっていったん効けば効果は永続的です。しかしレーザー治療を行っても黄斑浮腫が改善しないケースがあります。また、ハイパワーでレーザー治療を行うと視野異常（暗点）を起こすため、網膜にやさしい低出力のレーザー機器が最近開発されました。

5）手術

　黄斑浮腫に対して硝子体手術を行うことがあります。一時期はさかんに行われましたが、近年は抗VEGF治療が第一選択になったので、手術の頻度は減りました。しかし効果の永続性という点では手術がまさります。欠点は、入院が必要であること、手術をしても半数程度は治らないこと、治っても再発することがある、そして硝子体手術に関する一般的なリスクを伴うことです。

③病的な血管の発生を防ぐ治療（レーザー治療）

　網膜中心静脈閉塞症では網膜の広範囲にわたって循環障害が起こるため、これを補うために新しい病的血管（新生血管）が眼球内に生じてきます。これは問題の多い血管で、硝子体出血や血管新生緑内障の原因となり、失明につながります。その予防には網膜にレーザー治療が有効です。レーザー治療は必ずしも早期に必要ではありませんが、<u>レーザー治療は、担当医が必要と判断したときには必ず受けるようにしてください。</u>

　血管新生を防ぐのに最も永続性のある良い治療ですが、治療は痛みやまぶしさを伴い、また高価です。レーザー治療代は片目について5〜18万円程度です（健康保険適用）。

④手術

　硝子体出血や網膜剥離、血管新生緑内障が起こると手術が必要になります。これは硝子体手術という手術で、入院が必要です。網膜剥離の場合には手術中に目の中へガスを入れますので、手術後は数日から2週間程度の「うつぶせ安静」などの姿勢制限が必要となります。詳細は、**「硝子体手術」**の項を参照してください。

8 網膜動脈閉塞症と眼動脈閉塞症

ポイント

①「網膜動脈閉塞症」あるいは「眼動脈閉塞症」とは、目に血液を運ぶ血管が閉塞する病気です。

②片目が急に真っ暗になり見えなくなります。高齢の人に多く、通常は回復せず失明します。

③治療はまず眼球マッサージ、そして内服、点滴、球後注射、眼処置などを組み合わせて行いますが、治ることはあまりありません。特効薬や手術治療はありません。

④眼動脈閉塞の場合にはレーザー治療を急がないと血管新生緑内障を発症し、激しい眼痛や頭痛が起こります。

⑤この病気にかかる人は、数年以内に心筋梗塞や脳梗塞になるリスクが高いといわれます。内科や脳神経科で精密検査を受けてください。

網膜／眼動脈閉塞症とは？

「動脈」とは心臓から血液を送り出す血管で、体のすみずみまで分布しています。眼球や網膜も動脈の血液で酸素や栄養が運ばれて生きています（図1）。この動脈が閉塞すれば眼球や網膜は酸素不足になり、失明します。同様のことが心臓に起これば心筋梗塞、脳に起これば脳梗塞で、これらは死亡につながります。このことから、目へ血液を送っている動脈が閉塞する「網膜動脈閉塞症」あるいは「眼動脈閉塞症」が、眼球にとって致命的な疾患であることが理解できると思います。

網膜／眼動脈閉塞症の原因

動脈が閉塞するのは、動脈硬化が原因です。この疾患は高齢者に多く、高血圧、高脂血症（高コレステロール）、糖尿病などを持っている人に多いです。したがって眼科だけでなく、循環器内科、脳神経科などで、全身の血管の状態を調べることが必要です。

まれに若年女性に網膜動脈閉塞症が起こることがあります。この場合は動脈硬化ではなく、動脈の炎症が関係していることが多いです。動脈の炎症は、「膠原病」というアレルギー性疾患が関係することが多いので、内科による全身検索が必要です。

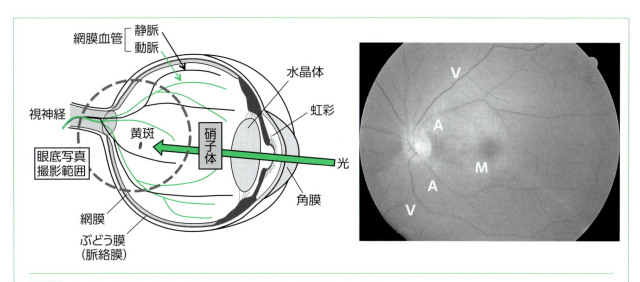

図1 網膜の動脈（左）と網膜動脈閉塞症の眼底写真（右）

動脈（A）は眼球や網膜に血液を送り、酸素や栄養を供給します。静脈（V）は、眼球に来た血液を心臓に送り返します。灰色の点線は眼底写真の範囲です。

網膜動脈閉塞症では、眼底の網膜は、貧血と浮腫（むくみ）により蒼白となります。動脈（A）は非常に細くなり、黄斑（M）は赤黒く見えます。この赤黒い黄斑を眼科医は「cherry red spot」と呼んでいます。

網膜／眼動脈閉塞症の治療

網膜／眼動脈閉塞症の治療は、発症から数分以内に行わないと効果がありません。したがって、病院に到着したときには、もう手遅れであることがほとんどです。発症から数日以上経過している場合には急性期の治療は行わず、あきらめることがあります。

①急性期の治療

1）眼球マッサージ

眼球を押さえたり、ゆるめたりします。眼球マッサージの目的は、眼圧を下降させることです。眼圧とは眼球の硬さで、眼圧を下げると眼内に血液が入りやすくなり、循環が改善します。

2）前房穿刺

眼球の中の水分を少量抜き取ります。これにより眼圧が下降して眼内の循環が改善します。欠点は、効果が数十分程度しか持続しないことです。

3）血栓溶解剤と眼圧下降薬の点滴

かつては必ず行いましたが、効果に疑問があり、むしろ治療による脳梗塞や脳出血のリスクがあることから、今ではほとんど行われなくなりました。

4）球後注射（球後麻酔）

眼球の後ろに麻酔薬を注射すると網膜や眼球の血管が広がって血流が良くなるとの

報告もありますが、球後注射でかえって閉塞が悪くなったという報告もあり、一般的ではありません。

②慢性期の治療

一般に治療は行いません。効果のほどは検証されていませんが、以下の治療を行う施設もあります。

1）眼圧下降薬の点眼

眼圧を下げて眼内の循環を改善します。

2）循環改善薬、抗血小板薬、ビタミン剤の内服

抗血小板薬はいわゆる「血をさらさらにする薬」で、バイアスピリンなどを使います。この治療は反対側の目に動脈閉塞が起こることを予防することが目的です。止血が少し困難になるので、打撲、けがには気をつけて、外科や歯科の治療前には申し出るようにしてください。

3）レーザー治療

網膜動脈閉塞症にレーザー治療は必要ありませんが、眼動脈閉塞症には必要です。ただし網膜動脈閉塞症と眼動脈閉塞症の鑑別は必ずしも容易ではありません。眼動脈閉塞症は数ヵ月以内に非常に悪性の緑内障（血管新生緑内障）を引き起こします。この緑内障は激しい眼痛や頭痛を伴い、失明します。血管新生緑内障の予防には早期に徹底したレーザー治療が必要です。

4）星状神経節ブロック

頸部にある神経節に麻酔薬を注射すると眼球の血管が拡張して循環が良くなります。

網膜／眼動脈閉塞症に必要な検査

網膜／眼動脈閉塞症の診察・検査の基本は①眼底検査、②造影検査です。その他、網膜電図検査などを行うことがありますが、治療が優先で、検査を省略することがあります。

①眼底検査

眼底検査でほとんど診断をつけることができます。眼底写真を記録することもあります。

②造影検査

造影剤を注射して、眼内の血流状態を調べます。造影剤アレルギーによるアナフィラキシーショック（0.005～0.5％、死亡につながる）の可能性があり、それがこの検査の欠点です。

③ OCT（optical coherence tomographic：光干渉断層計）アンジオグラフィ

造影剤を使わない新しいタイプの血管検査です。薬剤を使わないのでアレルギー反応の恐れがなく、本疾患の診断には有用と思われます。しかしまだ、検査所見データの蓄積はありません。

④その他

上記のほか、網膜電図（ERG）検査、視野検査などを行うことがあります。

MEMO

9 黄斑浮腫

> **ポイント**
> ① 「黄斑浮腫」とは、網膜の中央部にある黄斑に水分がたまって、「むくむ」ことです。難治で重篤な視力障害を起こします。
> ② 黄斑浮腫はさまざまな眼疾患や白内障の術後に起こります。頻度が高いものは、糖尿病網膜症、網膜静脈閉塞症、ぶどう膜炎などです。
> ③ 治療の第一選択は、抗VEGF薬の眼内注射です。一定の効果がありますが、治療が高価なうえ、数ヵ月以内に黄斑浮腫は再発し、繰り返し注射が必要です。
> ④ その他、ステロイドや内服・点眼薬、レーザー治療、手術などがあります。

黄斑浮腫とは？

「黄斑」とは網膜の中央部のことです。網膜は光を感じる神経の膜組織ですので、その中央部である黄斑は視力に非常に大切な所です。人はほとんど黄斑でものを見ていると言っても過言ではありません。この黄斑に水がたまると黄斑はむくみ、「黄斑浮腫」という状態になります。黄斑浮腫が起こると視力は低下し、長期間経つと回復しません。

近年は黄斑浮腫に有効な薬（抗VEGF薬）が開発されました。しかしこの薬は眼内へ注射する必要があり、しかも高価です。また、抗VEGF薬を使っても黄斑浮腫は再発を繰り返すことが多いです。

黄斑浮腫は下記のような網膜の病気に合併します。

> 糖尿病網膜症、網膜静脈閉塞症、ぶどう膜炎、白内障術後、網膜色素変性、黄斑部毛細血管拡張症、その他

黄斑浮腫の治療

黄斑浮腫はいったん起こるとなかなか治りません。最近は抗VEGF薬が実用化され、眼科にも応用されるようになりました。その他、内服・点眼治療、レーザー治療、そして手術などが行われますが、まだ満足できる成績ではありません。以下に各治療について説明します。

9 黄斑浮腫

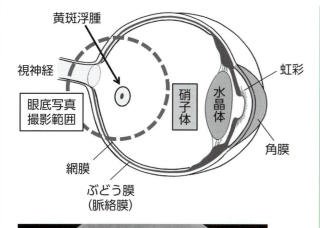

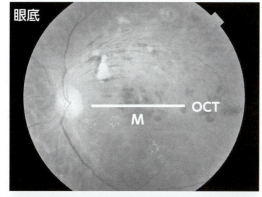

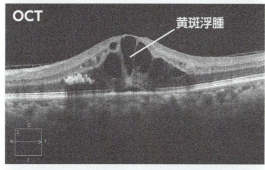

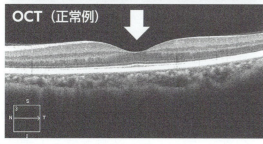

図1 網膜出血（網膜静脈閉塞症）に伴う黄斑浮腫

OCT（光干渉断層計）画像は、眼底写真の白線部の断面図です（M：黄斑）。
OCTでは水分は黒く写るので、黄斑浮腫の部分は黒い泡状の組織として写っています。正常例では、黄斑（中心窩）は少し陥凹しています（下；白矢印）。
なおOCTは、白黒がこの画像と逆に描写されることがあります。

①抗VEGF治療

　VEGFはvascular endothelial growth factorの頭文字を取ったもので、日本語では「血管内皮増殖因子」というタンパク質の一種です。黄斑浮腫の発症と増悪にはこのVEGFが関与しているので、これをブロックする薬剤を目の中に注射して治療します。この治療は黄斑浮腫に最も有効です。欠点は、薬剤が高価であること（原価11〜16万円くらい、健康保険適用）、注射の効果は1〜3ヵ月程度しか持続しないため、繰り返し注射が必要

であること、注射を繰り返すうちに効かなくなってくること、心筋梗塞や脳梗塞のリスクが高くなること、月経不順を起こすこと、そして一定の確率で合併症を起こすことなどです。合併症には、感染（眼内炎）、出血、網膜剥離、白内障などがあります。眼内炎は失明のリスクがあります。眼内炎が発症する確率は0.1％以下です。

②ステロイド

ステロイドという薬は比較的安価で黄斑浮腫に効果があります。目の周り（テノン嚢下）や目の中に注射をします。欠点は、注射の効果がやはり数ヵ月程度しか持続しないこと、繰り返し注射には限界があることです。副作用として白内障や眼圧上昇があります。特に眼内へステロイドを注射すると、眼圧が上昇する確率は40％程度と高頻度です。ステロイドによる眼圧上昇は点眼で治療できる場合が多いですが、一部は難治な緑内障になることがあり、手術が必要になったり失明のリスクがあります。眼圧が上がる体質（ステロイドレスポンダー）であることがわかれば、それ以後はステロイドの使用（目薬、スプレーや塗り薬も含め）は避けるか、十分な注意が必要になります。なお、ステロイドを眼内に注射する場合には、眼内炎のリスクがあり（0.1％）、重症の眼内炎では失明することがあります。

③内服、点眼薬

白内障術後の黄斑浮腫には非ステロイド系の点眼薬が著効する場合があり、まず処方されます。循環改善剤やビタミン剤などを内服することもよくありますが、劇的な効果があるわけではありません。炭酸脱水酵素阻害薬の内服や点眼が有効なことがありますが、黄斑浮腫の治療の適応として認められていません。なお炭酸脱水酵素阻害薬の内服には、手のしびれなどの副作用があります。

④レーザー治療

レーザー治療は、水分の漏れの場所や原因がはっきりしている場合に高い効果があります。注射と違い、いったん効けば効果は永続的です。ただし、そのような水分の漏れの場所や原因が特定できる場合は限られています。ハイパワーでレーザー治療を行うと視野異常（暗点）が起こることがあるため、網膜にやさしい低出力のレーザー機器が最近開発されました。

⑤手術

黄斑浮腫に対して硝子体手術を行うことがあります。一時期はさかんに行われましたが、近年は抗VEGF治療が第一選択になったので、手術の頻度は減りました。しかし効果の永続性という点では手術がまさります。特に黄斑部にうすい膜（黄斑前膜）が張って

いる人には手術は効果的です。後部硝子体剥離の起こっていない目でも効果があります。欠点は、入院が必要であること（最近は日帰り手術で行うこともあります）、手術をしても1/3～半数程度は治らないこと、治っても再発することがある、そして硝子体手術に関する一般的なリスクを伴うことです。また、時間の経過した古い黄斑浮腫では、手術で浮腫が改善しても視力が上がらないことが多いです。ですから手術を受けるなら、あまり待たずに早めに受けたほうがよいでしょう。

黄斑浮腫の視力予後

黄斑浮腫はいったん起こると難治で、再発を繰り返します。そのうち恒久的な視力低下となります。視力は多くが0.1以下で、指の数を数えるのがやっとというレベルに落ちることもあります。特に糖尿病などで腎臓が悪くなり全身がむくんでいるような状態では、黄斑だけでなく網膜が全体にむくみやすく、こうなると治療が非常に困難です。白内障術後の黄斑浮腫も問題です。良好だった視力が急に落ちてしまい、治療してもなかなか治りません。このように、黄斑浮腫は未解決の問題が多い疾患です。

症状や治療方法については個人差がありますので、担当医にお尋ねください。

10 網膜上膜

ポイント

① 「網膜上膜」とは、目の内側にある神経組織、「網膜」の表面にうすい膜が生じる病気です。
② この膜は網膜の中央部である黄斑付近にできることが多く、視力が落ちてかすんで見えたり、ものが波打って見えたり、大きく（あるいは小さく）見えたりします。
③ 網膜上膜はほとんどが加齢に伴うものですが、一部は網膜剥離、網膜静脈閉塞症、ぶどう膜炎などの病気に伴うものがあります。
④ 症状が強い場合や進行性の場合には手術が必要です。手術で膜を除去します。
⑤ 手術をしてもすぐによく見えるわけではなく、回復には数ヵ月〜1年必要です。そして視力改善には限界があります。
⑥ 手術後の合併症としては、軽症のものは術後炎症に伴う網膜の腫れや眼圧上昇があり、重症なものとしては網膜剥離や眼内炎があります。網膜上膜は再発することがあります。

網膜上膜とその症状

網膜上膜（または網膜前膜）は読んで字のごとく、網膜の上にうすい膜が張ってくる病気です。網膜は光を感じる神経の膜組織で、その中央部を「黄斑」といいます。網膜上膜は網膜のどの部分にも生じますが、特に黄斑部に生じることが多いです。これを特に黄斑前膜または黄斑上膜ということもあります（図1）。

黄斑は視力に非常に大切な所で、人はほとんど黄斑でものを見ていると言っても過言ではありません。ですから黄斑に膜を生じると視力は低下し、ものがゆがんで見えたり（変視）、波打って見えたり（変視）、大きく見えたり小さく見えたりします。網膜上膜は、加齢に伴うもの（特発性）と、網膜剥離、網膜静脈閉塞症、ぶどう膜炎などの目の病気のあとに生じるもの（続発性）に分かれます。

①特発性網膜上膜

網膜上膜に先行する眼疾患がないものを特発性網膜上膜といいます。特発性網膜上膜には加齢が関係しているといわれていますが、はっきりした原因は不明です。

②続発性網膜上膜

目の病気の後にできる網膜上膜を続発性網膜上膜といいます。続発性網膜上膜は進行が

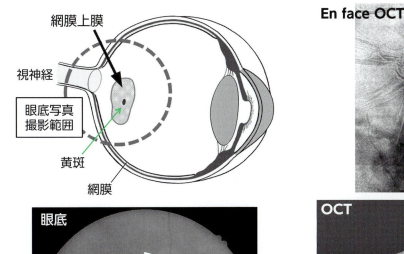
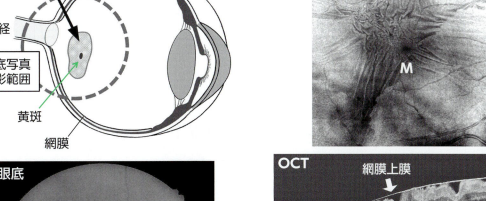
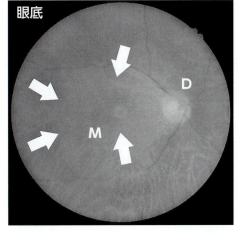
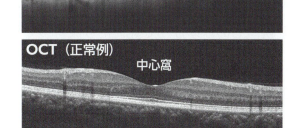

> **図1** 黄斑部に生じた網膜上膜（黄斑上膜）
> 眼底写真では網膜上膜は透明なのでよくわかりません。網膜にしわが寄っているのがわずかにわかります（白矢印）。M：黄斑、D：視神経。
> En face OCT 画像は網膜を正面から見た像ですが、網膜のしわがよくわかります。通常の OCT 画像は網膜の断面図です。網膜の表面に網膜上膜が張って、網膜にしわが寄っていることがよくわかります。一番下の正常例 OCT 画像と比較すると、網膜上膜の下の網膜は厚くむくんでいて表面に凹凸があり、本来くぼんでいるはずの中心窩（黄斑の中央）は、くぼみが全くなくなっているのがわかります。

速くて膜そのものが厚いことがあります。続発性網膜上膜の原因となる先行疾患には以下のようなものがあります。

> ぶどう膜炎、網膜裂孔・網膜剥離、網膜静脈閉塞症、糖尿病網膜症、網膜血管腫、網膜色素変性、その他

網膜上膜の治療

網膜上膜の治療は手術です。手術方法は特発性網膜上膜も続発性網膜上膜も同じです。網膜上膜に対する手術は硝子体手術といわれるもので、この手術ではまず目の中のゼリー状組織「硝子体」を取り除き、そしてその奥にある網膜上膜を特殊なピンセットを用いて除去

します。黄斑は非常にデリケートな場所ですので、手術は高度な技術を必要とします。手術時間は20〜40分程度です。

手術中や手術後に網膜剥離などが起こるとレーザー治療や眼内ガス注入を追加します。ガスを入れた場合は、手術のあと数日から2週間程度の「うつぶせ安静」が必要になってきます。網膜剥離の起こる確率は10%以下です。

手術のあとはどのくらい見えるようになりますか？

手術をしてもすぐによく見えるというわけではありません。

その理由は、手術で網膜上膜を取り除いても、黄斑のむくみ（黄斑浮腫）やゆがみ（凹凸）は残るからです。この黄斑浮腫やゆがみは自然に回復するのを待つしかありません。改善するには数ヵ月を要しますので、視力改善にも数ヵ月を要します。そして最終的に、視力障害や変視（ものがゆがんで見えたり波打って見えたりする症状）はある程度残ります。

一般的に、時間の経った網膜上膜で黄斑の状態の悪い場合には視力は戻りにくく、新しい網膜上膜の場合は視力が改善しやすいです。したがって、症状が出てから何年も放置すると、手術をしても視力の改善は思わしくありません（特発性では膜ができても数年〜10年は症状が出ません）。その一方で、続発性網膜上膜の一部には進行の速いものがあり、その場合は比較的早めに（数週間から1ヵ月以内に）手術を行う必要があります。

再発

網膜上膜は再発することがあります。再発率は5〜20％くらいです。最近の手術の進歩により、発生率は下がったといわれますが、一定しません。再発したときに手術をもう一度するかどうかは、担当医と相談して決めましょう。

手術のリスクなど

硝子体手術は安全な手術ですが、多少のリスクを伴います。また、白内障手術を同時に行うことが普通です。詳細は「硝子体手術」の項目を参照してください。

治療をしないとどうなりますか？

網膜上膜は手術をせず放置しても全盲になることはあまりありません。しかし前述したように、網膜上膜による視力低下が生じて数年以上も経過すると手術で膜を除去しても視力は上がりにくくなります。手術を受ける場合には、視力低下から1年以内がよいと思います。

ただし続発性網膜上膜の一部は進行が速いため、数週間〜1ヵ月以内に手術をする場合があります。

網膜上膜に必要な検査

網膜上膜の診察・検査の基本は、①眼底検査、② OCT 検査です。その他、造影検査や視野検査などを行うことがあります。

①眼底検査と眼底写真（図1）

網膜上膜は眼底の病気ですから、診察時には点眼薬で散瞳させる（ひとみを広げる）必要があります。診察後はまぶしくてはっきり見えません。ですから眼科を受診するときには自分で自動車を運転して来ないでください。また、サングラスを持って来られるとよいでしょう。

この散瞳しての眼底検査は毎回必ず行います。眼底写真を記録することもあります。

② OCT 検査（optical coherence tomography: 光干渉断層計検査）（図1）

網膜の断面図を撮影する検査で、網膜上膜には必須の検査です。この検査は痛みはなく、目に直接触れることはありません。散瞳しなくても検査できますが、散瞳したほうがよりきれいな画像が得られます。

③その他

上記のほか、造影検査や視野検査などを行うことがありますので、担当医の指示に従ってください。造影検査は造影剤を用いますので、アレルギーによるアナフィラキシーショックの可能性があります。過去に造影剤アレルギーのあった人はもちろん、他の薬物アレルギーや食物アレルギー、喘息やアトピー性皮膚炎などアレルギー疾患を持っている人は必ず申し出てください。

黄斑円孔
おうはんえんこう

ポイント

① 「黄斑円孔」とは、目の内側にある網膜の中央部、「黄斑」に小さな孔が生じる病気です。
② この孔の影響により、ものがゆがんだり、つぶれて見えたり、真ん中が見えなくなったりします。
③ 黄斑円孔の原因は加齢に伴うものがほとんどですが、近視などの目の病気に伴うものもあります。
④ 黄斑円孔の治療は手術です。手術では目の中にガスを入れますので、術後1日から1週間程度の「うつぶせ安静」をすることが多いです。
⑤ 手術をして黄斑円孔が閉じる確率は90％程度です。時に、閉じた黄斑円孔が再発することがあります。
⑥ 手術をして黄斑円孔が閉じると症状は改善しますが、ある程度の視力低下は残ります。

黄斑円孔とは？

「黄斑」とは網膜の中央部をいいます。網膜は光を感じる神経の膜組織ですので、その中央部である黄斑は視力に非常に大切な所です。人はほとんど黄斑でものを見ていると言っても過言ではありません。

黄斑円孔とは黄斑の真ん中に小さな孔が生じる病気で、ものがゆがんで見えたり（変視）、視点の中心に固定した暗く見にくい点（中心暗点）が現れます。特に片目で新聞などを読もうとすると、字がつぶれて見えます。

黄斑円孔は、加齢に伴うもの（特発性）と、目の病気や手術の後に生じるもの（続発性）に分かれます。

① 特発性黄斑円孔

黄斑円孔に先行する眼疾患がないものを特発性黄斑円孔といいます。黄斑円孔の多くは特発性です。特発性黄斑円孔は60～70歳代の女性にやや多く、若い頃、目の良かった人にみられます。原因は不明ですが、目の中のゼリー状組織（硝子体）と黄斑との癒着が比較的強い人に、加齢による硝子体の分離が起こる際に黄斑が引っ張られて孔があくとされています。

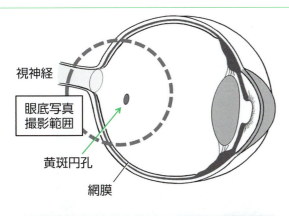
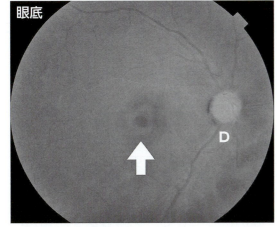
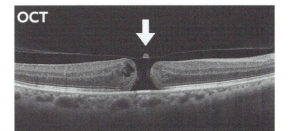
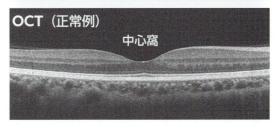

画像提供：小池英子先生（近畿大学）

図1　黄斑と黄斑円孔

「黄斑」は、眼球内部の突き当たりの網膜中央部で、ものを見るのに一番大切な場所です。ここに小さな孔があくと黄斑円孔になります（白矢印）。D：視神経。
OCTは網膜黄斑部の断面図ですが、正常例では少し凹んでいるはずの中心窩（黄斑の中央）に、孔があいているのがわかります。孔のすぐ前方には、孔の蓋が浮いています（白矢印）。

②続発性黄斑前膜

　強度近視や網膜剥離などの目の病気や、手術の後にできる黄斑円孔を続発性黄斑円孔といいます。続発性の場合、手術の成功率は特発性黄斑円孔よりも少し悪くなります。強い近視に伴う黄斑円孔（近視性黄斑円孔）は特に治りが悪く、何度手術をしても孔がふさがらなかったり、網膜剥離になることもあります。近視性黄斑円孔については、別項を参照してください。

黄斑円孔の治療

　黄斑円孔の治療は手術です。手術方法は特発性黄斑円孔も続発性黄斑円孔も同じです。黄斑円孔に対する手術は硝子体手術といわれるもので、この手術ではまず目の中のゼリー

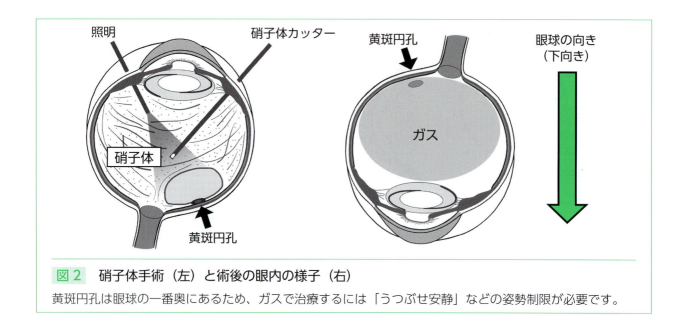

図2 硝子体手術（左）と術後の眼内の様子（右）
黄斑円孔は眼球の一番奥にあるため、ガスで治療するには「うつぶせ安静」などの姿勢制限が必要です。

状組織「硝子体」を取り除き、そしてその奥にある黄斑円孔のまわりを処理します。黄斑は非常にデリケートな場所ですので、手術は高度な技術を必要とします。そして空気かガスを注入して手術を終わります（図2）。手術時間は30〜40分程度です。

　術後は眼内のガスで孔のまわりに水を寄せつけないようにして、閉鎖します。黄斑円孔は眼球の一番奥にありますので、そこへガスを当てようとすると、「うつぶせ」の姿勢が必要です（図2）。しかし理論的には黄斑円孔に眼内の水さえ接触しなければよいので、仰向け以外なら自由姿勢にしている施設も最近は増えてきています。また、最近の研究により手術後数時間〜数日以内に黄斑円孔は閉じ始めることがわかり、以前よりもうつぶせ安静の期間が短くなりました（1時間〜数日。全くしない施設もあります）。しかし、黄斑円孔が完全に閉じるには数日〜1週間程度かかりますので、その間、姿勢制限が必要です。つまり、仰向けに寝ることはできません。

　硝子体手術は安全な手術ですが、一定の確率でリスクを伴います。詳細は**「硝子体手術」**の項を参照してください。

手術の後はどのくらい見えるようになりますか？

　手術をして黄斑円孔が閉じると、変視や暗点が改善していることに気がつくでしょう。その後数ヵ月かけて、見え方は徐々に良くなってきます。しかし半年を過ぎるとほぼ改善は止まり、1年ぐらいで固定します。1年経過しても若干の見にくさが残ることが多いですが、それは消えずに残ります。最終視力には個人差がありますが、多くは0.5〜1.0程度に回復します。

1回の手術で黄斑円孔が閉じる確率は90〜95％程度ですが、古い黄斑円孔や大きな黄斑円孔は手術をしても治りにくいです。特に治りにくいのは強度近視に伴う黄斑円孔で、これは数回の手術を行って最終的にシリコンオイルを使わなければならないこともあります。最近では手術の方法が改良され（内境界膜翻転法）、大きな古い黄斑円孔も以前よりは治りやすくなってきました。

手術のリスクなど

硝子体手術は安全な手術ですが、多少のリスクを伴います。また、白内障手術を同時に行うことが標準です。詳細は**「硝子体手術」**の項目を参照してください。

治療をしないとどうなりますか？

黄斑円孔は放置しても失明することはありません。実際に、1990年代前半まで黄斑円孔は治療方法がなく、放置されていました。しかし黄斑円孔は前述したように古くなると手術成績が落ちますので、自覚症状が出てから数ヵ月以内に手術を受けたほうがよいでしょう。

黄斑円孔に必要な検査

黄斑円孔の診察・検査の基本は、①眼底検査、②OCT検査です。その他、視野検査などを行うことがあります。

①眼底検査と眼底写真（図1）

黄斑円孔は眼底の病気ですから、診察のときには点眼薬で散瞳させる（ひとみを広げる）必要があります。診察後は数時間まぶしくてはっきり見えません。ですから眼科を受診するときには自分で自動車を運転して来ないでください。また、まぶしさはサングラスで軽減できますので、お持ちの方はご持参ください。この散瞳しての眼底検査は毎回必ず行います。眼底写真を記録することもあります。

②OCT検査（optical coherence tomography：光干渉断層計検査）（図1）

網膜黄斑部の断面図を撮影する検査で、黄斑円孔には必須の検査です。この検査は痛みはなく、目に直接触れることはありません。散瞳しなくても検査できますが、散瞳したほうがよりきれいな画像が得られます。

③その他

上記のほか、視野検査や変視の検査などを行うことがあります。担当医の指示に従ってください。

12 血管新生緑内障

> **ポイント**
> ①「血管新生緑内障」は、網膜やぶどう膜の病気のあとに起こってくる難治性緑内障です。
> ②原因で多いものには、糖尿病網膜症、網膜中心静脈閉塞症、ぶどう膜炎などがあります。
> ③眼圧が非常に高くなり、眼球や頭が割れるように痛みます。
> ④視力予後は悪く、失明することが多い疾患です。
> ⑤治療には、レーザー治療や抗VEGF（ブイイージーエフ）治療があります。眼圧が下がらないときには緑内障手術が必要です。失明して痛みが強いときには、眼球を摘出することがあります。

血管新生緑内障とは？

目の中の水「房水」の出口である「隅角」に病的な血管（新生血管）が生じて癒着を起こし、房水が目の中から出づらくなって眼圧（目の硬さ）が非常に高くなる緑内障です（図1）。急に発症して出血を伴うことが多く、目は見えなくなり非常に痛くなります。頭痛や嘔吐を伴うことがあります。

血管新生緑内障は非常に難治性の緑内障で、失明するリスクの高い緑内障です。

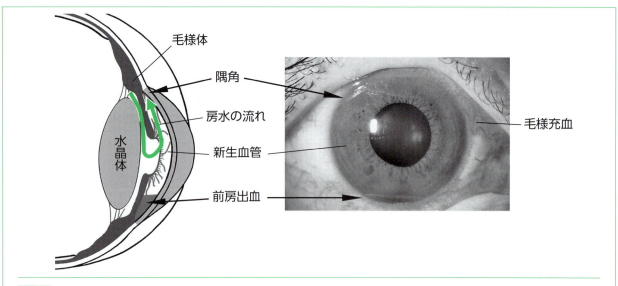

図1　血管新生緑内障
糖尿病網膜症に合併した血管新生緑内障です。眼球が酸素不足になると虹彩や隅角に病的血管（新生血管）が生えてきて、房水の流出を阻害します。その結果、眼圧（目の硬さ）は非常に高くなり、目や頭が割れるように痛くなります。

血管新生緑内障の原因

　新生血管の原因は、網膜や眼球の酸素不足です。酸素不足の原因の多くは、網膜や目に流れ込む血管の閉塞です。血管が閉塞することによって血液の循環が悪くなり、酸素が目の組織に行き届かなくなります。そうなると目の中には、血管内皮増殖因子（vascular endothelial growth factor, VEGF）というたんぱく質が大量に出てきて新しい血管を急速に作ろうとします。こうしてできた新しい血管（新生血管）はもろくて破れやすいうえに、本来血管がない場所にまで血管が作られます。目の中の水（房水）の出口である隅角に新生血管が生じると、それ自体が房水の流出障害になるほか、出血などを繰り返して隅角が癒着し、不可逆性の房水流出障害となり、眼圧が急上昇します（図1）。

　血管新生緑内障を引き起こす疾患として、糖尿病網膜症、網膜中心静脈閉塞症、ぶどう膜炎、未熟児網膜症、眼腫瘍、眼動脈閉塞症などがあります。

血管新生緑内障の治療

　血管新生緑内障の治療は、①レーザー治療、②抗VEGF治療、そして、③手術です。

　新生血管の原因は網膜や目の血管閉塞ですから、それを解除することができれば最良の治療となります。しかし現在の医療では、一度閉塞した目の血管を元に戻すことは不可能です。ですから血管新生緑内障に対する治療は、ほとんどが対症療法となります。

①レーザー治療

　レーザー光線で網膜を熱凝固して網膜の酸素需要を減らすという治療です。もちろん網膜全体をレーザー治療してしまえば全く見えなくなりますので、網膜の中央部分（黄斑付近）を残し、周辺の網膜をレーザーで焼きます。

　これはたとえれば、ある地域（網膜）への道（血管）が破壊されて食物（酸素）を供給できなくなった場合、道（血管）を再生するのは不可能なのでその地域の住民（網膜細胞）を殺してしまうという、荒療治です。

　その他、最後に述べる「毛様体破壊術」の一つとしてレーザー治療を行うことがあります。

　レーザー治療は現在でも血管新生緑内障に対する主たる治療となっています。徹底的なレーザー治療は30分以上必要で、強い痛みを伴います。ですから麻酔注射を打ってからレーザー治療をすることがあります。

②抗VEGF治療

　最近は、血管新生の原因となっているVEGFをブロックする薬剤を目の中に投与する治療が行われます。効果が高く、レーザー治療のような疼痛もありません。しかし薬剤は

高価で、治療効果が数ヵ月以内で切れてしまうという大きな欠点があります。そのため繰り返し注射が必要で、結局、抗VEGF治療だけで血管新生緑内障をコントロールすることはできず、必ずレーザー治療の併用が必要です。

③**手術**

レーザー治療や抗VEGF治療を行っても眼圧が下がらないときには手術を行います。手術が必要な段階では、もう視力は期待できません。手術には、通常の緑内障手術（線維柱帯切除術や緑内障チューブ手術）のほか、毛様体破壊術という、房水を産生する毛様体という組織を熱凝固したり冷凍凝固する手術を行うことがあります。毛様体破壊術を行うと眼球が萎縮することがあります（眼球癆）。

痛みが強く、すでに失明している場合には、眼球を摘出し、義眼を入れることがあります。

血管新生緑内障の予後と対策

いったん発症すると失明のリスクが高いので、両目とも血管新生緑内障にならないような予防的治療が必要です。たとえば糖尿病の場合には徹底した網膜レーザー治療や硝子体手術、網膜中心静脈閉塞症の場合は、片目に同じ病気が起こらないように全身的な管理をする、などが挙げられます。

13 網膜色素変性・網膜／黄斑ジストロフィ

> **ポイント**
>
> ①網膜ジストロフィ／黄斑ジストロフィは、両目の網膜や黄斑の働きが悪くなる病気です。
> ②多くは後天性ですが、まれに先天性のものがあります。
> ③その中で最も頻度の高い病気が「網膜色素変性（または網膜色素変性症）」です（図1）。まず暗いところが見にくくなり（夜盲）、続いて視野が狭くなってきます（視野狭窄）（図2）。
> ④他にもさまざまな種類の網膜／黄斑ジストロフィがあり、症状や進行スピードはさまざまです。
> ⑤これらはいずれも遺伝性の病気で、原因は遺伝子（DNA）にあります。
> ⑥現在、根本的な治療はありませんが、内服や点眼を処方することがあります。
> ⑦症状が悪化した人は、視覚障害、障害年金、介護保険などを申請しましょう。また、指定難病になっています。登録すると、この難病を克服するための研究が進みます。
> ⑧運転免許はたとえ取れても、視野障害や夜盲が強い人は、自動車の運転を控えてください。また、自転車の運転も、症状により危険です。

網膜／黄斑ジストロフィとは？

　目の奥には「網膜」という光を感じる神経でできた膜組織があります。網膜の中央部を「黄斑」と呼びます（図1）。

　「網膜／黄斑ジストロフィ」とは、遺伝子の異常が原因となり、網膜や黄斑の働きが悪くなる病気です。多くは後天性（最初は正常だが次第に弱ってくるもの）ですが、中には先天性（生まれつき）のことがあります。その中で最も頻度の高い病気は「網膜色素変性（または網膜色素変性症）」です。網膜／黄斑ジストロフィには、網膜色素変性のほかにもさまざまな病気があり、症状や進行スピードが異なります。

網膜色素変性とその症状

　網膜色素変性は網膜／黄斑ジストロフィの中で最も頻度が高く、2,000〜4,000人に1人発症するとされています。網膜色素変性の多くは、暗いところが見えにくい症状（夜盲）で始まります。夜盲が始まるのは小児期のこともあり、中年以降のこともあります。その後、

症状や治療方法については個人差がありますので、担当医にお尋ねください。

「ものにぶつかりやすくなった」というような、視野狭窄の症状が始まります。視野狭窄は自分自身では気づきにくく、なかには交通事故を起こして視野狭窄に気づく人もあります。さらに進むと「まぶしい」「見えにくい」といった症状が加わり、次第に視力が低下してきます。末期になると「視野全体が真っ白にかすんで見えない」という状態になります。

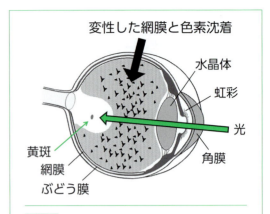

図1　網膜色素変性（症）
眼底の「網膜」が弱ってきて変性し、色素沈着が出てきます。網膜が変性したところは見えなくなり、視野が狭くなります。

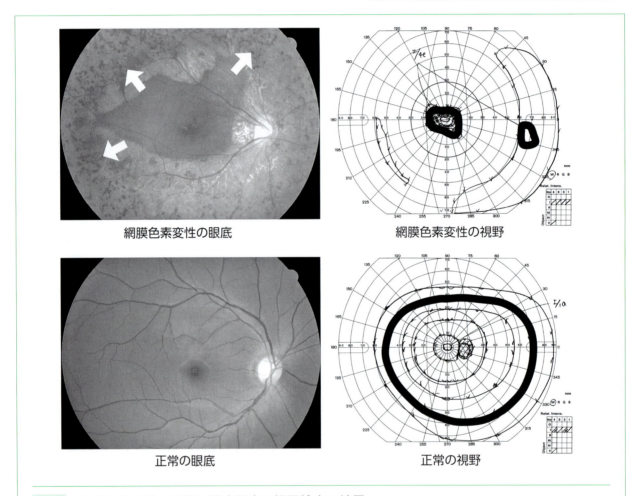

図2　網膜色素変性と正常な眼底写真と視野検査の結果
網膜色素変性では、網膜が変性して黒い色素が沈着します（矢印）。変性した網膜は見えなくなるので、視野は正常よりもずっと狭くなります（太線）。

✚ その他の網膜／黄斑ジストロフィ

網膜色素変性以外にも、さまざまな網膜／黄斑ジストロフィがあります。いずれも遺伝子（DNA）に原因があり、両眼同時に発症して進行します。頻度は網膜色素変性の 1/10 程度かそれ以下という、まれな病気です。

①錐体（-杆体）ジストロフィ

網膜色素変性とは逆のキャラクターを持つ後天性のジストロフィです。まず視力低下や色覚異常に始まって、やがて真ん中が見えなくなります。明るいところはまぶしくて苦手ですが、暗いところは普通に見えます。進行すると暗いところも見えづらくなり（夜盲）、視野が狭くなってきます。

②卵黄状黄斑ジストロフィ

眼底の中央である黄斑に、卵の黄身のような変化が発見されます。小児期に始まることが多いのですが、成人になって発症することもあります。視力は初期にはそれほど悪くありませんが、ゆっくりと悪化します。全盲になることは少ないとされています。

③スタルガルト病

欧米では頻度の高い後天性の網膜／黄斑ジストロフィですが、日本では欧米ほど頻度は高くありません。眼底検査をすると、黄斑に変性があり、その周囲に黄色い小さな斑点が多数発見されます。比較的若い時期（10歳代）から発症することが多く、著しい視力低下をきたします。日本人のスタルガルト病は網膜色素変性のような眼底所見を示すことがあり、これが日本でスタルガルト病の診断が少ない理由なのかもしれません。

④脈絡膜萎縮

これは男性にのみ発症するまれな網膜ジストロフィです（X染色体劣性遺伝）。若いときから強い夜盲、視野狭窄があり、ほとんど失明に近い状態になる人もいます。

⑤レーベル先天盲

乳児や小児期に発病するまれな網膜ジストロフィで、生まれた直後からほとんど見えていないこともあります。眼振（目が揺れる症状）があり、指で目を押さえたりこすったりする癖のある児がいます。ほとんどが常染色体劣性遺伝ですが、まれに優性遺伝のことがあります。

⑥先天性で進行の遅い網膜／黄斑ジストロフィ

幼少時から症状があるものの、非常に進行スピードが遅い、あるいはほとんど進行しない網膜／黄斑ジストロフィがあります。先天夜盲である小口病や先天停在性夜盲、白点状眼底や、色覚異常（特に杆体一色覚；旧称、全色盲）などです。いずれもまれな遺伝

症状や治療方法については個人差がありますので、担当医にお尋ねください。

性網膜／黄斑ジストロフィです。

⑦その他

診断のつかない黄斑変性や網膜変性はしばしば見られます。いずれも両眼性であることが特徴で、原因は不明です。

原因となる遺伝子と子孫への影響

網膜／黄斑ジストロフィの原因は遺伝子の異常です。ですから網膜／黄斑ジストロフィは遺伝します。遺伝には優性遺伝と劣性遺伝があります。その中で、常染色体劣性遺伝は、血族結婚（いとこ結婚など）をしなければ子孫に遺伝する可能性は低いです。病気の遺伝に関しては「眼病と遺伝」の項を参照してください。

網膜／黄斑ジストロフィには100〜200種類もの原因遺伝子が見つかっています。最も頻度の高い網膜色素変性では70種類以上も原因遺伝子が見つかっています。遺伝子が異なるジストロフィは、症状や臨床所見が似ていても異なる病気といえます。つまり「網膜色素変性」はひとつの病気ではなく、70種類以上、おそらく数百種類もの異なる病気の集合体（症候群）です。

ですから同じ網膜色素変性でも、人により症状や進行がかなり異なります。また、遺伝子が異なると、治療法や悪化予防策が異なる可能性があり、今後の研究が待たれます。

網膜／黄斑ジストロフィの治療

現在はまだ根本的な治療はなく、対症療法だけです。暗順応改善剤、循環改善剤、ビタミン剤などの内服を行います。点眼は、緑内障薬が循環改善に効果があるとされ、使うことがあります。ただし保険適用外です。緑内障薬は点眼すると目にしみます。また、「黒目の皮に細かいキズができる（角膜上皮障害）」などの副作用があります。

実験的治療

網膜／黄斑ジストロフィは治療に関する研究が盛んです。実験段階の治療として、再生医療（iPS細胞、ES細胞などの応用）、人工網膜、遺伝子治療、神経保護治療などが進められています。

合併症

網膜／黄斑ジストロフィはさまざまな合併症を伴います。

①白内障

　白内障とは目の中のレンズ組織「水晶体」が濁ってくる現象です。多くは加齢によるものですが、網膜／黄斑ジストロフィの患者さんでは若くても白内障が進むことがあります。白内障が進むと目がかすんで視力が落ちます。しかし網膜／黄斑ジストロフィだけでも視力は落ちてきますので、視力低下の原因が白内障なのか、あるいは網膜／黄斑ジストロフィのためなのか、判断が難しいこともあります。

　白内障の治療は手術です。手術をすると多くの患者さんで視力が向上します。しかし中には網膜の状態が悪くて期待ほど視力が上がらないことがあります。そればかりか一部の患者さんでは、手術後少し経過するとかえって視力が落ちることがあります。原因は不明で、予測も不可能です。

　また一般的に、網膜／黄斑ジストロフィでは水晶体（白内障）を支えている「チン小帯」という組織が弱くなっています。チン小帯が弱いと通常の白内障よりも手術が難しく、また、移植した眼内レンズが後日ずれる（脱臼する）ことがあります。

②嚢胞様黄斑浮腫

　網膜の中央部である黄斑がむくむ（腫れる）という合併症で、視力が落ちます。治療として緑内障に使う薬を内服したり点眼したりすることがあります。しかし視力が戻らないことがあります。

✦ 福祉など

　症状が進行すると①視覚障害の認定を受けることができます。②障害年金や③介護認定、④指定難病の申請などを行うことができます。これらの詳細は別項に説明します。

　網膜／黄斑ジストロフィは難病ですので、「日本網膜色素変性症協会（JRPS）」など、患者の会があります。入会するといろいろな情報が入りやすくなります。インターネットなどで調べてみてください。

　●日本網膜色素変性症協会ホームページ　http://jrps.org/

✦ 自動車や自転車の運転は控えるように

　網膜／黄斑ジストロフィでは、しばしば視野狭窄や夜盲を伴います。現在の運転免許は、視力が良ければ取得することができます。しかし視野の状態は運転に非常に重要です。視野が狭いと横から出てくる車や自転車、人に気づきにくくなります。信号を見落とすこともあります。また、夜盲が強いと、トンネルや夜間の運転が難しくなります。

事故を起すと取り返しがつきません。目の状況によっては、たとえ運転免許を取得できても運転はしないでください。また、自転車の運転や人混みでの歩行には、他人だけでなく自分を守るためにも十分に気をつけるようにしてください。網膜／黄斑ジストロフィの患者さんは、外見からは「目が悪い」ことがわかりづらい人もいます。白杖などを積極的に使用することをお勧めします。

MEMO

14 硝子体手術

> **ポイント**
>
> ①硝子体手術は、網膜や硝子体のさまざまな病気に対して行われる手術です。この手術により、今まで治らなかった病気が治るようになってきました。
> ②病気やその程度によって、術後の視力回復に大きな違いがあります。経過によっては再手術が必要になることもあります。
> ③この手術では、同時に白内障手術を行うことが標準です。レーシック手術など、過去に目の手術を受けたことのある人は申し出てください。
> ④病気の種類や状態によって目の中にガスやシリコンオイルを入れる必要があり、その場合は術後に「うつぶせ安静」などの姿勢保持が必要になることがあります。
> ⑤人工透析を受けている人、抗凝固剤（血液をさらさらにする薬）を飲んでいる人など、他科で治療を受けている人は必ず申し出てください。

硝子体手術とは？（図1）

「硝子体手術」とは、目の中にあるゼリー状組織「硝子体」を切除して眼内の操作をすることにより、硝子体や網膜の病気を治す手術です。この手術は1980年代半ば以降に普及した手術で、当初はリスクのかなり高い手術でしたが、近年は技術や機械の進歩によって安全な手術になっています。

硝子体はいったん切除すると再生しません。硝子体は、母親のお腹にいる間は目の発生・発達には重要な役割をしていますが、生後はほとんど働きがない、大部分（99％）が水のような組織です。たとえ手術をして硝子体がなくなっても、

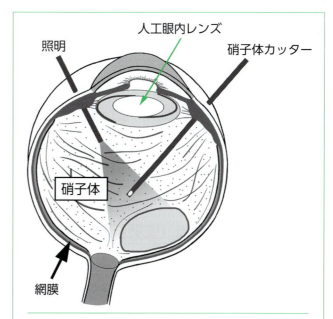

図1　硝子体手術

目の中に特殊なパイプ状の器具（硝子体カッター）を入れて硝子体を切除し、硝子体や網膜の病気を治します。この手術は白内障手術も同時に行うことが標準です。

症状や治療方法については個人差がありますので、担当医にお尋ねください。

眼球は常に生理食塩水のような水分を産生して眼内を満たしますので、見え方や目の寿命に影響はありません。

硝子体手術が行われる疾患

硝子体手術が行われる主な疾患は、以下のとおりです。

①糖尿病網膜症（とうにょうびょうもうまくしょう）
②網膜剥離（もうまくはくり）
③硝子体出血
④網膜静脈閉塞症（もうまくじょうみゃくへいそくしょう）
⑤黄斑浮腫（おうはんふしゅ）
⑥加齢黄斑変性（かれいおうはんへんせい）
⑦黄斑円孔（おうはんえんこう）
⑧黄斑前膜（おうはんぜんまく）
⑨外傷・眼内異物（がいしょう・がんないいぶつ）
⑩ぶどう膜炎・眼内炎（まくえん・がんないえん）
⑪診断目的の切除
⑫その他

手術の後は、どのくらい良くなりますか？

これは、光を感じる神経組織である「網膜」や、その中央部である「黄斑」の機能が、どの程度、残っているかによって異なります。

一般的に手術とは、悪い部分を切除したり、悪いものを洗い流したり、孔（あな）やキズを閉じたり、位置がずれている臓器をもとの場所に戻したりはできますが、臓器そのもの、つまり網膜を手術で回復させることはできません。硝子体手術で出血や膜を取り除いたり、剥がれた網膜をもとの位置に復位させたりはできますが、網膜は、自らの力で回復するしかありません。

単純な出血だけで網膜に障害が少ない場合は、もとに近い視力に戻ることがあります。逆に網膜や黄斑にキズがあり状態が悪い場合には、手術がうまくいっても視力はほとんど向上しません。またこれは、手術前に予測はできません。

手術の後の注意点（姿勢制限）

網膜剥離を伴う病気や黄斑円孔の手術では、目の中に空気やガスを入れて治療します。この場合、手術のあとは「うつぶせ安静」など姿勢保持が必要になることがあります。

網膜剥離や黄斑円孔では網膜に孔があり、これが病気の原因です。この網膜の孔を治すには、一定の期間、空気やガスで孔をふさぐ必要があります（図2）。

網膜の孔は眼球の後ろのほうにあるので、空気やガスで孔をふさごうとすると、眼球を下向きや横向きにせざるをえません。したがって、うつぶせなど一定の姿勢で安静にする必要

があるのです（姿勢制限）（図3）。

ただし網膜の周辺部、特に下の周辺部にある孔は、座ったり歩いたりする（正面を見る姿勢）と悪く、夜間はうつぶせよりも、むしろ仰向けのほうがよいこともあります。

眼内に入れた空気は1週間、ガスは2週間（特殊なガスでは2ヵ月）程度で自然に吸収されて、なくなります。したがって姿勢制限の期間は手術後数日～2週間程度です。

なお、ガスが眼内に入っている間は全身麻酔で「笑気」というガスを使うことはできません。また、飛行機に乗ったり登山や潜水はできません。その理由は、目の中のガスが膨張して失明する恐れがあるからです。ですから病院よりも標高の高い山間部などに住んでいる方は、ガスが完全になくなるまで入院が必要です。

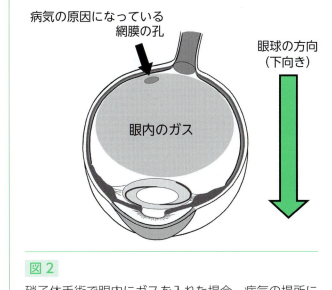

図2　硝子体手術で眼内にガスを入れた場合、病気の場所によっては、術後に「うつぶせ安静」などの姿勢制限が必要になることがあります。

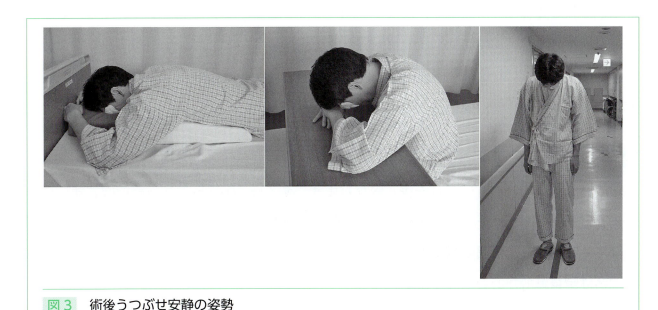

図3　術後うつぶせ安静の姿勢

シリコンオイル

治りにくい病気の場合、あるいは子どもや認知症などの状況により手術後に一定の姿勢保持が難しい場合には、ガスではなくシリコンオイルという油を目の中に充填することがあ

ります。シリコンオイルを使う必要のあるときは病気が重症であることが多く、結果として視力の回復はあまり期待できません。

シリコンオイルは数週間〜数ヵ月後に病状が安定すると、もう一度手術をして除去します。しかしシリコンオイルを除去すると病気の再発が繰り返す場合があり、その場合は一生シリコンオイルを入れたままにします。シリコンオイルには以下のようにさまざまな合併症があります。

①帯状角膜変性

シリコンオイルを入れて数ヵ月〜数年たつと、黒目にカルシウムが沈着して、横方向の白い帯状の混濁が出てくることがあります。これを帯状角膜変性といいます。帯状角膜変性は外科的に除去できますが再発しやすく、治療が困難です。

②緑内障

シリコンオイルの最大の欠点です。急性や慢性の緑内障が起こって、失明することがあります。瞳孔の縁でシリコンオイルの塊が目の中の水の流れをせき止めてしまうと、急激に眼圧が上がって急性緑内障を起こします。そうなると眼球や頭が非常に痛くなります。急遽、レーザーによる処置、あるいは手術が必要です。一方、シリコンが乳化してドレッシングの小さな油滴のようになり、眼内の水の排出口（シュレム管）に目詰まりを起こすと、じわじわと眼圧が上がり、慢性の緑内障になります。これは痛みがないため、なかなか気づきません。治療としては、シリコンオイルを抜去し、乳化した粒も洗浄しますが、眼圧が十分に下がらず緑内障が治らないこともあります。緑内障はあらゆる治療をしても失明することがあり、困難な合併症です。

手術時間・麻酔とその注意点

手術時間はもとの病気により大きく異なります。多くは30分から2時間程度です。しかし手術が非常に難しいときには数時間以上かかることもあります。

硝子体手術は多くが局所麻酔で可能です。しかし子どもや精神疾患のある人、認知症のある場合は全身麻酔が必要になります。

 全身麻酔の場合は、手術の前、数週間から1ヵ月は予防接種ができません。また風邪など体調不良の場合は手術が延期になります。

全身麻酔の詳細は麻酔科医にお尋ねください。

なお麻酔の主な合併症は最後に記載しましたので、参照してください。

血液人工透析(けつえきじんこうとうせき)を受けている場合

人工透析を受けている人は、必ず申し出てください。手術の日程に合わせて透析のスケジュールの変更が必要なことがあります。また透析には抗凝固剤(こうぎょうこざい)(血液をさらさらにする薬)を使用していることがあり、この薬剤を変更しなければならないことがあります。

 透析に関する紹介状を腎臓の担当医に書いてもらい、持って来てください。

白内障手術について

白内障とは、目の中のレンズ組織(水晶体)が加齢により濁ってくる現象をいいます。硝子体手術では白内障の有無にかかわらず、白内障手術(水晶体切除)も同時に行うことが標準です(ただしすでに白内障手術がすんでいる場合を除く)。

白内障手術をするにあたって、レーシック後の人は移植する人工眼内レンズの度数が異なってきます。

 過去にレーシックなど、角膜の手術を受けた人は、必ず申し出てください。

※硝子体手術で白内障手術が必要な理由
① 50歳を超えると誰でも多かれ少なかれ白内障がある(白内障は病気ではなく、白髪のような加齢現象です)。
②たとえ今回白内障手術を行わなかったとしても、手術のあと半年〜数年以内に白内障が生じて、もう一度入院して手術を行わなければならないことが多い。
③白内障があると手術中に眼内がよく見えず、手術が難しい。
④白内障(水晶体)を残したまま手術をすると、水晶体が邪魔で周辺部の硝子体をきれいに切除できず、それが原因で術後の網膜剥離などの合併症の危険が高くなる。

 子どもの硝子体手術では白内障手術はできるだけ併用せず、水晶体を温存します。しかし、病状によっては水晶体を取ってしまう必要があります。その場合は術後にメガネやコンタクトレンズの使用が必須となります。子どもの場合は水晶体を取ってしまうと、後には高頻度で弱視(メガネをかけても視力が悪い)や斜視になります。

硝子体手術の限界・欠点・注意点

硝子体手術は技術や器械の進歩により安全な手術になりました。しかしそれでも以下のような限界や注意点があります。硝子体手術と白内障手術を同時に行うときには、白内障手術の限界はすべて含まれます。

①元の病気の再発

手術をしても元の病気（原病）が再発することがあります。再発をしたときには状況により再手術が必要になります。再発率は病気によって異なるので、各病気の項目を参照してください。

②術後の姿勢制限

網膜剥離などの場合には手術中に眼内にガスを入れることは先に述べました。この場合は術後に一定期間、うつぶせ安静など姿勢制限が必要になります。

③思ったほど見えない

硝子体手術が必要な病気は、眼科の中では難病であることがほとんどです。先に述べたように手術後の視力は網膜の状態によります。手術後の視力は、術前には予測できないことがあることを理解してください。

④夜盲／視野狭窄

硝子体手術のあとはしばらく暗いところが見えにくくなります。これを夜盲といいます。特に重症の糖尿病網膜症で手術が難しかった場合は、手術後しばらくは暗いところでほとんど見えません。夜盲症状は数週間から数ヵ月かけてゆっくりと回復しますが、病状により回復には限界があります。また、疾患により手術後に視野が狭くなります（視野狭窄）。これは回復する場合としない場合があります。

⑤飛蚊症（ひぶんしょう）

手術のあと、視野に蚊のようなものが飛んで見えることがあります。これはわずかな濁りが目の中に残っているからで、多少は避けられません。飛蚊症そのものは放置してよい場合がほとんどです。しかし飛蚊症が急激に増えた場合には網膜剥離の危険性があるので、至急眼科を受診してください。

⑥白内障手術の限界

白内障手術を同時に行った場合は以下の点に注意が必要です。これらはすべて人工の眼内レンズを移植することで起こり、現代の白内障手術では避けることのできないことがらです。

1）手術後は眼鏡が必要

　　白内障手術を同時に行った場合には、手術後の見え方が大きく変わります。まずピントの合う位置が今までとは違ってくるので、手術後には眼鏡の新調が必要です。そして若い頃のように「近くも遠くもよく見える」のではなく、ある一定の距離にしかピントは合いません。網膜の病気がある方には多焦点眼内レンズはお勧めしません。

2）色の見え方や明るさが変わる

　　手術の後は色の見え方や明るさが大きく変わります。術後はサングラスなどが必要で、色を扱う仕事や趣味の人は見え方の変化によって支障が出る可能性があります。

3）グレアについて

　　夜間に光が線を引いて見えたりすることがあり、プロドライバーなど、職業によっては支障をきたす場合があります。

4）後発白内障

　　手術後数ヵ月から数年後に、人工レンズを固定している袋（後嚢）の部分が濁ってくることがあります。これは白内障手術を受ければ誰でも起こります。後発白内障は、本来の白内障とは異なって手術は必要なく、外来でYAG（ヤグ）レーザーという処置をすると改善することが多いので、それほど心配はいりません。

⑦その他

　眼科手術のあと一般的に起こることとして、「ドライアイの悪化」「眼瞼下垂」などがあります。「ドライアイ」は目の不快感（ころころ、ねちゃねちゃ）や目のかすみの大きな原因で、加齢が関係しています。これらは予防が不可能で、多少はがまんが必要です。

✦ 硝子体手術の合併症

　硝子体手術の主な合併症には以下のものがあります。合併症が起こる時期、主な症状、確率などはこのセクションの最後に表にしたので参照してください（表1、2）。

1. 硝子体手術に伴う合併症

①網膜剥離（5〜10%）

　網膜剥離の治療後に網膜剥離が起こることは、先に述べた「原病の再発」に相当します。しかし手術前に網膜剥離がなかったのに、硝子体手術後に網膜剥離が生じることがあります。

　「網膜剥離」とは、目の中の光を感じる膜組織「網膜」が剥がれてくることをいいます。

14 硝子体手術

症状としては、比較的急速に進む視野欠損と視力低下です。痛みはありません。網膜剥離は放置すると失明しますので、発見すると数日以内に手術が必要です。網膜剥離の手術ではガスやシリコンオイルを必ず使います。術後は数日〜1週間以上の「うつぶせ」などの姿勢制限とベッド上での安静が必要です。

②硝子体出血（一般に10％以下だが、<u>糖尿病、透析、抗凝固剤ではかなり高頻度</u>）

術中や術後に目の中に出血が起こることがあり、これを「硝子体出血」といいます。症状としては、目のかすみ、視力低下、全体に暗いなどです。痛みはありません。

硝子体手術後の硝子体出血は手術をしなくても自然に吸収されることがあります。しかし出血量が多くて数週間待っても出血が収まらないとき、あるいはいったん吸収された出血が再発したときには、もう一度手術したほうがよい場合があります。また、出血と同時に網膜剥離が起こった場合には、必ず再手術が必要です。

③高眼圧と緑内障（10〜30％、ガスを入れると高頻度）

術後に眼圧が上がって点眼や内服、点滴処置が必要なことがあります。特にガスを入れた場合には眼圧が上がることが多いです。多くは一時的で心配はありません。しかし、処置や点眼・内服治療を行っても眼圧が下がらない場合は、手術が必要な場合があります。

④角膜上皮障害（5〜10％、糖尿病の人は高頻度）

角膜（黒目の表面）のキズを「角膜上皮障害」といいます。通常は数日で治癒します。しかし糖尿病のある方は、発症率が高いうえに治りにくく、最終的に黒目に濁りが残って視力が低下することがあります。

2．眼科手術一般に伴う合併症

以下の合併症は硝子体手術特有のものではなく、目の中を操作する手術すべてに起こりうる合併症です。

①眼内炎（0.1％）

術後に創から細菌が目の中に入って化膿するもの。急性の眼内炎は術後数日以内に起こることが多く、症状は、視力低下、目の充血、痛みなどです。眼内炎はまれですが、いったん起こるときわめて重篤で、すぐに処置をしないと失明します。細菌の種類によっては治療に抵抗性で、すぐに処置や手術を行っても失明することがあります。

手術のあと、いったん見えていた目が急に見えなくなってきたとき、<u>特に充血や痛みを伴うとき</u>には眼内炎の可能性がありますので、できるだけ早く眼科を受診してください。眼内炎の予防は点眼です。決められた点眼は必ず行うようにしてください。

②駆逐性出血（0.1％以下）

まれですが、手術中や術後に大出血することがあり、これを「駆逐性出血」または「駆出性出血」といいます。駆逐性出血は強い痛みを伴い、いったん起こるとその場で失明することもあります。駆逐性出血が起こるリスクが高いのは、強度近視の人や、手術中に咳き込んだり、血圧が高い場合、痛みが強い場合などです。

③水疱性角膜症（5％以下）

黒目（角膜）の裏には角膜内皮細胞という細胞が並んでいて、この働きで目は透明に保たれています。角膜内皮細胞が少ないと、手術のあと黒目が白く濁って見えなくなることがあります。これを水疱性角膜症といいます。水疱性角膜症になってしまった場合には、後日、角膜移植を行います。しかし視力向上には限界があります。

3. 麻酔に伴う合併症

硝子体手術の多くは「球後麻酔」という麻酔を用います。球後麻酔は目の後ろ（球後）に長い針を差し込んで麻酔薬を注入する麻酔方法です。痛みや眼球運動をよく抑えるので手術がしやすく、また視神経も麻痺して視野が暗くなり、手術を受ける側も楽になります。

しかし、時々目の後ろに出血を起こす場合があり（球後出血）、手術のあと2週間ほど「青あざ」が残る場合があります。出血量が多いときには手術をいったん中止にせざるをえない場合もあります。

その危険性を回避するため、最近は白目の粘膜の下に麻酔薬を投与する「テノン嚢下麻酔」で硝子体手術を行う施設が増えてきました。これは先端のとがっていない丸い針で麻酔薬を入れていくので、注射というよりは、しみわたらせる感じの麻酔です。

子どもや精神疾患のある患者さん、障害や認知症のある患者さんには全身麻酔が必要なことがあります。現代の全身麻酔は安全ですが、術後肺炎、歯の損傷、腎機能や肝機能などの悪化、心筋梗塞、脳梗塞、認知症の悪化などのリスクがあります。特に糖尿病の悪い人は、心筋梗塞や脳梗塞により命にかかわる事態や、腎不全の悪化で透析が必要になる場合があり、注意が必要です。

表1　硝子体手術の主な限界・欠点・注意点
（☆は、同時に行う白内障手術によるもの、★は眼手術一般に伴うもの）

限界・欠点	確率	いつ起こるか	症状	ハイリスク（どんな人に多いか）	対処方法	備考
元の病気の再発	（病気による）	（病気による）	視力低下	すべての網膜/硝子体疾患	再手術/経過観察（病状による）	
術後の姿勢制限（うつぶせ安静など）	ガス/シリコンオイルを入れた場合は100%	術後数日～2週間～2ヵ月	ガスの入っている間は見えません	網膜剥離、黄斑円孔、糖尿病網膜症、加齢黄斑変性	ガスは2週間～2ヵ月で自然に吸収	ガスがなくなるまで高所、飛行機、潜水、全身麻酔は不可能
思ったほど見えない	（病気による）	術後	はっきり見えない　視野が狭い	黄斑/網膜の状態が悪い人	自然回復を待つ	予測は不可能
夜盲/視野狭窄	（病気による）	術後	暗いところが見えない　視野が狭い	糖尿病網膜症、網膜剥離、網膜静脈閉塞症、加齢黄斑変性など	自然回復を待つ（術後半年ほどで回復）	回復には個人差あり
飛蚊症	20～50%	術後	蚊のようなものが視野に飛ぶ	全員（誰でも起こる）	通常は経過観察でよい	急に増えた場合は眼科受診
☆メガネが必要	100%	術後	近くが見えない　遠くが見えない	強度近視やレーシック後の人は誤差が出やすい	眼鏡　多焦点レンズ	現在の技術では克服が困難
☆色の見え方や明るさが変わる	100%	術後	色が違って見える　まぶしい	全員（誰でも起こる）	サングラス	予防法なし
☆グレア	50～100%（程度による）	術後	点光源が尾を引く（特に夜間）	全員（誰でも起こる）	困難またはなし	予防法なし
☆後発白内障	50～100%（程度による）	術後数ヵ月～数年以上	白くかすむ	若年者（誰でも起こる）	YAGレーザー	YAGレーザーで視力回復
★ドライアイの悪化	10～50%（程度による）	術後	ころころする　ぼやけて見える	高齢者、ドライアイ（誰でも起こる）	点眼（治癒しない）	予防法なし
★眼瞼下垂	10～20%	術後	まぶたが下がる	高齢者、女性	経過観察　手術（程度による）	眼科手術の欠点（予防法なし）

症状や治療方法については個人差がありますので、担当医にお尋ねください。

14 硝子体手術

表2 硝子体手術の主な合併症（☆は眼科手術一般に伴うもの、★は麻酔に伴うもの）

合併症	確率	いつ起こるか	症状	ハイリスク（どんな人に多いか）	予測・予防	対応方法	予後
網膜剥離	5〜10%	術中発見（アトピー）数日〜数ヵ月	視野狭窄（ベールが広がる）視力低下、失明	アトピーは高頻度 糖尿病、網膜剥離	できない	再手術	繰り返すことがある
硝子体出血	10%以下	数日〜数ヵ月	曇って見えない	糖尿病、透析中 抗凝固剤の内服	できない	経過観察 再手術	繰り返すことがある
高眼圧と緑内障	10〜30%	翌日〜数ヵ月	急性の場合は目や頭が痛くなる	術中のガス使用 シリコンオイル留置	できない	点眼、内服、点滴シリコン抜去	多くは一過性 シリコンに伴うと難治
☆角膜上皮障害	5〜10%	術後数日〜数ヵ月	目が痛い 見えない	糖尿病では頻度が高く特に難治	できない	点眼 眼軟膏	ある程度回復〜視力低下
☆角膜の濁り（水疱性角膜症）	5%以下	術後数日〜数ヵ月	かすんで見えない	角膜内皮減少、虹彩炎、緑内障レーザー	ある程度できる	角膜移植	角膜移植をしても視力低下が残る
☆眼内炎	0.1%	術後数日〜数ヵ月（多くは1週間以内）	目が痛い、充血する かすんで見えない	高齢者、糖尿病、アトピー性皮膚炎、ステロイド、抗がん剤	できない	点滴、注射、眼内レンズ抜去、硝子体手術	失明の可能性がある
☆駆逐性出血（駆出性出血）	0.1%以下	手術中〜術後数日	痛み、失明	強度近視、高血圧、高齢者、手術中の痛みや力み	できない	硝子体手術	失明の可能性が高い
★眼周囲にあざ（球後出血）	40〜60%	麻酔時〜術後2週間	目のまわりの青あざ、眼球突出、目が腫れて開かない	球後麻酔	全員（誰でも起こる）	2週以内に自然に回復	手術を延期しなければならないことがある
★全身状態悪化	全身状態による	術中〜術後	肺炎、心筋梗塞、脳梗塞、腎不全、認知症など	糖尿病、高齢者、動脈硬化	ある程度できる	内科・外科治療、人工透析導入	疾患による

症状や治療方法については個人差がありますので、担当医にお尋ねください。

網膜の病気と治療

ぶどう膜と目の炎症

1 ぶどう膜炎

> **ポイント**
>
> ①「ぶどう膜」は血管に富む眼内の組織で、炎症が起こりやすいところです。ぶどう膜に炎症が起こると「ぶどう膜炎」になります。
> ②症状は、目がかすむ、蚊やすすのようなものが飛んで見える、ゆがんで見える、目の充血、眼痛などです。
> ③ぶどう膜炎にはベーチェット病、サルコイドーシス、原田病などが含まれますが、ぶどう膜炎以上の詳細な診断がつかないものも1/3程度含まれます。
> ④ぶどう膜炎は感染によるものと免疫異常によるものに大別されます。いずれも全身検査を含むさまざまな検査が必要です。
> ⑤ぶどう膜炎の中には治療が困難なものや再発を繰り返すものがあります。長期にわたる気長な治療が必要になることも多いです。
> ⑥治療の基本は、抗菌薬、抗炎症薬（ステロイド、非ステロイド）、あるいはその両方です。ステロイドにはさまざまな副作用がありますが、免疫異常によるぶどう膜炎の治療には必須です。担当医の指示通りに薬を使い、絶対に自己判断で減量したり中止したりしないでください。

ぶどう膜炎とは？

「ぶどう膜」とは目の中の組織名で、虹彩（茶色目；黒目の中にあるドーナツ状の茶色の部分）、毛様体（虹彩の後ろ側の部分で眼の栄養水を作っている）、脈絡膜（網膜の裏にある茶色い膜で、網膜を栄養、保護している）の3つを併せたものです（図1）。

ぶどう膜の一部あるいは全部に炎症が起こる病気を総称して「ぶどう膜炎」といいます。虹彩・毛様体だけに炎症が限局している場合を前部ぶどう膜炎あるいは虹彩毛様体炎と呼び、脈絡膜だけに炎症が起こっている場合を後部ぶどう膜炎、両方ともに炎症が起こっている場

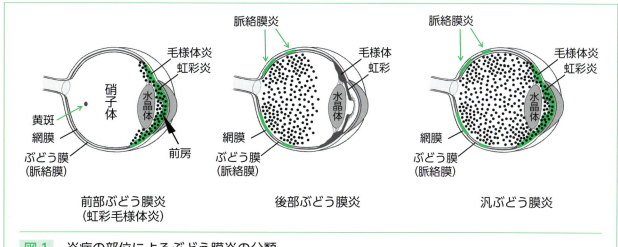

図1 炎症の部位によるぶどう膜炎の分類
炎症の強いところに色をつけて示しました。ぶどう膜炎には、眼内の前部に炎症が強いもの、後部に炎症が強いもの、その両方に炎症が強いものがあります。

合を汎ぶどう膜炎と呼びます（図1）。

ぶどう膜炎の自覚症状

ぶどう膜炎の症状は、眼球のどの部位に異常があるか、どの程度の異常があるのかによって異なります。ぶどう膜炎の主な症状には以下のようなものがあります。

①眼がかすむ（視力低下）

炎症によって前房（眼内の虹彩付近のスペース）や硝子体（水晶体の後ろにあるゼリー状組織）が濁るために起こる症状です。

②黒いすす、虫、蚊、汚れのようなものが見える（飛蚊症）

硝子体の中に濁り（硝子体混濁）があるときの症状です。

③結膜（白目）の充血

虹彩や毛様体の炎症が強いときに見られます。

④眼が痛い

虹彩や毛様体の炎症が強いときや、眼圧（目の硬さ）が急に上昇したときに起こります。

⑤物がゆがんで見える、小さく見える、色が変わって見える、視力低下

黄斑付近の網膜に浮腫（むくみ、腫れること）や、炎症による漿液性網膜剥離（網膜と脈絡膜の間に水がたまる）があるときに起こる症状です。

ぶどう膜炎の原因

ぶどう膜炎はその原因により、感染によるものと、免疫システム（体の防衛能力）の異常

症状や治療方法については個人差がありますので、担当医にお尋ねください。

により生じるものの2つに大きく分けられます。

①感染によるぶどう膜炎（感染性ぶどう膜炎）

細菌・結核菌・真菌（カビ類）・ウイルス（ヘルペスウイルス、サイトメガロウイルスなど）・寄生虫（トキソプラズマ・トキソカラなど）により引き起こされます。感染の原因によって治療薬が異なるので、原因となっている微生物を特定することは非常に重要です。そのため、血液検査や眼内液（前房水や硝子体液など）の検査を行います。保険適用外の検査も含まれますので費用については担当医にご確認ください。

②免疫異常によるぶどう膜炎（非感染性ぶどう膜炎）

「免疫」とは本来、外から入ってきた細菌や寄生虫、ウイルスなどを「異物」として認識して撃退するシステムですが、これが狂うと自分自身の体の細胞を「異物」と誤認して攻撃することがあり、さまざまな体の不具合をもたらします。

免疫異常によるぶどう膜炎には、ベーチェット病やサルコイドーシス、原田病などがありますが、糖尿病、腎臓病、関節リウマチなどの全身疾患の一症状として起こることも多いので、全身に隠れた病気がないかを調べる必要があります。ですから診断がつくまでに血液検査や画像検査（レントゲンやCTスキャンなど）などの検査を繰り返して行ったり、内科や皮膚科に診察を依頼することがあります。

なお、現在、治療を受けている体の病気や薬の内容、過去に指摘された眼や体の病気は必ず申し出るようにしてください。

ぶどう膜炎の種類（表1）

ぶどう膜炎には表1に示したように多くの種類に分けられます。それらは上に述べたようなさまざまな検査を行って診断していきます。

しかしながら、全ぶどう膜炎の約1/3は詳しく調べても原因は特定できません（表1）。しかし、原因が特定できなければ治療ができないわけではありません。検査から得られたデータに基づき、ぶどう膜炎の状態に応じた治療を行い、治療への反

表1　わが国におけるぶどう膜炎とその内訳（2009年）

ぶどう膜炎の種類	比率
サルコイドーシス	10.6 %
原田病	7.0 %
急性前部ぶどう膜炎	6.5 %
強膜炎	6.1 %
ヘルペス性虹彩炎	4.2 %
ベーチェット病	3.9 %
（一部省略）	
分類不能	33.5 %

HLAとぶどう膜炎

血液の中にある白血球の血液型をHLAといいます。ぶどう膜炎ではその種類により頻度の高いHLAタイプがあります。ぶどう膜炎の診断の補助になりますので、採血してHLA検査を行うことがあります。これは保険適用外の検査となりますので費用については担当医にご確認ください。

表2　主なぶどう膜炎とHLAタイピング

サルコイドーシス	HLA-DR5、DRB11101、DQA10501　など
原田病	HLA-DR4　など
ベーチェット病	HLA-B51、HLA-A26　など
散弾状脈絡網膜症	HLA-A29
強直性脊椎炎、急性虹彩毛様体炎	HLA-B27

ぶどう膜炎の治療とその流れ

ぶどう膜炎の治療の方針を決定するためには、まず原因を検索することが重要です。感染性ぶどう膜炎の場合には原因となっている微生物（ウイルス、細菌、真菌など）に対する治療と、感染により二次的に起こる炎症に対する治療を行います。非感染性ぶどう膜炎の場合は、炎症がどの部位にどの程度あるかによって治療は異なってきます。

炎症を抑える薬として一番強力なのがステロイドという薬剤です。ぶどう膜炎の中には、治療が非常に困難なものや再発を繰り返すものがありますので、病状にあわせて気長に治療を続けることが重要です。

①炎症が前眼部のみの場合（前部ぶどう膜炎）

点眼治療が中心となります。ステロイドや非ステロイド系の抗炎症薬の点眼、あるいは抗菌薬の点眼を組み合わせて治療をしていきます。炎症がかなり強い場合には、ステロイドの塗り薬（眼軟膏）を使ったり、結膜（白目の部分）にステロイドの注射を打ったりする場合もあります（結膜下注射）。また、散瞳薬の点眼や注射を併用することがあります。

②炎症が脈絡膜に及んでいる場合（後部ぶどう膜炎、汎ぶどう膜炎）

炎症が目の奥まで及んでいる場合には点眼だけでは効果が不十分で、内服薬や目の奥（テノン囊下）へ注射をする必要があります。また、重症の場合には点滴治療を行う場合

1 ぶどう膜炎

があります。使用する薬剤は病気の種類や状態によって異なりますが、多くはステロイドや非ステロイドの抗炎症薬が中心となります。そして病状によっては、さらに多くの薬剤を使います。

治療中の注意点

炎症が持続することにより、目の中に膜が張ってきたり（網膜上膜）、網膜が剥がれてきたりすることがあります（網膜剥離）。この場合には手術による治療が必要です。さらに、炎症やステロイド剤により白内障や緑内障などが起こってくることがあり、それに対する薬物治療や手術治療が必要になる場合もあります。

ステロイドとその副作用

ステロイドは副作用が多く怖い薬である印象を持っている人が多いと思います。しかし炎症を抑える力は強く、ぶどう膜炎の治療にステロイドは欠かすことができません。ですから必要以上にステロイド薬を怖がらず、うまく活用していくことが重要です。特に炎症の強いときにはステロイドを使ってすみやかに炎症を鎮めないと目の神経が障害されて元に戻らなくなる恐れがあります。表3にステロイドの主な副作用を記しますので、もしこのような症状に気がつけばすみやかに担当医に報告し、その指示に従ってください。

表3　ステロイドの主な副作用

消化器症状	胃潰瘍や十二指腸潰瘍を起こすことがあります。ステロイドと一緒に胃薬を内服してもらうことで予防に努めますが、状況によっては消化器内科での内視鏡検査が必要になります。
むくみ	肥満が生じたり、満月のような丸い顔つきになったりすることがあります。
耐糖能異常	糖尿病が出やすくなります。定期的な採血が必要です。
骨がもろくなる	特に女性で気をつける必要があります。骨が弱くなり、骨粗鬆症や大腿骨頭壊死（太ももの付け根の骨折）が起こることがあります。ステロイドを長期に内服するときには、骨粗鬆症治療薬を予防的に内服します（※注）。
精神不安定になる	うつ病、不眠などが起こることがあります。
免疫力の低下	風邪をひきやすくなります。人ごみの多いところは避け、マスク・うがいで感染予防してください。
肝炎の悪化	ウイルス性肝炎が悪化する場合があります。
白内障・緑内障	ステロイド治療が長期化すると眼圧が上がったり白内障が進行したりすることがあります。

注意 ※骨粗鬆症治療薬の注意点
内服中や、内服終了してからも3～6ヵ月程度は、抜歯やインプラント治療などの歯科治療を受けると顎の骨が壊死する場合があります。歯科治療を受けるときには必ず歯科担当医に相談してください。

重要 ステロイドの内服を急に中止すると、時にショック状態になることがあり生命の危険が生じます。自己判断でステロイドの内服を中止することは絶対にやめてください。

まとめ ぶどう膜炎は、初期の適切な診断と治療が、より良い予後のために重要です。ぶどう膜炎は、慢性化する場合も多いです。本人はもちろん、家族も病気を十分に理解して、根気強く治療を続けていきましょう。

2 虹彩炎

ポイント

① 虹彩炎とはぶどう膜炎の一種で、特に眼球内の前部に炎症が強いものをさします。
② 原因不明であることが多く、ステロイド、抗ウイルス薬、抗菌薬などを組み合わせて治療します。
③ 目だけでなく、体質や全身的な異常が関係していることがあるので、全身検査も必要です。
④ しばしば再発を繰り返します。
⑤ 白内障や緑内障を合併することがあります。特に緑内障には注意が必要です。
⑥ 虹彩炎は検査・治療は多岐にわたり、また慢性化や再発も多く、根気よく検査・治療を受ける必要があります。

虹彩炎とは？

「虹彩炎」とは虹彩とその後ろにつづく毛様体に炎症がある状態です。虹彩炎はぶどう膜炎の一種で、さまざまな種類が含まれます。主な虹彩炎とその特徴を項目の最後にまとめました（表1）。

虹彩炎の病態と症状（図1）

虹彩炎の初期症状は、白目の充血（毛様充血）、眼のかすみ、まぶしさ、目の痛みなどです。視力が低下することもあります。虹彩や毛様体に炎症が起こると白目は充血し、痛みが起こります。また、虹彩や毛様体の中にある血管から白血球（炎症細胞）やたんぱく質が目の中に流れ込み、房水（目の中の水）が混濁します（図1）。その結果、目がかすんでまぶしくなります。

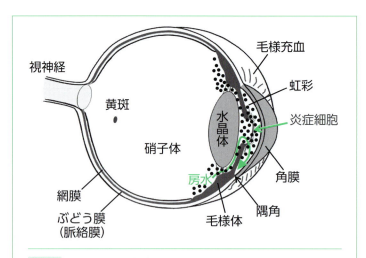

図1 虹彩炎の病態と症状

虹彩炎では、眼球内の前部に炎症が起こります。その結果、虹彩と水晶体が癒着したり、房水（目の中の水）の流出口である隅角が癒着したりします。その結果、緑内障が起こって視神経がダメージを受け、視野が狭くなってきます。

検査と治療の流れ

まず問診を行い、顕微鏡による目の診察を行います。レンズ（隅角鏡）を眼球に直接乗せ、隅角や線維柱帯の状態を確認することがあります。炎症が強い場合にはエコー（超音波検査）を行い、眼球の後ろにも炎症がないか確かめます。炎症の状態によっては、眼底造影検査を行うことがあります。その他、全身検査や、眼球内の液（前房水）を採取してウイルスに関する検査をすることがあります。

これらの検査は結果が出るまで1週間程度必要です。しかし治療を急ぐ場合には、検査結果が判明する前から治療を開始します。

虹彩炎の原因と検査・治療

虹彩炎が主体であるぶどう膜炎（前部ぶどう膜炎）の原因は、①免疫システムの異常、②感染、③異物の3つに大きく分類できます。しかし、虹彩炎の検査や治療の多くは、①〜③にかかわらず、ほとんど共通です。

①免疫システム（体の防御システム）の異常

虹彩炎は全身の免疫システムが深く関与していることが多く、体質や全身疾患がベースになっていることがあります。そこで必要に応じて全身検査を行い、内科に診察を依頼することがあります。治療の中心はステロイド（点眼、結膜下注射、内服）です。

②感染

感染の多くはウイルスです。目の中の水（前房水）を採取して、その中のウイルス遺伝子を調べることがあります（前房水PCR）。治療の中心は抗ウイルス薬とステロイドの点眼です。

③異物に対する反応

眼内の異物が疑われる場合には、レントゲンなどで異物を検索し、手術で異物を除去します。その後ステロイドや抗菌薬の点眼を行います。

治療の実際

1. 点眼・眼軟膏

 虹彩炎の治療では複数の点眼薬が処方される場合が多いです。必ず点眼と点眼の間は5分以上あけてください。そして眼軟膏は最後に使ってください。

点眼や眼軟膏は、ステロイド薬、抗ウイルス薬、眼圧下降薬などを原因疾患に合わせて使用します。ステロイド薬は緑内障や白内障を起こす場合がありますので、定期的な眼科受診が必要です。虹彩炎には散瞳薬を使用することがあり、この場合には点眼後3、4時間、ピントが合わなかったり、まぶしかったりします。

2．結膜下注射

急性の炎症や、虹彩後癒着がある場合に結膜の下にステロイドや散瞳薬を注射することがあります。局所麻酔をしてから注射しますが、それでも注射はかなりの痛みを伴います。がんこな虹彩後癒着の場合には3日間程度、連続して注射をすることがあります。

3．内服

ステロイドなどの免疫抑制剤、抗ウイルス薬や眼圧下降薬を内服で使うことがあります。

①ステロイド

ステロイドは副作用の多い薬ですが、古くから使われ、現在でもさまざまな炎症性疾患に対する治療の主役です。虹彩炎でも炎症が強いときにはステロイドを使ってすみやかに炎症を鎮めて眼圧を下げなければ、緑内障が進んで視野障害が残る恐れがあります。

 ステロイドは絶対に、自己判断で急激に減量したり中止したりしないでください。

炎症を再燃させる恐れがあるばかりかショック症状を起こして命にかかわることがあり、たいへん危険です。ステロイドの副作用については「ぶどう膜炎」の項を参照してください。

②抗ウイルス薬

抗ウイルス薬は原因となるウイルスにより使用する薬剤が異なります。サイトメガロウイルスが原因の場合には長期間の内服治療が必要となり、医療費が高額になります。抗ウイルス薬には血液の細胞が減少するなどの副作用があり、定期的な血液検査が必要です。

③眼圧下降薬

点眼薬で眼圧が下がらない場合に一時的に使用することがあります。

眼圧下降薬（緑内障治療薬）の内服では手足のしびれ、吐き気、食欲不振などの症状が出ることが多いです。あまり心配はいりませんが、ひどい場合には担当医に相談してください。

虹彩炎の予後、合併症

重要 ▶▶ 虹彩炎は治療により炎症がいったん治まってもしばしば再発します。自覚症状が出たときにはすぐに眼科を受診してください。

①緑内障

緑内障とは、眼圧（がんあつ）により視神経がダメージを受け、視野が狭くなって進行すると失明する可能性のある疾患です。眼圧とは目の硬さで、これは目の中の水（房水）の循環により一定に保たれています。虹彩炎が持続したり繰り返したりすると、虹彩が水晶体と癒着したり（虹彩後癒着（こうさいこうゆちゃく））、房水の出口（隅角（ぐうかく）および線維柱帯（せんいちゅうたい））が目詰まりを起こし、房水の流出が悪くなります。そうなると、まるでボールに空気を入れつづけたときのように眼圧は上がり、緑内障になります。虹彩炎には緑内障の合併が多く、注意が必要です。緑内障が起こり、点眼・注射・内服などで治療しても眼圧が下がらない場合には、手術が必要です。

②白内障

炎症が続くと目の中のレンズ組織である水晶体は濁ってきて白内障という状態になり、視力が落ちます。白内障にはステロイドの使用も関係しています。白内障が進むと手術が必要です。

③角膜障害（かくまくしょうがい）

前房の炎症が続くと、角膜（黒目）の内側にある細胞（角膜内皮細胞（かくまくないひさいぼう））が減少することがあります。減少が著しくなると角膜は白く濁ってしまい、視力が落ちます。これを水疱性角膜症（すいほうせいかくまくしょう）といいます。いったん水疱性角膜症になると回復は難しく、角膜を移植しなければなりません。

2 虹彩炎

表1 虹彩炎の種類と特徴

原因	虹彩炎の細分類	経過	特に必要な検査	主な合併症	治療
免疫異常	急性前部ぶどう膜炎	急性・繰り返す	血液検査	虹彩後癒着	ステロイド治療（点眼・注射・内服）散瞳薬（点眼・注射）
	フックス虹彩異色性虹彩毛様体炎	慢性	（特になし）	緑内障・白内障	緑内障治療（点眼・内服・手術）ステロイド点眼
	ポスナー・シュロスマン症候群	急性・繰り返す	隅角検査	高眼圧	緑内障治療（点眼・内服）ステロイド点眼
	糖尿病／腎炎	急性	血液・尿検査		ステロイド点眼 糖尿病／腎炎の治療
	全身型若年性特発性関節炎	慢性	血液検査	帯状角膜変性・白内障	ステロイド点眼 免疫抑制剤内服
感染症	ヘルペス性角膜ぶどう膜炎	ステロイド治療のみでは治癒しない	前房水ウイルス遺伝子検査（PCR）	緑内障・眼部帯状疱疹・角膜ヘルペス	抗ウイルス治療（眼軟膏・内服）ステロイド点眼 緑内障治療（点眼・内服・手術）
	サイトメガロウイルス角膜内皮炎・虹彩炎	慢性 長年続く	前房水ウイルス遺伝子検査（PCR）	緑内障・水疱性角膜症・白内障	抗ウイルス治療（点眼・内服）緑内障治療（点眼・内服・手術）
その他	コンタクトレンズの過装用	急性	コンタクトレンズの種類や洗浄方法の特定	角膜障害・角膜感染	コンタクトレンズ装用の中止 ステロイド点眼、抗菌薬点眼
	眼内異物	外傷後などに発症	レントゲン、CT	眼内炎	手術（異物除去）抗菌薬／ステロイド点眼
	眼球打撲	急性	隅角検査	高眼圧・低眼圧・網膜振盪・網膜剥離	ステロイド（点眼・内服）緑内障治療（点眼・内服）
不明	（原因不明の虹彩炎）	（さまざま）	（さまざま）	（さまざま）	症状・所見に応じて治療を選択

症状や治療方法については個人差がありますので、担当医にお尋ねください。

3 原田病（はらだびょう）

> **ポイント**
>
> ①原田病は、目を含む、全身のメラノサイト（メラニン色素を作る細胞）に対する過剰反応（自己免疫反応）が原因で起こる病気です。
>
> ②目では、メラノサイトを多く含む組織「ぶどう膜」に炎症が起こります（ぶどう膜炎）。目以外では、脳や脊髄の周りの膜（髄膜）、内耳、皮膚、頭髪などが標的になり、炎症が起こります。
>
> ③治療の基本はステロイドです。数ヵ月以上、ステロイドを使う必要があります。
>
> ④ステロイドの副作用（糖尿病、高血圧、骨粗鬆症、抑うつなどの精神症状、緑内障、白内障、大腿骨頭壊死など）に注意が必要です。妊娠している人や妊娠の可能性がある人は担当医に必ず申し出てください。
>
> ⑤原田病は適切な治療を行うと炎症がおさまり視力が回復することが多いです。しかし時に、視力障害の後遺症が残ることがあります。
>
> ⑥原田病は再発したり、遷延化する（長引く）ことがあります。そのリスクを下げるには、最初から計画的なステロイドの使用が重要です。自己判断でステロイドを減らしたり中止したりすることは絶対にしないでください。

原田病とは？

原田病は、フォーク-小柳-原田病ともいわれ、古くは「原田氏病」と呼ばれました。

原田病は、全身のメラノサイト（メラニン色素を作る細胞）に対する自己免疫疾患です。「免疫」とは体を守るシステムで、外から体の中へ侵入した細菌やウイルスなどを「異物」として認識し、攻撃して退治するシステムです。しかし「自己免疫疾患」では免疫システムが狂ってしまい、自分自身の体の細胞を「異物」と誤認して攻撃するので、いろいろな不都合が生じるのです。

原田病は、メラノサイト（メラニン色素を作る細胞）に対する自己免疫疾患で、メラノサイトを含む全身の臓器（目、内耳、ぶどう膜、皮膚、頭髪など）に炎症が起こります。

原田病は日本人医師の名前がついているように、日本人をふくむ東洋人に多くみられ、人口100万人当たり年間約15人に発症し、日本人に最も多いぶどう膜炎の一つです（「ぶどう膜炎」の項を参照）。原田病の発症に地域差や性差はなく、好発年齢は40歳代とされて

症状や治療方法については個人差がありますので、担当医にお尋ねください。

原田病の経過とその症状（表1）

原田病の経過は、「前駆期」、「眼病期」、「回復期」の3つに区別されます。

目の症状は両眼性で、目の中全体にわたる炎症（汎ぶどう膜炎）です。目以外の症状では、耳鳴り、頭痛、風邪症状、脱毛、皮膚の白斑、白髪が見られます。

①前駆期（眼症状が出る1〜2週間、あるいはさらに前）

原田病ではぶどう膜炎が発症する1〜2週間前に全身症状が出ます。症状としては、軽度の感冒様症状（風邪症状）、頭髪の知覚過敏（髪の毛がピリピリする）、脱毛、耳鳴り、倦怠感（体がだるい）、全身の関節炎（節々が痛む）などが多くみられます。まぶた（眼瞼）や目が痛むことがあります。

②眼病期（急性ぶどう膜炎期）（2〜4週間）

この時期には両眼に眼内炎症（ぶどう膜炎）が出現し、視力は両眼とも落ちてしまいますが、片眼のこともあります。眼病期の主な臨床所見を下の表1にまとめました。

表1 原田病の眼所見とその分類【医療従事者向け】

部位／分類		眼科所見	備考
前眼部		前房内炎症性細胞 虹彩結節 角膜後面沈着物 毛様体腫脹による浅前房・遠視化	前房内に炎症性細胞が多数みられるが、微細で、見落としやすい
後眼部	後極部剥離型	多発する滲出性の網膜剥離 （融合して大きな胞状剥離を形成） 視神経乳頭腫脹発赤	典型的な原田病
	乳頭浮腫型	視神経乳頭腫脹発赤	乳頭浮腫を主体とするタイプで、乳頭浮腫以外の所見に乏しく、原田病の診断が難しいことがある

③回復期（発症から数ヵ月以降）

発症から数ヵ月経過すると、眼底は脈絡膜の脱色素により徐々に赤みを帯びてきます。これを眼科医は「夕焼け状眼底」と呼び、60〜70％の患者さんで見られます。ただし眼底が「夕焼け状」かどうかは、視力に関係はありません。その他、眼底周辺部には萎縮した白変巣（Dalen-Fuchs斑）が観察されます。眼外症状として、皮膚の白斑（別名：しろなまず）や白髪（図2）、睫毛（まつ毛）の白変、脱毛が見られます。

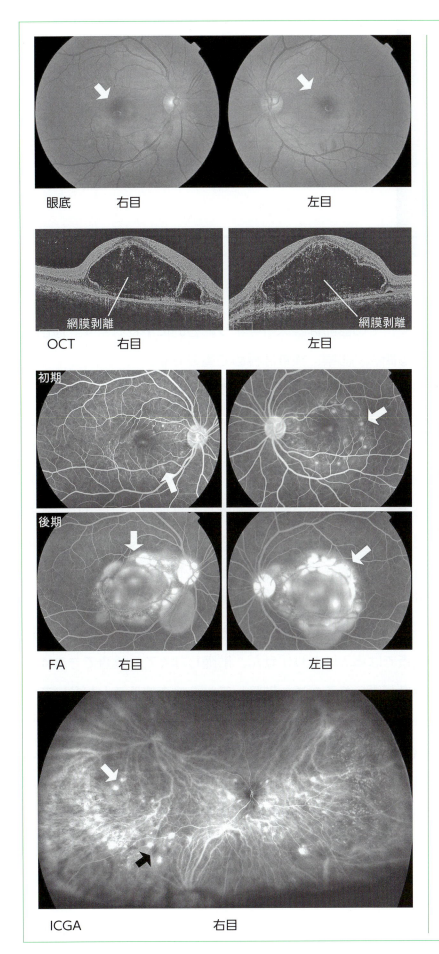

| 図1 | 原田病の臨床検査所見【医療従事者向け】 |

眼底には多発する滲出性網膜剥離（矢印）と視神経乳頭の発赤を認めます。

OCT（光干渉断層計）検査では、網膜剥離の内部には多胞性の隔壁があり、脈絡膜の肥厚が見られます。脈絡膜厚と炎症の程度は比例するため、診察時に脈絡膜厚を測定すると、炎症の再燃を把握しやすくなります。

フルオレセイン蛍光眼底造影検査（**FA**）では造影初期に多数の点状過蛍光があり（矢印）、時間経過とともに蛍光漏出は拡大し、貯留します。造影後期には網膜剥離部分に一致した造影剤の貯留（矢印）や視神経乳頭の過蛍光、蛍光漏出が認められます。

インドシアニングリーン蛍光眼底造影検査（**ICGA**）では、造影早期の脈絡膜充盈遅延、脈絡膜血管不鮮明、中後期には、散在する斑状低蛍光（filling-patchy-delay）（黒矢印）、網膜下色素漏出（白矢印）などが観察されます。

症状や治療方法については個人差がありますので、担当医にお尋ねください。

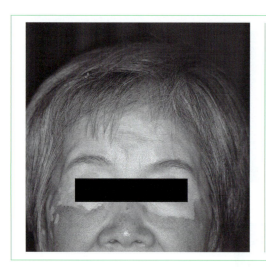

図2　原田病回復期にみられる、皮膚の白斑と白髪

原田病の診断に必要な検査

原田病に特異的な臨床検査はなく、その診断は臨床所見より総合的に下されます。原田病は全身疾患ですので、全身に関する問診、診察、検査は極めて重要です。

①スリット検査、眼底検査、視力検査、眼圧検査、眼底写真撮影など

眼科の基本的な検査で、「スリット検査」は目の中の前部の炎症を、「眼底検査」は目の中の後部の炎症を診察します。「眼底検査」では点眼薬で散瞳させる（ひとみを広げる）必要があります。散瞳すると4時間ほどピントはぼやけ、まぶしくてよく見えなくなります。ですから眼科を受診するときには自分で自動車を運転して来ないでください。また、診察後はまぶしくてはっきり見えませんので、サングラスを持ってきてください。この散瞳しての眼底検査は毎回必ず行います。眼底写真を撮影することもあります。

② OCT（optical coherence tomography：光干渉断層計）検査

網膜や脈絡膜の断面図をレーザー光を使って撮影する検査です。原田病の診断と経過観察に重要な検査です。この検査では痛みはありません。散瞳しなくても検査できますが、散瞳したほうがよりきれいな画像が得られるため、散瞳してから検査することが多いです。

③眼底造影検査

造影剤（フルオレセインやインドシアニングリーン）を腕から注射して眼底の炎症の状態を調べる検査です。原田病の診断と治療効果の判定には重要な検査ですが、造影剤を使うのでアレルギーによるアナフィラキシーショック（0.005～0.5％、死亡につながる）の可能性があります。食物アレルギーや薬剤アレルギーのある人、喘息のある人、透析をしている人、体調の悪い人は、この検査の前に必ず申し出てください。

④超音波検査

超音波（エコー）を使って目の状態を調べる検査です。痛みや副作用のない、簡便な

検査です。ゼリーを眼部に塗って検査機器を目に当てて検査します。毛様体の腫れ具合を調べたり、脈絡膜や網膜の状態を調べることができます。

⑤髄液検査

原田病では脳や脊髄の周りの膜（髄膜）に炎症が起こります。「髄液検査」とは、背中から髄液を抜き取って、その中の炎症細胞の有無をチェックします。安全な検査ですが、まれに足にしびれがきたり感染を起こすことがあります。

⑥血液検査

原田病は全身疾患ですので、必ず血液検査を行います。全身の免疫や炎症の状態を血液検査で把握できます。また、ステロイドを投与する前には、糖尿病や肝炎がないかを確認します。

⑦ HLA検査

HLAとは血液中の白血球の血液型です。その組み合わせは人により異なり、数万種類もあります。HLAのタイプはぶどう膜炎の発症と強い関係があり、ぶどう膜炎の種類に特異的な（つまり発症しやすい）HLAタイプがあります（「ぶどう膜炎」の項を参照）。原田病では90％以上の患者さんでHLA-DR4という型が陽性で、原田病の補助診断として重要です。HLAは3ccほど採血するだけで検査ができますが、検査料は自費になることがあり、高額です（数万円程度）。

原田病の治療

原田病の治療の中心はステロイドという薬です。ステロイドにはいろいろな使い方がありますが、その中でも「パルス療法＋大量漸減療法」という使い方をすることが多いです。ステロイドパルス療法では、まずメチルプレドニゾロン（1g）の点滴注射を1日1回、3日間行い、その後はプレドニゾロンの内服に切り替え、1日40～50mgから開始して、約半年かけて徐々に減量します。1回のパルス療法で十分な効果がみられなかった場合には、パルス療法を数回繰り返すことがあります。

妊娠初期などではステロイドの全身投与は行えません。この場合はステロイド粒子を眼球の後ろへ注射（テノン嚢下注射）することがあります。

ステロイドを用いても十分に治らない場合や、炎症が再燃したり慢性化した場合には、免疫抑制剤（シクロスポリン内服あるいは抗TNF-α生物学的製剤）を使用することがあります。

ステロイドの副作用と注意点

ステロイドは原田病の治療には必須ですが、多くの副作用があります、主な副作用は以下の表1のとおりですので、異常を感じた場合にはただちに担当医に報告してください。なお、ステロイドは急に減らしたり中止したりするとショック状態になって命にかかわる場合があります。また、ステロイドの量を勝手に変えると、治るはずの原田病が治らなくなったり、再発したりします。

> **重要** ▶ ステロイドの使用法は必ず担当医に従い、自己判断でステロイドを減らしたり中止したりすることは、絶対にしてはいけません。

表1 ステロイドの主な副作用

- ステロイド投与中に起こるもの
  精神症状（不眠、不安）、消化性潰瘍（胃潰瘍、十二指腸潰瘍、胃部不快感など）、糖尿病、異常味覚（金属味など）、感染症の悪化や抵抗力軽減、発汗、顔面紅潮、高血圧、急性肝炎、心停止など
- ステロイドの投与中、投与後、長期あるいは反復投与で起こるもの
  大腿骨頭壊死、骨粗鬆症、白内障、緑内障、脂肪肝、など

原田病の予後・合併症

原田病は、発症早期にステロイドを用いた適切な治療が行われれば、多くの患者さんで視力は回復します。しかし時に、経過が悪かったり、合併症を起こすことがあります。

①炎症の再燃、遷延化

適切な治療が行われなかったり、治療開始が遅れた場合には、炎症の再燃を繰り返したり、遷延化（長引くこと）による合併症を残すことがあり、永続的な視力障害を残すことがあります。

②併発白内障や続発緑内障

眼内のレンズ組織が濁って白内障になることがあります（併発白内障）。また、炎症やステロイドによって眼圧（目の硬さ）が上昇し、視神経が障害されて視野や視力が障害されることがあります（続発緑内障）。白内障や緑内障が悪化すると、手術が必要になります。

③脈絡膜新生血管

網膜の中央部（黄斑）の下に、脈絡膜から病的な血管（新生血管）が伸びてきて、ここから出血して急激な視力低下をきたすことがあります。新生血管には抗VEGF治療（別項参照）を行いますが、いったん発生すると難治で、視力障害を残します。

4 ベーチェット病

ポイント

①ベーチェット病は全身の臓器に炎症を起こす原因不明の難病で、厚生労働省の指定難病になっています。

②主な症状は、繰り返す口内炎、皮膚症状、外陰部潰瘍、そして眼症状です。

③目では眼内に炎症を起こします（眼炎症発作）。発作は自然に軽快しますが再発し、再発を繰り返すごとに視覚障害が強くなり、失明することがあります。

④最近はさまざまな薬剤を用いて、眼炎症発作を以前よりも抑制できるようになりました。しかし完全に治すことは難しく、長期にわたる治療が必要です。

⑤ベーチェット病による眼炎症が活発な時期に目の手術やレーザー治療は極力避けるべきです。しかし病状によっては手術やレーザー治療が必要になることがあります。

ベーチェット病とは？

　トルコの皮膚科医、ベーチェットが1937年に初めて報告した病気です。全身の多くの臓器に炎症を起こす難病で、寛解（軽快）と増悪（悪化）を繰り返し、完全に治癒することは難しいです。20～40歳代での発症が多く、患者さんの数に男女差はありませんが、男性は女性よりも発症年齢が若いです。

　ベーチェット病は失明する患者さんが少なくないため、1972年に「厚生省特定疾患」（現在の指定難病）の一つに定められ、調査、研究が進められています（難病情報センター http://www.nanbyou.or.jp/）。それによると、ベーチェット病の患者数は、1972年から1991年までは増加していますが、2002年以降では減少傾向です。最近は、新規に発症する患者数の減少だけでなく、発症年齢の上昇、完全型（後述）の減少、そして軽症の女性の患者さんの増加が指摘されています。

ベーチェット病の全身症状とその診断

　ベーチェット病の4大症状は、繰り返す口内炎、皮膚症状、外陰部潰瘍、そして眼症状です（表1）。この4大症状がすべて見られるものを「完全型ベーチェット病」といいます。特殊な病型として、消化器症状（腸管ベーチェット病）、大血管症状（血管ベーチェット病）、

症状や治療方法については個人差がありますので、担当医にお尋ねください。

表1　ベーチェット病の全身症状

4大症状	医学用語	症状
口内炎	口腔粘膜の再発性アフタ性潰瘍	繰り返す口内炎
皮膚症状	結節性紅斑	皮膚の赤く不規則な形の皮疹で、さわると痛い
皮膚症状	皮下の血栓性静脈炎	皮膚の赤く不規則な形の皮疹で、さわると痛い
皮膚症状	毛嚢炎様皮疹・痤瘡様皮疹	毛の根元の炎症
陰部潰瘍	外陰部潰瘍	陰部の潰瘍、皮膚炎症
眼症状*	虹彩毛様体炎	眼球内前部に限局する炎症
眼症状*	網膜ぶどう膜炎（網脈絡膜炎）	眼球内すべてにわたる炎症

＊図1参照。

脳や脊髄の症状（神経ベーチェット病）などがあります。しかしこれらの症状が一人の患者さんにすべて出現するわけではありません。

　ベーチェット病には診断基準があり、眼所見および全身所見から診断します（厚生労働省難治性疾患政策研究事業「ベーチェット病に関する調査研究班」ベーチェット病診断基準 http://www-user.yokohama-cu.ac.jp/~behcet/patient/behcet/standerd.html）。

　ベーチェット病の全身症状（口内炎、皮膚症状、外陰部潰瘍、眼症状）は一度に出るわけではなく、それぞれが時間をおいて出現し、すべての症状がそろわないこともあります（不全型ベーチェット病）。症状が少なく頻度が低い場合には、ベーチェット病の診断は難しく、確定診断に数年かかることがあります。

ベーチェット病の眼病変

　ベーチェット病はぶどう膜（虹彩、毛様体、脈絡膜）と網膜に炎症を起こします。その炎症は、「虹彩毛様体炎型（約20％）」と「網膜ぶどう膜炎（網脈絡膜炎）型（約80％）」の二つに分けることができます（表1、図1）。

ベーチェット病の目に関する自覚症状

　眼炎症が起こると視界に濁りや飛蚊症が急に増加し、視力が低下します。虹彩や毛様体の炎症が強いときには、白目が充血し、目の痛みがあります。眼内の炎症によって眼圧が上昇した場合には、目が痛いだけでなく、頭が痛くなることもあります。

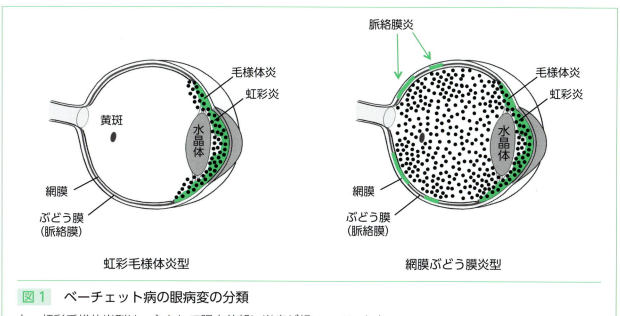

図1 ベーチェット病の眼病変の分類
左：虹彩毛様体炎型は、主として眼内前部に炎症が起こっています。
右：網膜ぶどう膜炎型は、眼球全体に炎症が起こっています。

ベーチェット病の眼炎症発作

　ベーチェット病の眼炎症は突然起こり、数日で最も強くなり、その後は徐々に軽快します。これを「眼炎症発作」といいます。眼炎症発作は1〜2週間で自然に軽快しますが、しばらくするとまた再発します。一般的に、ベーチェット病の発症から時間が経過するほど眼炎症発作の頻度は減少します。しかし発症して20年以上経過しても発作が起こる場合もあります。近年は、後述する抗TNF-α抗体製剤という新しい薬により、眼炎症発作の回数を抑え、発作自体も軽くすることが可能になりました。

ベーチェット病の血液検査所見とHLA

　ベーチェット病に特異的な血液検査所見はありません。発作時には白血球の増加、C-reactive protein（CRP）の上昇、赤沈の亢進、補体価の上昇がみられます。

　白血球の血液型をHLAといいますが、ベーチェット病ではHLA-B51とHLA-A26という型の陽性率が高く（それぞれ50％と30％）、ベーチェット病の補助診断として役に立ちます。なお、HLA検査は保険適用外で、自費となります。

ベーチェット病の病因

　ベーチェット病の病因はまだよくわかっていません。しかし免疫反応の異常や遺伝的素因、そして環境因子がその発症に関係していると考えられています。

症状や治療方法については個人差がありますので、担当医にお尋ねください。

1. 免疫反応の異常

ベーチェット病の患者さんでは、連鎖球菌という細菌や、その熱ショック蛋白質に対して過剰な免疫反応を起こすことがわかっています。免疫は本来、自分の体を守るための機能ですが、ベーチェット病ではこの過剰な免疫反応が発症に関与していると考えられています。

2. 遺伝的素因と環境因子

ベーチェット病は日本、韓国、中国、中央アジア、トルコ、エジプトなど、古代のシルクロード沿いに多く発症することから、「シルクロード病」といわれています。しかしハワイに移住した日本人にはベーチェット病の発症は少なく、その発症には民族や遺伝だけではなく、生活環境が影響していると考えられています。

ベーチェット病の目の治療

ベーチェット病の目の治療の基本は、①発作時の炎症を鎮静化させる治療と、②眼炎症発作を予防する治療、の二つに分かれます。

治療には点眼薬、内服薬、注射薬などを使用しますが、効果には個人差があり、どの患者さんにも同等の効果があるとは限りません。また、副作用のために治療方法を変更せざるをえない場合もあります。

治療が奏効して眼炎症発作の頻度が減り、発作そのものも軽くなった場合には、現治療を継続します。しかし治療を行っても発作の頻度が減らない場合には、治療方法の変更を考えます。いずれにしても、定期的に通院し、担当医の指示通りに薬を使用してください。自己判断で薬の量を絶対に変更しないでください。 ◀ 重要

①発作時の炎症を鎮静化させる治療

● ステロイド点眼薬（0.1％ベタメタゾン点眼薬）

消炎治療で、虹彩毛様体炎を抑えます。点眼回数は1日3～4回ですが、病勢に応じて回数を増減し、炎症が強い場合には数時間ごとに点眼することもあります。副作用は眼圧上昇（ステロイド緑内障）で、定期的な眼圧測定が必要です。体質的にステロイド緑内障が起こりやすい人（ステロイドレスポンダー）は、少しのステロイド使用でも眼圧が上がるので要注意です。ベーチェット病の中でも前述の虹彩毛様体炎型で、炎症が比較的軽い場合は、この点眼薬のみで炎症をコントロールすることができます。

● 散瞳薬（トロピカミド・フェニレフリン点眼薬）

眼底検査の際にひとみを広げるのに用いる点眼薬です。ひとみを広げることによって、虹彩がその後ろにある水晶体と癒着（虹彩後癒着）することを防ぎます（図1）。なお、

この点眼薬は一部の患者さん（隅角の狭い人）では緑内障の発作を起こす可能性があり、使用できません。その判断は眼科医の診察により行います。

- ステロイド結膜下注射（デキサメタゾン）

　ステロイドの眼への注射で、強い消炎効果があります。強い虹彩毛様体炎に対して点眼治療に追加して行います。

- ステロイド（トリアムシノロンアセトニド）後部テノン嚢下注射

　ステロイドを眼球の後ろへ特殊な針を用いて注射します。ベーチェット病などのぶどう膜炎では網膜の中央部「黄斑」がむくむことがあり（黄斑浮腫）、視力が落ちます。この注射は黄斑浮腫に対して有効です。副作用には、白内障の進行、眼圧上昇、眼瞼下垂などがあります。

②眼炎症発作を予防する治療

- コルヒチン

　ベーチェット病に対して最もよく使用されてきた内服薬です。白血球の働きを抑制することによって抗炎症作用をもたらします。「網膜ぶどう膜炎（網脈絡膜炎）型」の場合には、まずこの薬を使用することが多いです。しかしコルヒチン単独で眼炎症発作を十分に抑制できる患者さんは少数で、多くの場合、他の薬剤を併用する必要があります。コルヒチン内服中は男性も女性も避妊が必要で、妊婦または妊娠している可能性のある女性には投与できません。副作用として白血球減少、下痢、黄紋筋融解症などを起こすことがあります。

- シクロスポリン

　免疫抑制剤で、Tリンパ球の働きを抑えて免疫反応や炎症を抑制します。1987年に眼症状のあるベーチェット病に対して保険適用となりました。この薬剤はその吸収に個人差が大きく、使用中は薬の血中濃度を測定する必要があります。腎機能障害には注意が必要で、定期的な血液検査は欠かせません。眼炎症発作の抑制効果は、著効39％、有効22％、やや有効11％、無効28％と報告されています（日本眼科学会雑誌116巻4号、2012）。なお、シクロスポリンは神経ベーチェット病には原則として使用できません。

- インフリキシマブ

　この薬剤は抗ヒトTNF-αモノクローナル抗体製剤で、ベーチェット病による難治性網膜ぶどう膜炎に対して、世界に先駆けてわが国で2007年に認可されました。点滴注射をする薬で、優れた眼炎症発作抑制効果を持っています。インフリキシマブは、シクロスポリン等の他の薬物療法を行っても十分な改善がみられない場合に使用します。

副作用としてアナフィラキシーショック様症状、血圧の上昇または低下があります。これは点滴中ないし点滴後2時間以内に起こります。したがって点滴中は血圧や脈拍などのバイタルサインを十分に監視する必要があり、点滴終了後も2時間くらいは体調の変化に気をつけなければいけません。

なお、インフリキシマブは点滴を繰り返すにつれ、次第に効果が落ちることがあります（中和抗体の出現）。また免疫の働きを低下させるため、感染症にかかりやすくなります。

● アダリムマブ

皮下注射をする薬です。ヒト型抗ヒトTNF-αモノクローナル抗体製剤で、2016年に非感染性の中間部、後部または汎ぶどう膜炎に対して認可されました。先のインフリキシマブと同じく、シクロスポリン等の他の薬物療法を行っても十分な改善がみられない場合に使用します。前述のインフリキシマブ同様、免疫の働きを低下させるため、感染症にかかりやすくなります。

ベーチェット病の予後

眼炎症は、ベーチェット病男性患者の約70％、女性患者の約45％に出現し、男性で重症化する傾向にあります。初めは片眼性であっても、経過中に約90％の患者さんで両眼性になります。眼炎症はいったん自然に軽快しますが、再発します。網膜ぶどう膜炎（網脈絡膜炎）型のベーチェット病では、眼炎症発作が起こるたびに眼組織が障害を受けます。その結果、視力が低下し、視野も狭くなります。2007年の調査では、最初の眼炎症発作から10年以上経過すると、44％の患者さんで視力が0.1未満に落ちることがわかりました。しかしそれでも、1970～1990年代の60～80％と比較すると予後は改善しています（日本眼科学会雑誌116巻4号、2012）。

ベーチェット病と手術

ベーチェット病では、手術やレーザー治療を受けると強い発作が起こる場合があります。手術やレーザー治療を行う場合には、炎症が落ち着いてから最低6ヵ月以上経過していることが望ましいです。

しかし、ベーチェット病に白内障、緑内障、硝子体出血や網膜剥離が合併した場合には、病状に応じてリスクがあっても緊急に手術が必要になる場合があります。

5 サルコイドーシス

ポイント

①サルコイドーシスは原因不明の疾患で、全身に病変が出現します。目以外では、主に肺と心臓に病変が出現します。
②目では「ぶどう膜炎」という眼内の炎症を起こします。
③ぶどう膜炎の治療の中心は、ステロイドという薬です。ステロイド使用中は、糖尿病や眼合併症（白内障や緑内障）に注意が必要です。
④ステロイド治療を行っても病状が悪化した場合には、手術が必要なことがあります。
⑤完全に治癒することはなく、いったん良くなっても再発します。ですから継続的、定期的な診察が必要です。
⑥厚生労働省の指定難病です。希望者は申請してください。

サルコイドーシスとは？

　サルコイドーシスは、目・心臓・皮膚・肺など全身の組織または臓器に、大小さまざまな腫瘤（こぶ、非乾酪性肉芽腫）ができる疾患で、多彩な臨床所見を呈します。慢性的な炎症がベースにあるようですが、原因はまだわかっていません。サルコイドーシスは厚生労働省の指定難病になっています。特徴的な検査所見として、胸部レントゲン写真で両側の肺門リンパ節腫脹（bilateral hilar lymphadenopathy: BHL）がみられ、アンギオテンシン変換酵素（ACE）上昇、ガリウムシンチグラムの集積、FDG-PETの陽性反応などが挙げられます。したがって、サルコイドーシスが疑われた場合には、全身検査が必ず必要です。◀重要

サルコイドーシスの眼症状

　サルコイドーシスの眼病変で最も多いものは、「ぶどう膜炎」と呼ばれる眼内の炎症です。主な症状は、白目の充血、霧視（かすんで見える）、眼痛（特に明るいところで眼が痛む）、飛蚊症（蚊のようなものが飛んで見える）などです。白目が充血するので、結膜炎と誤診されることがあります。眼科医としては、充血に加えて前房内に炎症があれば、隅角検査や散瞳下での眼底検査をすることが重要です（次の項目を参照）。

症状や治療方法については個人差がありますので、担当医にお尋ねください。

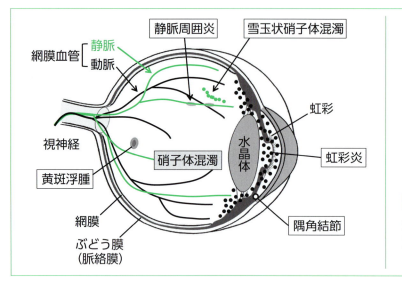

図1 サルコイドーシスの眼病変
虹彩炎、隅角結節、静脈周囲炎、雪玉状硝子体混濁、黄斑浮腫など、いろいろな病変があります。

【医療従事者向け】眼サルコイドーシスの診断

下記の1）～6）のうち2項目以上を有する場合に、サルコイドーシスの眼病変を疑います（サルコイドーシスの診断基準と診断の手引き 2006。日本眼科学会雑誌111巻2号、2007）。

1）肉芽腫性前部ぶどう膜炎（豚脂様角膜後面沈着物、虹彩結節）
2）隅角結節またはテント状周辺虹彩前癒着
3）塊状硝子体混濁（雪玉状、数珠状）
4）網膜血管周囲炎（主に静脈）および血管周囲結節
5）多発する、蝋様網脈絡膜滲出斑または光凝固斑様の網脈絡膜萎縮病巣
6）視神経乳頭肉芽腫または脈絡膜肉芽腫

上記の他、参考となる眼病変としては、角結膜乾燥症、上強膜炎、強膜炎、涙腺腫脹、眼瞼腫脹、顔面麻痺があります。

サルコイドーシスの病因

サルコイドーシスの原因は不明ですが、さまざまな仮説があります。主な説には、まず細菌などの何らかの原因となる物質が体内に入り、種々の臓器・組織で炎症細胞（マクロファージなど）がその周りに集積し、肉芽腫（炎症性の腫瘤、こぶ）を形成します。その後、さらにCD4T細胞という細胞が肉芽腫の周りに集積し、炎症活動がさらに活発化するというものがあります。原因となる物質（細菌）としては、皮膚に常在する「アクネ菌」の一種が疑われています。

眼サルコイドーシスの治療

眼科領域では「ステロイド治療」が第一選択です。虹彩炎など、眼内では前部の炎症のみで軽度な場合にはベタメサゾン点眼で、黄斑浮腫や網膜血管炎、硝子体混濁が強い場合は、トリアムシノロンのテノン囊下注射、さらに両眼性で炎症が強い場合はプレドニゾロンの内服を行います。眼内の炎症（ぶどう膜炎）がステロイド治療で十分にコントロールできない場合には、手術が必要です。手術は「硝子体手術（他項で解説）」と呼ばれるもので、硝子体混濁と黄斑浮腫の改善を試みます。

肺や心臓に病変がある場合には内科での治療が中心になります。その場合は、ステロイドに加えて抗菌薬（塩酸ミノサイクリン、ドキシサイクリン、クラリスロマイシン）や、免疫抑制剤であるメトトレキサートを使用することがあります。

治療の問題点

眼サルコイドーシスの治療にはステロイドの点眼や注射を使用するため、その副作用が問題となります。ステロイドの目への主な副作用には、1）ステロイド白内障、2）緑内障があります。ステロイド使用中は定期的に眼科へ通院して緑内障などの合併症の有無をチェックしてもらってください。◀◀ 重要

1）白内障とは、目の中のレンズ組織「水晶体」（図 1）が濁ってくることです。白内障が進行した場合は白くかすんで見えなくなりますので、手術が必要です。

2）緑内障とは、目の硬さ（眼圧）が上がって、眼球の後ろにある視神経が圧迫されて障害される病気です。緑内障が進行すると、失明することがあります。眼サルコイドーシスにステロイド治療を行うと、ステロイドそのものの副作用である「ステロイド緑内障」が起こりうるほか、眼内の水（房水）の出口「線維柱帯」に沈着物がたまり、眼圧が上がって緑内障になります。これをぶどう膜炎に続発する緑内障（続発緑内障）といいます。続発緑内障は進行が速いことがあるので、適切な時期に治療が必要です。続発緑内障に対する治療は、まず点眼治療で、点眼のみで効果が不十分な場合には、手術（線維柱帯切開術や線維柱帯切除術など）が必要です。

なお、ステロイドの主な副作用を表 1 にまとめました。

サルコイドーシスは再発します

サルコイドーシスは完全に治癒することはなく、再発しうる病気です。したがって、定期的な経過観察が必要です。◀◀ 重要　眼サルコイドーシスが再発した場合は、再度ステロイ

表1 ステロイドの主な副作用

消化器症状	胃潰瘍や十二指腸潰瘍を起こすことがあります。ステロイドと一緒に胃薬を内服してもらうことで予防に努めますが、状況によっては消化器内科での内視鏡検査が必要になります。
むくみ	肥満が生じたり、満月のような丸い顔つきになったりすることがあります。
耐糖能異常	糖尿病が出やすくなります。定期的な採血が必要です。
骨がもろくなる	特に女性で気をつける必要があります。骨が弱くなり、骨粗鬆症や大腿骨頭壊死（太ももの付け根の骨折）が起こることがあります。ステロイドを長期に内服するときには、骨粗鬆症治療薬を予防的に内服します（※注）。
精神不安定になる	うつ病、不眠などが起こることがあります。
免疫力の低下	風邪をひきやすくなります。人ごみの多いところは避け、マスク・うがいで感染予防してください。
肝炎の悪化	ウイルス性肝炎が悪化する場合があります。
白内障・緑内障	ステロイド治療が長期化すると眼圧が上がったり白内障が進行したりすることがあります。

注意 ※骨粗鬆症治療薬の注意点
内服中や、内服終了してからも3～6ヵ月程度は、抜歯やインプラント治療などの歯科治療を受けると顎の骨が壊死する場合があります。歯科治療を受けるときには必ず歯科担当医に相談してください。

ド治療を開始するか、ステロイド使用中なら、その量を増やすなどで対応します。

他臓器の検査

日本人のサルコイドーシスに多いのは、肺病変・心臓病変・眼病変です。

心臓病変では、心臓の中の壁（心室中隔）がうすくなって心臓弁の働きが悪くなり、重症の場合には心不全となることがあります。また心臓の筋肉（心筋）に肉芽腫が形成されて不整脈が起こり、突然死の原因となることがあります。サルコイドーシスの肺病変・心臓病変の診断にはPET-CT検査が有用です。肺病変・心臓病変が特定されれば早期の治療が必要です。

サルコイドーシスは遺伝しますか？

過去には遺伝するサルコイドーシスの報告がありますが、サルコイドーシスのほとんどは遺伝しないと考えられています。しかしサルコイドーシスにかかりやすい体質はあり、そこには特定の遺伝子が関係しているようです。サルコイドーシスは人種により頻度に差がありますが、これはその特定の遺伝子の頻度の違いが原因ではないかと考えられています。人種間に共通するサルコイドーシス発症に関係している遺伝子については現在、継続して研究中です。

6 子どものぶどう膜炎

ポイント

①ぶどう膜炎とは、目の中の炎症です。

②子どものぶどう膜炎では、充血がみられず自覚症状を訴えないことが多く、発見が遅れることが少なくありません。

③子どものぶどう膜炎は全身の病気を伴うことが多く、頻度の高いものに、間質性腎炎ぶどう膜炎（TINU）症候群、若年性特発性関節炎（JIA）などがあります。

④治療に使用する薬剤の多くは免疫を抑制する薬であり、副作用が多く、小児科と連携して治療します。長期にわたる治療が必要な場合もあり、家族の理解と協力が必要です。

⑤若年性特発性関節炎（JIA）は小児慢性特定疾患に指定されています。申請すると、医療費が限度額を超えた場合、補助を受けることができます。

ぶどう膜炎とは？

「ぶどう膜」とは、虹彩（茶色目）から目の後ろにつづく膜組織で、別名を「脈絡膜」というように血管が多く、炎症が起こりやすいところです。ぶどう膜に炎症が起こると「ぶどう膜炎」となり、炎症が強いとなかなか治らず、視力障害が残る場合があります。またぶどう膜炎は、全身の炎症性疾患の一部として発症することが多く、全身的な診療が必要な場合

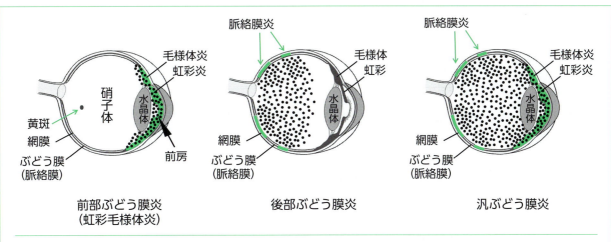

図1 炎症の部位によるぶどう膜炎の分類

炎症の強いところに色をつけて示しました。ぶどう膜炎には、眼内の前部に炎症が強いもの、後部に炎症が強いもの、その両方に炎症が強いもの（汎ぶどう膜炎）があります。

症状や治療方法については個人差がありますので、担当医にお尋ねください。

があります。ここでは特に子どもに起こるぶどう膜炎について説明します。

子どものぶどう膜炎は発見がむずかしい

ぶどう膜炎を含む子どもの目の病気は発見が遅れがちです。なぜなら、

①視力低下を訴えることが少ない

　子どもは見えにくくなっても訴えません。ですからぶどう膜炎を始めとする目の病気の発見が遅れがちです。特に片目だけ視力が落ちている場合には、何も言わないことがほとんどです。「まぶしがっている」「目が痛いようだ」「目が充血している」などの異常に気づいたら、すぐに眼科へ連れて行ってください。片目を交互にふさいでみて一定の目で嫌がるようなら、逆の目の視力が落ちている可能性があります。

②炎症なのに充血が少ない

　多くのぶどう膜炎では、眼内の炎症に伴って充血がみられます。しかし、子どものぶどう膜炎は充血のない場合も少なくありません。そのため、親や周囲が目の異常に気づきません。特に女児にみられる慢性の虹彩毛様体炎では、充血がほとんどないにもかかわらず、眼内の炎症がくすぶり続けて次第に角膜変性を生じ、「目をこする」などの行動から発見されることもあります。

子どものぶどう膜炎を合併する全身疾患

ぶどう膜炎は全身疾患に伴って発症することが多いです。子どものぶどう膜炎も例外ではありません。子どものぶどう膜炎を発症する主な全身疾患には以下のようなものがあります。

①間質性腎炎ぶどう膜炎（TINU）症候群
②若年性特発性関節炎（JIA）
③若年性サルコイドーシス
④Blau（ブラウ）症候群
⑤Chronic iridocyclitis in young girls（まだ日本語訳が確定していないぶどう膜炎）

間質性腎炎ぶどう膜炎（TINU）症候群

①間質性腎炎とTINU症候群

　腎臓は血液をろ過して尿を作る臓器で、腰の後ろの部分に左右1個ずつ、合計2個あります。腎臓は血管と、そこから尿をろ過する糸球体、再吸収を行う尿細管という組織でできています。間質性腎炎とは、尿細管とその周囲に炎症が起こる病気で、さまざまな全

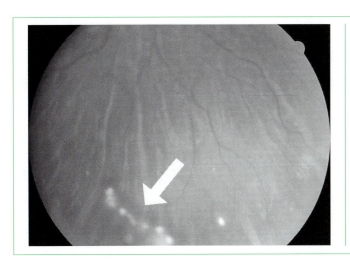

図2 TINU症候群の眼底写真（周辺部）
白く丸い硝子体混濁（炎症による眼内の濁り）があります（矢印）。

身疾患に伴って起こるほか、薬剤のアレルギー反応として起こる場合や原因不明で発症する場合があります。その中で、ぶどう膜炎を伴うものを「間質性腎炎ぶどう膜炎（TINU）症候群」といいます。

②症状と検査

子どもの間質性腎炎の症状は、全身倦怠感、発熱、体重減少などです。尿検査でβ_2ミクログロブリン（β_2-MG）値が高い値を示します。1回の尿検査で陰性でも、1日尿をためて検査を行うと陽性に出ることがあります。尿検査のほか、確定診断には腎生検（腎臓の一部を針で切除して顕微鏡で検査をする）が必要になることがあります。

ぶどう膜炎としては虹彩毛様体炎（前部ぶどう膜炎、図1）が起こります。炎症が眼球後部に及ぶと汎ぶどう膜炎（図1）となります。眼科の検査は、瞳を点眼で広げて眼内を検査する（散瞳下眼底検査）ほか、必要に応じて造影検査を行う場合があります。散瞳すると数時間ぼやけて、特に近くは見えなくなります。造影検査は造影剤を使いますので、食物、薬物アレルギーの既往や、アトピー、ぜんそくなどのアレルギー疾患がある場合は必ず申し出てください。

③眼科治療

ぶどう膜炎に対する治療は、ステロイド薬（ベタメタゾン）の点眼が基本となります。病勢に応じて点眼の回数を増減します。虹彩毛様体炎は腎機能が改善したあとも継続することがあり、点眼期間が6ヵ月以上に及ぶことも少なくありません。

④全身治療

腎機能障害が強い場合や、汎ぶどう膜炎となって眼底の炎症が強い場合は、ステロイド薬の全身治療を行います。病状にもよりますが、導入時の投与量は0.5～1 mg/kg/日とされ、その後は病勢に応じて漸減します。ステロイド薬の投与前には肝炎ウイルスや結核感

染の有無をチェックすることがあります。ステロイドは副作用が多く、子どもに長期間ステロイド薬を使用すると、成長抑制、骨粗鬆症（骨がもろくなる）、易感染性（カゼや肺炎などにかかりやすくなる）、肥満などの副作用を生じることがあります。詳細は小児科の担当医に尋ねてください。

⑤予後

ステロイド薬を投与すると、ぶどう膜炎も間質性腎炎もよく鎮静化します。しかし、なかには虹彩毛様体炎（前部ぶどう膜炎）がなかなか治らないことがあり、その場合にはステロイド点眼薬を長期に使用する必要があります。ステロイド点眼の副作用としては、緑内障や白内障があります。したがって定期的な眼科通院は必須です。

若年性特発性関節炎（JIA）

①若年性特発性関節炎とぶどう膜炎

若年性特発性関節炎（juvenile idiopathic arthritis：JIA）は「16歳までに発症する慢性関節炎」と定義されており、いわば「子どもに発症する関節リウマチ」です。JIAの頻度は小児人口10万人あたり8～9人程度で、JIAの3～4％にぶどう膜炎を合併します。ぶどう膜炎の平均発症年齢は6歳前後で、女児に多くみられます。

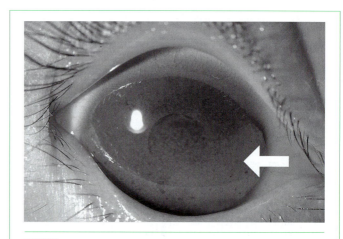

図3　JIAに伴う眼炎症と角膜の濁り
虹彩に炎症があり、角膜に濁りがあります（帯状角膜変性、矢印）。

②症状と検査

JIAに伴うぶどう膜炎の多くは前部ぶどう膜炎（図1）ですが、時に汎ぶどう膜炎（図1）になることもあります。ぶどう膜炎が起こると"まぶしさ"や"かすみ"を訴えますが、実際は、年齢が低いほど症状をうまく表現できません。充血や眼痛をきたすことはまれです。血液検査では抗核抗体は陽性となりますが、リウマチ因子（RF）の陽性率は低いとされています。

③局所治療

JIAに伴うぶどう膜炎は難治で、年単位の長期にわたる治療が必要です。治療の基本はステロイド点眼薬ですが、副作用を考慮して、非ステロイド系抗炎症点眼薬と、複数の種類のステロイド点眼薬を病勢に応じて使い分けます。

④全身治療

全身治療は小児科で行います。非ステロイド系抗炎症薬やステロイドのほか、免疫抑制剤（メトトレキサートなど）を併用します。

最近、リウマチの炎症をよく抑える生物学的製剤（アダリムマブ、エタネルセプト、トシリズマブ）が開発されました。生物学的製剤は、メトトレキサートや非ステロイド系抗炎症薬、ステロイド薬で炎症が十分に抑えられない場合や、副作用により継続が困難な場合に、導入を考慮します。

全身治療には重篤な合併症や副作用が起こりえます。小児科の担当医からよく説明を受け、理解したうえで、治療方法を選択してください。

⑤予後

JIAに伴うぶどう膜炎は治りにくく、視力障害を残すことがあります。時に角膜が濁ることがあります（帯状角膜変性、図3）。長期にわたるステロイド点眼薬の副作用で、緑内障や白内障が起こることがあります。白内障に対しては手術を行いますが、術後の炎症が強く、術後経過が思わしくない場合もあります。

医療費の助成について

若年性特発性関節炎（JIA）は、厚生労働省の定める小児慢性特定疾患に指定されています。申請すれば、18歳未満の患児を対象に、医療費があらかじめ決められた自己負担額を超えた場合、超えた分を後日、自治体に償還請求することができます。

小児慢性特定疾患を申請するには、まず居住区の保健所から申請書を取り寄せます。申請書のほか、住民票や課税状況を確認できる書類などが必要ですが、居住区により必要書類が異なりますので、事前に保健所に確認してください。申請すると審査されて認定されれば、医療券が届けられます。医療券は受診の際に医療機関の窓口に必ず提出してください。

小児慢性特定疾患の認定期限は原則として1年で、認定の継続を希望される場合は、毎年書類による更新が必要です。

● 小児慢性特定疾患ホームページ　https://www.shouman.jp/about/

まれな子どものぶどう膜炎

その他、子どものぶどう膜炎を伴うまれな疾患として、若年性サルコイドーシス、Blau（ブラウ）症候群、Chronic iridocyclitis in young girls などがあります。

6　子どものぶどう膜炎

> **まとめ**
>
> 　子どものぶどう膜炎の多くは、長期にわたる治療が必要です。小児科とのつながりが大切で、眼局所のみならず全身治療を必要とします。家族の理解とサポート、そして医師との連携を軸にして、子どものために最善の治療ができる環境を整えましょう。

MEMO

7 術後眼内炎

ポイント

① 術後眼内炎は眼科手術後に起こる眼内の炎症で、感染性のものと無菌性のものがあります。
② そのうち感染性のものは、手術創から眼内へ菌が入り感染した（化膿した）ものです。
③ 症状は、充血、眼痛、霧視、視力低下などで、多くは術後1週間以内に発症します。
④ 術後眼内炎の発生頻度は0.1～0.2％以下と非常に低いですが、ひとたび発症すれば、視力予後は不良で、適切な治療を行っても失明に至る場合があります。
⑤ ですから、一刻も早く治療を開始しなければなりません。治療は抗菌薬の注射と手術です。

術後眼内炎とは？

術後眼内炎は眼の手術後に起こる眼内の炎症です。炎症の原因は、細菌感染によるものと、細菌のない無菌性のものがあります。無菌性のものは、眼内レンズなどに対する反応であることが多いです。

術後眼内炎の多くは、術後おおよそ1週間以内に発症するものがほとんどです。しかしまれに、術後1ヵ月以上を経過してから発症する遅発性眼内炎もあります。

術後眼内炎の発生頻度は、白内障術後で0.05％程度、緑内障術後で0.19％程度、硝子体手術後で0.03～0.08％程度、硝子体内注射後で0.049％程度とされています。

術後眼内炎の症状

充血、眼痛、急激な視力低下などです。術後1週以内に発症することがほとんどで、発症のピークは術後3～5日です。術後すぐはよく見えていたのに急に見えにくくなってきたという場合には、できるだけ早く眼科を受診してください。週末や休日は眼科の急病診療所を受診してください。術後眼内炎は予後が悪く、重篤な感染症の場合は適切な治療を行っても失明に至る場合があります。

感染性眼内炎の予防は、術前術後の点眼、抗菌薬、手術後に創部を清潔に保つなどです。しかしそれらを遵守していても発症しますので、発症した場合には素早く適切な治療が必要です。

症状や治療方法については個人差がありますので、担当医にお尋ねください。

術後眼内炎の治療

　感染性か無菌性かの判別は、眼内炎の早期にはできません。したがって、眼内炎を認めたら、まず抗菌薬を注射します。それでも炎症が改善しない場合には手術を行います。手術は「硝子体手術」という手術で、眼の中を十分に洗い流します。眼内炎は眼内レンズ周囲に炎症が強いことが多いため、眼内レンズをしばしば抜去します。網膜の炎症が強い場合や網膜剥離を合併している場合には、シリコンオイルというオイルを目の中に充填します。この場合は手術のあとには「うつぶせ安静」が必要になります。幸い炎症や網膜剥離が落ち着けば、再手術を行ってシリコンオイルを抜去し、眼内レンズを再び移植します。硝子体手術の詳細は別項を参照してください。

術後眼内炎の予後

　術後眼内炎の視力予後は一般に不良です。早期の抗菌薬投与や硝子体手術を行うことにより視力予後は若干改善されましたが、どんなに懸命に治療を行っても失明してしまう術後眼内炎は存在します。術後眼内炎を確実に防ぐ方法がないのも事実です。

　しかし運悪く術後眼内炎にかかってしまった場合は、担当医の指示通りに治療を進めて、最善の結果が得られるよう、担当医とともに努力しましょう。

MEMO

未熟児網膜症

> **ポイント**
>
> ① 「未熟児網膜症」とは未熟児の目に発症し、子どもの失明原因の第1位を占める病気です。
>
> ② 未熟児網膜症は、修正30～38週の間に最も進行し、43～45週を超えると自然に停止します。
>
> ③ 早生まれの乳児、出生時の体重が小さい乳児、双子や三つ子の乳児、そして全身状態の悪い乳児ほど未熟児網膜症が発症するリスクが高くなります。
>
> ④ 未熟児の90％は未熟児網膜症を発症しても治療を要さず自然治癒します。しかし約10％はレーザー治療などの処置を必要とし、約1％は失明します。
>
> ⑤ 28週未満で生まれた乳児では約80％に未熟児網膜症を発症し、約40％の乳児に処置や手術を必要とします。逆に32週を超えて生まれた乳児では約10％に発症しますが、処置を要することはほとんどなく、自然治癒します。ただし児の状態によっては例外はあります。
>
> ⑥ 未熟児網膜症に対する標準的治療は網膜に対するレーザー治療です。近年は薬剤（抗VEGF薬）を眼内に注入する治療を行っている施設がありますが、保険適用ではなく、また、全身への影響、長期予後など、まだわかっていないことがあります。
>
> ⑦ レーザー治療などで病状の進行を阻止できない場合には手術が行われます。しかし手術を行っても強い視覚障害を残す乳児が多いのが現状です。
>
> ⑧ 未熟児網膜症がおさまっても、屈折異常（近視、遠視、乱視）、白内障や緑内障、網膜剥離、弱視などの問題に対する末永いケアが必要です。

未熟児と眼球

「網膜」とは目の内側にあるうすい膜組織で、光を感じてこれを電気信号に変える大切な組織です。この網膜に分布している血管は、胎生16週頃に発生し、36～42週に完成します（図1、2）。

未熟児は、眼内の血管が網膜の周辺まで十分に伸びないうちに生まれ出てきます。この血管がまだ伸びきっていない部分の網膜（無血管野）には血管がないため、酸素や栄養が十分にいきわたりません。さらに未熟児で呼吸を行う機能（肺機能）が未熟な場合、酸素投与が

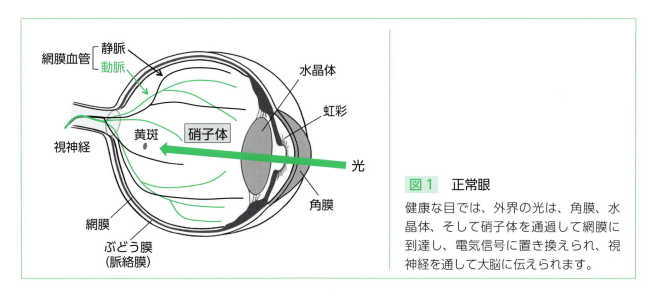

図1　正常眼

健康な目では、外界の光は、角膜、水晶体、そして硝子体を通過して網膜に到達し、電気信号に置き換えられ、視神経を通して大脳に伝えられます。

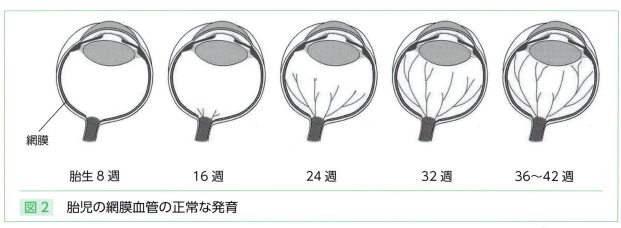

図2　胎児の網膜血管の正常な発育

必要ですが、この酸素は網膜の血管を細くする作用があり、網膜の血流が悪くなります。これらを含むさまざまな要因の結果、眼内にはVEGF（vascular endothelial growth factor: 血管内皮増殖因子）というタンパク質が大量に増えてきます。このVEGFは正常な血管の生理的発育に必要な物質ですが、大量に発現した場合には病的な血管（新生血管）の発生をうながし、その結果、未熟児網膜症が発症します。

未熟児網膜症とは？

　未熟児網膜症とは、高い濃度のVEGFやその他の要因により網膜血管が異常な発育をし、その結果、重症化すると網膜剥離により失明する疾患です。未熟児網膜の進行は、いくつかのステージ（病期）に分類されています（図3）。

　この中で、「境界線（Stage 1）」や「隆起（Stage 2）」では治療の必要はなく、自然に治癒することが多いのですが、次に説明する「増殖性変化（Stage 3）」を伴ってくると、レーザー治療などの処置をしなければ、網膜剥離を起こして失明するリスクが出てきます。

症状や治療方法については個人差がありますので、担当医にお尋ねください。

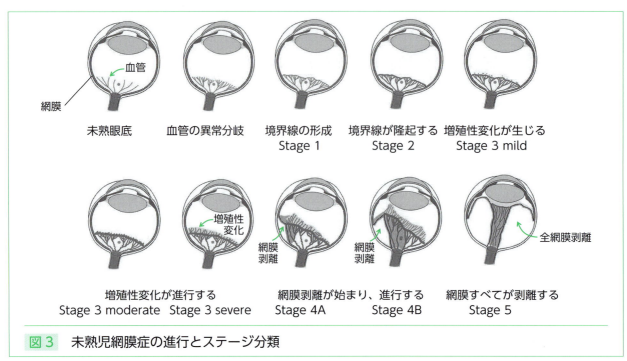

図3 未熟児網膜症の進行とステージ分類

出典：小児内科、47巻3号、2015、p.394、図1、東京医学社（一部改変）

通常の未熟児網膜症は30〜32週くらいに発症し、38〜40週くらいまで約2ヵ月かけて進行します。そして42〜45週を超えると、どのような形であれ、自然に停止します。この通常の進行を示す未熟児網膜症を、かつては厚生省分類Ⅰ型と呼んでいました。

それに対して発症して2週間以内に全網膜剥離して失明に至る、劇症型の未熟児網膜症があります。これは厚生省分類Ⅱ型、あるいは国際分類では aggressive posterior retinopathy of prematurity（AP-ROP）と呼ばれるもので、早期に徹底した治療を行っても失明することがほとんどです。

増殖膜と網膜剥離 （図3）

網膜の表面には血管が分布しています。しかし未熟児で生まれ、目の中にVEGFが多量に存在する環境では、本来は網膜の表面に沿って伸びるべき血管が、眼球内にある透明なゼリー状組織「硝子体」の方向へ向かって伸び始めます。これを増殖性変化といいます（Stage 3）。

はじめは血管だけが伸びていきますが、やがて血管同士が癒合して膜のようになります。これを「増殖膜」といいます。増殖膜は次第に収縮してゆくので網膜は硝子体から水晶体の方向へ向かって引っ張り上げられ、網膜剥離が発生します（Stage 4）。いったん剥がれ始めた網膜は自然に元に戻ることは少なく、多くはどんどん進行し、網膜全体が剥がれると失明します（Stage 5）。

未熟児網膜症の治療

重要 ▶▶ Stage 2までの未熟児網膜症は自然に治ることが多いので治療は不要です。Stage 3以降になると治療が必要になります。
未熟児網膜症に対する治療の基本は、レーザー治療と手術です。増殖性変化が起これば（Stage 3では）レーザー治療、網膜剥離に進行すれば（Stage 4以降では）手術が必要です。

未熟児網膜症の治療（1） レーザー治療（図4）

レーザー治療は、未熟児網膜症の基本です。レーザー治療とは、未熟児網膜症の元凶であるVEGFを発現している、無血管野（網膜の血管がまだ伸びていない部分）や、隆起、境界線などを熱凝固する治療です。熱凝固した部分の網膜は死んでしまいますので、その部分は見えなくなります。したがって、レーザー治療を徹底的に行った場合には、視野狭窄（視野がせまくなる）という症状が起こります。

しかしレーザー治療を行わないと全盲になるわけですから、無血管野は犠牲にして、網膜の中央付近を守ろうというのがレーザー治療の考え方です。

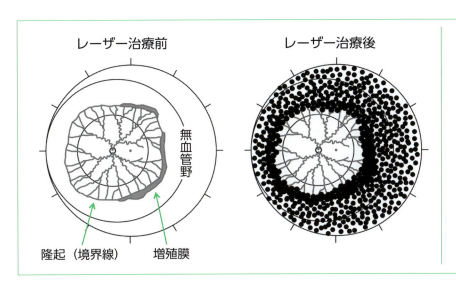

図4 未熟児網膜症とレーザー治療
レーザー治療では、血管のまだ伸びていない網膜（無血管野）と、増殖膜を含む隆起（境界線）付近を、徹底的に熱凝固します。

未熟児網膜症の治療（2） 手術

網膜剥離が始まると、レーザー治療だけで未熟児網膜症を抑えることはできません。手術が必要になってきます。網膜が剥がれ始めた時期（Stage 4A）で手術をした場合にはある程度の視力は出ますが、Stage 4B以降に入ると、手術が成功しても良い視力は期待できません。そして、網膜がいったん剥がれ始めると（Stage 4に入ると）、1週間程度で網膜全剥離になることがあり、対応は非常に困難です。

症状や治療方法については個人差がありますので、担当医にお尋ねください。

未熟児網膜症に対する手術には、輪状締結術と硝子体手術の2種類があり、両方を併用することがあります。輪状締結術は眼球のまわりにシリコンでできたバンドを巻いて増殖膜の勢いを抑えようとする手術です。一方、硝子体手術は特殊なカッター（メス）を目の中に挿入し、増殖膜を直接切除する手術です。どちらの手術が優れているというわけではなく、未熟児網膜症の状態によって決定します。それぞれの長所・短所を下の表にまとめます（表1）。

表1

術式	適応	長所	短所	視力予後
輪状締結術	Stage 4	眼内にメスを入れない 水晶体を温存できる	Stage 5 に対応できない 術者が限られる	未熟児網膜症の状態による
硝子体手術	Stage 4 Stage 5	重症の未熟児網膜症に対応できる 現在はこちらの術式が多い	水晶体を切除することがある 術者が非常に限られる	未熟児網膜症の状態による

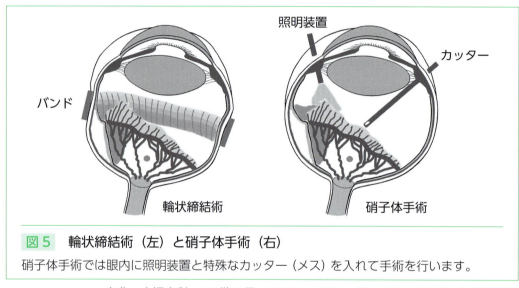

図5 輪状締結術（左）と硝子体手術（右）
硝子体手術では眼内に照明装置と特殊なカッター（メス）を入れて手術を行います。

出典：小児内科、47巻3号、2015、p.398、図4、東京医学社（一部改変）

未熟児網膜症の治療（3） 抗VEGF治療

未熟児網膜症の発症と進行にはVEGF（血管内皮増殖因子）が大きく関与していることは先に説明しました。このVEGFをブロックする薬剤（抗VEGF薬）を眼球内に注射投与して、未熟児網膜症の進行を止めようという治療が抗VEGF治療です。

この治療のメリットは、①レーザー治療と異なり網膜を破壊しない、②処置に要する時間が短いうえに痛みが少なく、乳児の負担が軽い、という2点です。しかし抗VEGF薬は子どもに対して適応は認められていません。また、眼内に投与した抗VEGF薬は数日以内に全身へ移行しますが、これが眼組織のみならず全身の組織や臓器の発育にどのような影響を

表2 レーザー治療と抗VEGF治療の長所と短所

	長所	短所
レーザー治療	現在、未熟児網膜症治療のゴールデンスタンダード 保険で認められている 治療効果が確立している	侵襲的（レーザーを行った部位は見えなくなる） 治療効果が確認できるのに1週間以上必要 眼底に出血すると再治療が困難 処置に疼痛を伴って時間がかかり、患児への負担が重い 眼底がよく見えないケースには施行できない 近視が強くなる
抗VEGF治療	治療効果が高く、即効性がある 処置時間が短く患児への負担が軽い 眼底がよく見えず、レーザー治療が困難なケースにも施行できる	保険外診療（実験的治療） 全身的副作用が不明 長期的効果に欠け、数ヵ月以上経過してから網膜症が再燃することがある 白内障や感染のリスクがある 近視についてはデータがない

及ぼすのかが問題で、これはまだよくわかっていません。

現実的には、未熟児で生まれた乳児はさまざまな障害を残すことが多いので、それらの障害にどの程度抗VEGF治療が関与しているのかを推し量ることは困難です。

上に未熟児網膜症に対するレーザー治療と抗VEGF治療の長所と短所を表にします（表2）。

未熟児網膜症と屈折異常

未熟児網膜症が処置や手術でおさまると、次には「屈折異常」に対するケアが必要になってきます。屈折異常とは、近視や遠視、そして乱視のことをいいます。

生まれたばかりの乳児はまだほとんど見えていません。目のピントが合っていると視力はどんどん発達し、6歳前後に1.0に達します。しかし屈折異常やその他の要因によりピントが合わなければ視力は発達しません。これを弱視といいます。いったん弱視になってしまうと、回復しません。さらに弱視があると斜視になってきます。

未熟児で産まれた乳児は、満期産の乳児よりも近視や乱視が強くなります。レーザー治療を行うと、近視や乱視がさらに強くなります。近視だけなら心配はありませんが、乱視が強いと弱視になります。その一方で、硝子体手術では同時に水晶体（レンズ）を切除することがあります。レンズを切除した目は非常に強い遠視となり、見えなくなります。これらを放置すると必ず重症の弱視となり、たとえ手術が成功してもその目は見えません。

弱視を防止するために、コンタクトレンズや眼鏡を使って視力を矯正し、目の機能の発育をうながします。このコンタクトレンズや眼鏡は非常に重要で、起きている間は常時必要です。コンタクトレンズの着脱は両親にしていただく必要がありますので、両親にはそのト

症状や治療方法については個人差がありますので、担当医にお尋ねください。

レーニングが必要です。

未熟児網膜症の視力予後

未熟児網膜症の視力予後には確立されたデータはありません。網膜に限ると、視力には、黄斑という網膜中央部の状態が重要です。Stage 3 までにレーザー治療が奏効して未熟児網膜症が沈静化すると、正常の視力を得ることがあります。しかし黄斑部が変形するほど重症の場合には、矯正視力は 0.1 かそれ以下になります。

手術を行うような Stage 4 以降では視力はいっそう悪くなります。未熟児網膜症に対する手術成績に確立されたデータはありませんが、Stage 4A で手術を行うと半数弱で矯正視力 0.1 以上を得ることができますが、Stage 5 に至ると手術を行っても 2/3 が手動弁（目の前でものが動いているのがわかる程度）か光覚弁（光の有無がわかる程度）で、残る 1/3 は完全失明です。諸条件により手術ができない場合には、Stage 4 以降はほとんど失明かそれに近い状態になります。

しかし目の状態以外に、治療を要するような未熟児網膜症を持った乳児は全身的な発育遅延や障害を持つことが多く、視力障害は目や網膜の障害だけが原因でないことが多いです。

> **まとめ**
>
> 未熟児網膜症の多くは治療をしなくても自然に治癒しますが、いったん重症化すると視覚身体障害者になることが多い疾患です。わが国の未熟児網膜症の治療は、世界でも最先端の技術を誇ります。しかし新生児管理の進歩により今まで生存ができなかった小さな乳児が生き残れるようになり、その結果、重症未熟児網膜症は増加しています。担当医から現状をよく聞き理解をして、適切な治療方法を選択するようにしてください。

MEMO

症状や治療方法については個人差がありますので、担当医にお尋ねください。

視神経、大脳と目の病気

1 視神経炎

ポイント

①視神経炎は、眼球の後ろにある「視神経」の炎症で、原因によりいくつかの種類に分かれます。

②再発することが多く、大脳や脊髄を含む全身の神経組織や、他の臓器の病気を伴うことがあります。

③原因により、眼科的・全身的予後がかなり異なります。

④眼科検査のほか、MRI検査、血液検査、髄液検査などの全身検査が必要です。

⑤急性期の治療はステロイドパルス療法を用いますが、ステロイドが効かない場合には、免疫グロブリン療法や血漿交換療法を行うことがあります。慢性期には再発を抑制する治療が必要です。したがって治療は長期間に及び、内科と連携して治療を進めます。

視神経炎とは？

視神経は、眼球の後ろにある太い神経です。眼球の内側には網膜という薄い膜が張り付いていて、瞳孔（ひとみ）から眼内に入った光は網膜に到達し、そこで光は電気信号に変換されます。視神経はこの電気信号を大脳に伝える役割をしています。視神経炎とは視神経の炎症で、その原因や病因により、いくつかに分類されています。

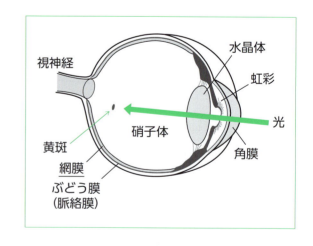

視神経炎の症状

視神経炎が起こると、急に視力が低下します。視野の真ん中が見えにくい「中心暗点」

を生じることが多く、中心暗点は数日から数週以内に拡大し、失明状態になることがあります。また、眼球を動かすと目の後ろに痛みを感じます（眼球運動時痛）。

視神経炎は、大脳、脳幹、脊髄を含む他の臓器にも炎症を起こすことがあります。したがって、内科と連携して検査や治療にあたります。

視神経炎に必要な検査

通常の眼科検査の中では、特に視力検査、限界フリッカー値測定（ちらつきの検査）、瞳孔対光反射の観察、視野検査が重要です。眼科検査のほか、視神経や脳のMRI（磁気共鳴画像）検査が必要です。その他、血液検査、尿検査、胸部レントゲン検査、心電図検査、髄液検査（脳や脊髄の周囲の水を背中から採取して検査する）なども必要です。

MRI検査は磁石の力（磁力）を使って体の中の状態を詳しく調べる画像検査の一つです。MRI検査はCT検査と異なり放射線を使わず、造影剤の量が少なくて済むなどのメリットがあります。ただし、心臓ペースメーカー、手術による金属クリップや入れ墨などが入っているとMRI検査はできません。詳しくは放射線科に確認してください。

ⓘ 医療従事者のための視神経炎MRI豆知識

MRI検査にはさまざまな撮像方法があります。視神経は周囲が脂肪組織で覆われているため、脂肪の信号を抑制する脂肪抑制T2強調画像、あるいはshort T1 inversion recovery（STIR）画像で、視神経の炎症を示す高信号領域の有無を確認します。しかし再発した視神経炎の場合は、以前の炎症のあとがSTIR画像で高信号になるため、STIR画像だけでは新しい病変は診断できません。その場合はガドリニウムによる造影MRIを行い、脂肪抑制造影T1強調画像で造影効果を確認する必要があります（図

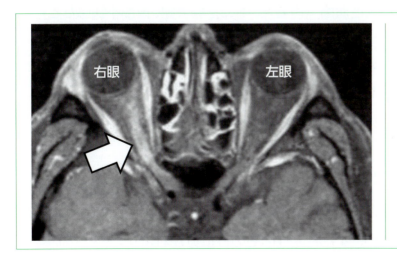

図1　視神経のMRI。脂肪抑制造影T1強調画像

右の視神経に造影効果を認め、高信号（白色）になっています（矢印）。

1）。また、無症候性の大脳や脳幹の病変を確認するために、軸位断、矢状断のT2強調画像、FLAIR画像を撮像しておくことも大切です。

視神経炎の治療

視神経炎の治療の基本はステロイドです。その他、インターフェロンや免疫抑制剤、免疫グロブリン製剤、血漿交換療法などを組み合わせて治療します。感染症に対しては抗ウイルス薬や抗菌薬、抗真菌薬などを使います。したがって治療の内容は視神経炎の原因や種類により異なり、全身症状を伴う場合には内科で治療を行います。

急性期は入院治療を行います。入院は数週間以上必要で、退院してからも長い通院治療が必要です。

ステロイドと、ステロイドパルス療法

ステロイドとは皮質副腎ホルモン剤のことです。ステロイドには副作用が多くありますが、非常に効果が高く、視神経炎を含む多くの疾患に必須です。

ステロイド薬の投与方法には内服と注射があります。注射は「パルス療法」という方法をとることが多く、この場合は、大量のステロイド剤を1日1回、3日間連続して点滴注射します。これを1週間おきに3回繰り返します（回数は病状により増減します）。ステロイドパルス療法後は、病状によりステロイドの内服投与を継続して行います。

なお、ステロイドの主な副作用は以下のとおりです。胃潰瘍、糖尿病や肝炎のある方は必ず申し出てください。

- **ステロイド投与中に起こるもの**
  精神症状（不眠、不安）、消化性潰瘍（胃潰瘍、十二指腸潰瘍、胃部不快感など）、糖尿病、異常味覚（金属味など）、感染症や肝炎の増悪（悪化）、抵抗力軽減、発汗、顔面紅潮、高血圧、心停止など
- **ステロイドの投与中、投与後、長期あるいは反復投与で起こるもの**
  大腿骨頭壊死、骨粗鬆症、白内障、緑内障、脂肪肝など

視神経炎の種類とその特徴 （表1）

視神経炎はその原因により、1）脱髄性（視神経軸索周囲のグリア細胞が障害される）、2）感染性、3）自己免疫性疾患に伴うもの、4）特発性のもの、に分かれます。

表1　視神経炎の種類とその特徴

種類	分類	頻度	性別	好発年齢	視力予後
特発性視神経炎	他の視神経炎が否定されたもの	低い、不明	女性＞男性	小児〜中年	良好
多発性硬化症	脱髄性	低い（7.7人/10万人）	女性＞＞男性	若年	不良
視神経脊髄炎	脱髄性	低い（1.5人/10万人）	ほとんどが女性	高年	きわめて不良
急性散在性脳脊髄炎	脱髄性	低い（0.4人/10万人）	男性＞女性	思春期前の小児	良好
感染性視神経炎	感染	まれ	不明	すべての年代	さまざま
自己免疫視神経炎	自己免疫	まれ	不明	若年〜中年	さまざま

①多発性硬化症（Multiple sclerosis, MS）

　脱髄性疾患の代表的なものです。原因は不明で、視神経だけではなく大脳や脊髄などにも脱髄性の炎症が起こります。根本的な治療方法がなく、厚生労働省の指定難病になっています。若い女性に好発し、視神経炎が起こると視力が低下します。視野の中央から見えないところが広がってゆき、数日〜1週間程度でほとんどすべてが見えなくなることがあります。大脳や脊髄に病気が起こると、複視（ものが二重に見える）、手足の麻痺や感覚障害、歩行障害、ふらつき（小脳失調）、膀胱直腸障害などが生じます。これらは良くなったり悪くなったりしながら、全体的にゆっくりと進行していきます。

　多発性硬化症は、主に脳に病変をもつ通常型のものと、視神経と脊髄に病変をもつ視神経脊髄型に分かれます。通常型は欧米人に多く、視神経脊髄型は日本人に多いとされています。

②視神経脊髄炎（Neuromyelitis optica, NMO）

　脱髄性疾患の一つで、重篤な視神経炎と脊髄炎を併発し、再発・寛解（軽快）を繰り返します。圧倒的に女性に多く、乳児から高齢者まで幅広く発症しますが、その中でも比較的高齢者に発症するのが特徴です。典型例では、数日で急激に視力が低下して、ほとんど失明状態となります。全身的には嘔気、嘔吐、尿崩症（尿が多量に出て全身状態が悪化する）、呼吸障害などの症状を呈します。急性期にはまずステロイドパルス療法を用いますが、効果のないことが多く、その場合は免疫グロブリンを投与したり血漿交換療法を行ったりします。

症状や治療方法については個人差がありますので、担当医にお尋ねください。

視神経脊髄炎の多くは、アクアポリン4という水受容体（細胞に水を出し入れするゲート）に対する抗体が陽性です。最近は、抗アクアポリン4抗体が陰性でも症状により視神経脊髄炎と診断されることがあります（NMO spectral disorder; NMOSD）。

③急性散在性脳脊髄炎（Acute disseminated encephalomyelitis, ADEM）

脱髄性疾患の一つで、乳幼児から成人まで発症しますが、特に思春期前の子どもに多くみられます。この病気は、先行感染（かぜ症状）やワクチン接種後に発症することが多く、何らかの自己免疫機序（免疫機能の変調、異常）が推定されています。この病気は多発性硬化症や視神経脊髄炎と異なって再発はほとんど起こりません。

症状は視神経炎による視力低下のほか、発熱、頭痛、嘔吐、意識障害、運動障害、感覚障害、運動失調、痙攣などの神経症状がみられます。MRIで脳や脊髄に境界不明瞭な多発病変を認めます。急性散在性脳脊髄炎は血液検査で特徴的な所見はありません。ですから診断には上記のような所見があって、他の脱髄性疾患が否定されることが必要です。

④子どもの視神経炎

子どもに発症する視神経炎の特徴は、両眼性が多いことです。急に見えなくなり、眼底を診察すると、視神経が腫れ上がっています（視神経乳頭腫脹）。痛みはあまりありません。

子どもの視神経炎はステロイドがよく効いて視力が戻ることが多いです。しかし、前述した多発性硬化症や視神経脊髄炎に移行することもあるため、神経内科や小児科での全身検査が必要です。

⑤感染性視神経炎

ウイルス感染（帯状疱疹ウイルス、サイトメガロウイルス、麻疹、風疹、流行性耳下腺炎など）、細菌感染（結核、梅毒、猫ひっかき病）、その他の感染（真菌、ライム病、トキソプラズマ）があります。病原体に応じた抗ウイルス薬、抗菌薬、抗真菌薬と、ステロイドを組み合わせて治療します。

高齢者で眼部帯状疱疹（ヘルペス）のあとに視神経炎を発症することがあります。この場合、脳髄膜炎、動眼神経麻痺や滑車神経麻痺を合併することがあります。梅毒の場合は、視神経炎は中期以後に発症し、眼内の炎症（ぶどう膜炎）を伴うことが多いです。

⑥自己免疫による視神経炎

免疫とは本来、細菌やウイルスなどの外敵から身を守る役目をする体内のしくみですが、これが変調すると外敵ではなく我が身を攻撃することがあります。これを自己免疫性疾患といい、さまざまな種類の病気があります。

視神経炎を合併することのある自己免疫性疾患は、全身性エリテマトーデス（SLE）、抗リン脂質抗体症候群、サルコイドーシス、シェーグレン症候群、潰瘍性大腸炎などがあります。これらの多くは厚生労働省の指定難病で、内科での治療が主体となります。これらの中でサルコイドーシスは眼内の炎症（ぶどう膜炎）を伴うことがあり、脳、脊髄、末梢神経のどこにでも神経病変を発症します。

まれに、がんに対する免疫反応が視神経炎を起こすことがあり、これを腫瘍随伴性視神経症といいます。その他、慢性再発性炎症性視神経症と呼ばれる視神経炎は、脱髄性の視神経脊髄炎と症状が似ていますが、視神経脊髄炎と異なってステロイドが良く効き、自己免疫機序の関与が疑われています。

⑦特発性視神経炎（典型的視神経炎）

上記①～⑥の視神経炎がすべて除外された、原因不明の視神経炎を「特発性視神経炎（または典型的視神経炎）」といいます。15～45歳の女性に急性発症することが多く、片側性で、90％以上に眼球運動時痛がみられます。

特発性視神経炎は自然治癒傾向があります。視力予後は良好で、発症10年後の視力は90％近くが1.0以上です。しかし約30％で再発し、経過中に多発性硬化症に移行することがあります。多発性硬化症への移行率は、5年以内が29％、10年以内が38％です。

2 遺伝性視神経症

> **ポイント**
>
> ①遺伝性視神経症とは遺伝性に両眼の視神経が萎縮する病気で、「レーベル遺伝性視神経症」と、「常染色体優性視神経萎縮」の2つがあります。
> ②レーベル遺伝性視神経症は、若い男性に好発します。失明することがあり、厚生労働省の指定難病になっています。
> ③常染色体優性視神経萎縮は、幼児期に発症し、ゆっくりと視力が低下します。視覚障害は比較的軽いことが多く、失明に至ることはありません。
> ④両疾患ともに有効な治療法はありません。
> ⑤診断には遺伝子の検査が必要です。ですから遺伝性視神経症が疑われた場合には、専門外来のある施設や、遺伝子診断のできる施設へ紹介してもらってください。
> ⑥遺伝はだれのせいでもありません。不幸にして視力が回復しない場合には、今できることに着目し、福祉的な手続きを進めることが大切です。

遺伝性視神経症とは？

遺伝子異常により視神経が次第に変性して萎縮する疾患です。主なものに、レーベル遺伝性視神経症と常染色体優性視神経症の2つがあります。

レーベル遺伝性視神経症の症状

患者さんの90％以上が男性です。多くは20～30歳代に片目あるいは両目に発症します。かつては10歳代に発症することが多かったのですが、2014年のわが国での調査では、平均発症年齢は33歳に上がっています。視力低下はまず片目に起こり、数週以内に反対の目の視力が低下します。最終視力は両眼ともに0.1以下になります。

眼底検査では、発症早期の急性期では視神経乳頭は赤く腫脹しています（図1）。視神経乳頭は1年以内に萎縮し、光干渉断層計（OCT）検査では乳頭黄斑線維束が菲薄化します。しかし対光反射は比較的良好に残ります。

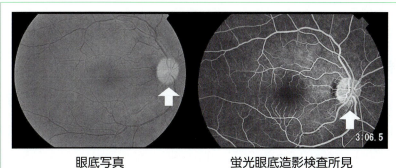

図1 急性期のレーベル遺伝性視神経症

眼底では視神経乳頭は赤く腫れています（左矢印）。しかし通常の視神経炎と異なって造影検査を行っても視神経乳頭から蛍光色素の漏出はないのが特徴です（右矢印）。

レーベル遺伝性視神経症とミトコンドリアDNA変異

細胞内にはミトコンドリアという粒状の小器官があり、細胞に必要なエネルギーを供給しています。ミトコンドリアは細胞そのものとは別に独自のDNAを持っていて、これをミトコンドリアDNAといいます。ミトコンドリアDNAは、受精の際に卵子のみから受け継がれます（母系遺伝）。

レーベル遺伝性視神経症は、このミトコンドリアDNAの変異により引き起こされる病気で、主として次の3種類の変異が見つかっています（m.3460G＞A、m.11778G＞A、m.14484T＞C）。日本人の場合は、90％以上が11778番の異常です。

レーベル視神経症は、ミトコンドリアDNAに変異があっても発症しないことがあります。つまりミトコンドリアDNA変異に加えて何らかの環境因子がレーベル視神経症の発症に関与しているようです。可能性のある環境因子として、喫煙、大量の飲酒、頭部外傷、化学物質への暴露、糖尿病などが考えられています。ですから、レーベル視神経症の発症を抑制するには、お酒や受動喫煙を含むタバコは控え、ストレスを避けることが重要です。

レーベル視神経症の患者さんは、半数以上に同じ病気を家族・親族内に認めます。そしてミトコンドリアDNA異常を持つ女性から生まれた男の子の約50％、女の子の約10％が発病します。

レーベル遺伝性視神経症の診断

レーベル遺伝性視神経症は厚生労働省の指定難病になっています。診断基準が決められていて、確定診断にはミトコンドリアDNA変異の検出が必要です。先に挙げた主要な3つのDNA変異は検査専門会社に委託が可能ですが、これ以外の頻度の低い変異については専門の施設へ依頼する必要があります。しかし、遺伝子検査は特別な技術が必要なうえに経費が高く、眼科医自身が獲得した研究費で検査を行っていることがほとんどです。したがって十

分な検査はなかなか難しいのが実態です。

レーベル遺伝性視神経症の経過と、新しい治療

　視力は自然回復することがあります。m.3460G＞A変異では22％、m.11778G＞A変異では4％、m.14484T＞C変異では37％に自然回復がみられます。残念なことに、日本で頻度が高い11778番変異のレーベル遺伝性視神経症は、最も自然回復率が低いです。現在、治療としてビタミンB_{12}やビタミンCなどが試されていますが、ほとんどが無効です。

　しかしイデベノンやEPI-473という新しい薬が作られて、その治験が始まっています。

　イデベノンはコエンザイムQ10の誘導体で、抗酸化作用があり、ミトコンドリア呼吸機能保護とエネルギー代謝の改善が期待できます。EPI-473という薬剤はdigital biochemical information transfer and sensing compoundという名前の新しい薬剤の一つで、細胞死を抑制し、還元型グルタチオンを補充します。

　その他、外国では実験的な遺伝子治療が始まっています。アデノウイルスを用いてND4遺伝子を患者さんの眼内に注入し、視力改善が得られたという報告があります。

　わが国は、こういった新しい治療は諸外国に遅れをとっています。しかし私たち眼科医は常に世界の第一線にある研究者や医師とコミュニケーションを取り、この非常に困難な病気を乗り越えるべく努力を続けています。

常染色体優性遺伝性視神経萎縮の症状

　幼児期から20歳ぐらいまでに発症します。常染色体優性遺伝なので、両親のどちらかの視力が悪いです。しかし視力はそれほど悪くないこともあり、日常生活にあまり困っていないこともあります。実際に、3歳児検診や就学時の検診、自覚症状に乏しく自動車免許の取得の際に視力障害を指摘されてはじめてこの病気に気づくこともあります。

　この病気では色覚異常が高頻度にみられ、第3色覚異常（青黄異常；うすい黄色が苦手）を示すことが特徴です。視野検査の異常の程度はさまざまです。眼底所見では視神経乳頭の異常（耳側蒼白）を認めることが多く、視力障害の割に対光反射は良好なのが特徴です。OCT検査が有用で、乳頭黄斑線維束の著明な菲薄化がみられます。

　本症は約70％の患者にOPA1遺伝子の異常をみとめます。優性遺伝の視神経萎縮がある場合には、本症を疑ってOPA1遺伝子を検索すべきですが、どこの施設でもこの遺伝子を調べられるわけではありません。

　鑑別すべき他の病気として、弱視、心因性視覚障害、黄斑ジストロフィ、そして他の視神

経萎縮をきたす疾患などが挙げられます。

常染色体優性遺伝性視神経萎縮の治療

　確立された有効な治療方法はありません。視力障害は非常に緩徐に進行しますが、障害が軽度な場合、生活に大きな支障はありません。ですからあまり病気を気にせず放置するのも一つの方法だと考えます。

3 視神経の外傷（外傷性視神経症）

ポイント

① 外傷性視神経症とは、外力による視神経の損傷で、直接視神経が損傷される場合（直達性）と、間接的に視神経が損傷される場合（介達性）があります。
② 多くは介達性の視神経障害で、眉毛外側の打撲が原因となります。
③ 受傷した瞬間から、受傷眼の視力が落ちます。損傷が強い場合は失明します。
④ 介達性の場合、まずステロイドと高浸透圧利尿剤の点滴注射を行います。視神経の腫れが著しい場合や、直達性の場合（開放外傷など）は、脳外科や形成外科、耳鼻科で手術を行います。

外傷性視神経症とは？

外傷により視神経が障害される疾患です。開放性外傷に伴う視神経の離断・切断や、視神経のまわりの骨折（視神経管骨折）などによる視神経の直接障害を、直達性外傷性視神経症といいます。一方で、特に眉毛外側をぶつけた場合、眼球の後ろの視神経周囲の骨折（視神経管骨折）が間接的に起こることがあり、失明することがあります（図1）。これを介達性外傷性視神経症といいます。

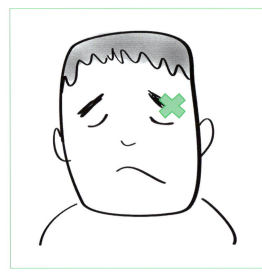

図1　介達性外傷性視神経症
まゆ毛の外側付近の骨の縁（眼窩上側外縁、×印）をぶつけると、眼球の後ろにある視神経周囲の骨に力が伝わって視神経が損傷されることがあります。打撲の瞬間から視力は落ち、回復は困難です。

外傷性視神経症の症状と眼科所見　（図2）

　意識がある場合には、打撲の瞬間から視力が低下（失明）します。意識のない場合には、意識が戻ってから視力障害に気がつきます。視力低下の程度は、失明から軽度なものまでさまざまですが、一般的には重症なものが多いです。視力障害は受傷直後に最も強く、ゆっくりと改善することはありますが、進行性に増悪（悪化）することはありません。

　眼科診察を行うと、受傷側の対光反射が減弱して、症状が軽度な場合は相対的瞳孔求心路障害（relative afferent pupillary defect , RAPD）という所見があります。重症の場合は対光反射がなくなりますが、左右の瞳孔径は同じです。眼底検査で乳頭周囲に出血を認めると、直達性外傷性視神経症で視神経乳頭離断を生じていることを示します。介達性外傷性視神経症の場合は、視神経を含む眼底所見は正常です。

　光干渉断層計（OCT）では受傷後2週くらいから乳頭周囲網膜神経線維層や網膜神経節細胞複合体はうすくなり始め、受傷後6～8週後には視神経は萎縮して機能は戻りません。

治療

　直達性外傷性視神経症の場合は、脳外科、耳鼻科、形成外科で外科的治療を行います。視神経が切断されている場合には、手術で視神経を縫い合わせても視力は戻りません。

　レントゲンやCT検査で視神経管骨折を認めないような介達性障害の場合には、視神経の浮腫の軽減とそれによる圧迫を解除するため、ステロイドや高浸透圧利尿剤の点滴投与を行います。ステロイドは大量を短期間に集中して点滴するパルス療法を用います。薬物治療を行っても効果がない場合には脳外科で手術を行うことがあります。しかし外傷性視神経症は、薬物治療、外科治療ともに有効性は確立されていないのが現状です。

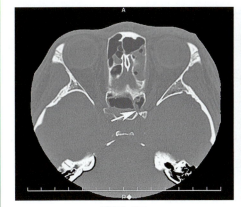
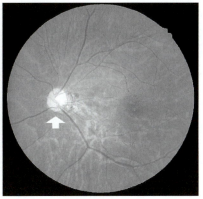

頭部CT　　　眼底写真（左）

図2　外傷性視神経症の頭部CT像と眼底写真

交通外傷。左矢印は、左目の視神経管骨折。受傷後8ヵ月には、視神経乳頭は萎縮して蒼白になりました（右矢印）。視力は光覚弁です（光を感じるのみでものの形はわかりません）。

4 脳や鼻の病気と目の障害

> **ポイント**
> ①脳や鼻の病気で見え方が悪くなることがあります。
> ②診断には頭部MRI（磁気共鳴画像）検査と、視野検査が重要です。
> ③脳外科や耳鼻科で原疾患に対する治療を行い、眼科では症状の変化や治療の効果を判定するために、視力や視野検査を行います。

脳や鼻の病気で目が悪くなることはありますか？ （巻頭ページ「目から脳へ」参照）

眼球で光は電気信号に変換され、その電気信号は眼球の後ろにある視神経を経由して大脳に伝えられます。大脳ではさまざまな部分で視覚に関する情報処理を行い、ものが見えているのです。ですから大脳の病気（脳腫瘍、脳出血、脳梗塞など）は、視野障害や視力低下をきたすことがあります（図1、2）。

また、鼻の奥（副鼻腔）の一部は視神経に接しているので、副鼻腔に炎症やのう腫などがあるとそれが視神経に影響し、視力が低下することがあります。これを鼻性視神経症といいます。

視神経は眼の奥でX字型に交差しています（視交叉）。この視交差より眼に近いところの病変は片目にだけ視野障害や視力障害を起こしますが、視交叉とその後ろの病変は、両目に影響し、両眼性の視野障害や視力障害を起こします（表1）。

脳の病気と目の障害

腫瘍、脳梗塞、脳出血などの頭蓋内疾患は、その部位や種類により、特徴的な視野異常や症状を呈します。一般的に、視交叉より大脳寄りの病変では、両眼性の視野障害、特に垂直線を境とし半分が見えなくなる「半盲」を呈します。病変が視交叉から離れれば離れるほど、きれいな半盲を呈します。これを医学用語では「調和性が高い」と表現します。

半盲には両方の耳側が見えない「両耳側半盲」、両方の鼻側が見えない「両鼻側半盲」、左右眼どちらも右側が見えない「右同名半盲」、左側が見えない「左同名半盲」などがあり、その視野障害のパターンで、脳のどこが悪いのか、おおよその見当をつけることができます。そして最終的には脳外科でMRIやCT検査を行って、確定診断を行います。

主な視野障害のパターン、脳の病気と目の障害については、後ろの表1にまとめました。

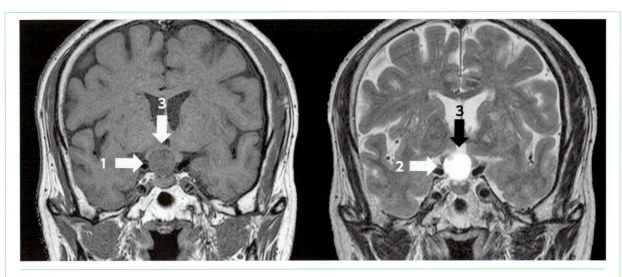

図1　脳腫瘍（矢印1、2）と視交叉(3)のMRI画像
頭蓋咽頭腫という脳腫瘍。
腫瘍はT1強調画像で低信号、つまり黒く描写され（矢印1）、T2強調画像で高信号、つまり白く描写されています（矢印2）。視交叉は腫瘍で上方に圧排されています（矢印3）。

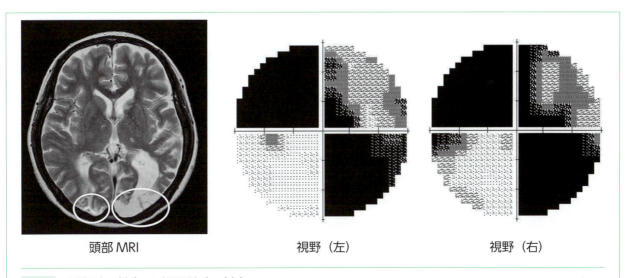

頭部MRI　　　　視野（左）　　　　視野（右）

図2　脳梗塞（左）と視野障害（右）
脳梗塞は大脳の後ろの部分（後頭葉）に生じていて、MRIのT2強調画像では高信号に（白く）描写されています（白丸）。視野検査では、左右視野に類似した形の障害が検出されます（左上半盲＋右同名半盲；黒い部分）。

症状や治療方法については個人差がありますので、担当医にお尋ねください。

表1　脳の病気と目の障害

	原因	視野変化	症状・特徴	治療
視交叉	下垂体腺腫	両耳側半盲	ホルモン症状（性欲低下、月経不順、乳汁分泌など）視神経乳頭耳側蒼白、蝶ネクタイ様萎縮、帯状萎縮	大きくなれば手術
視交叉	頭蓋咽頭腫	非対称な視野変化	良性腫瘍 水頭症	大きくなれば手術 放射線治療
視交叉	鞍結節髄膜腫	非対称な視野変化 片側の耳側半盲と中心暗点（接合部暗点）	良性腫瘍 頭痛 片眼の視力低下	大きくなれば手術
視交叉	トルコ鞍空洞症候群	さまざま	40歳代の肥満女性 頭痛、視力障害、内分泌異常、めまい	経過観察 症状が強い時に手術
視交叉	リンパ球下垂体炎	さまざま	妊娠女性、自己免疫性疾患 頭痛、乳汁分泌、疲労 高齢男性はIgG関連下垂体炎	ステロイド
視索症候群	巨大下垂体腺腫、鞍結節髄膜腫、脳動脈瘤、脳梗塞、脱髄（多発性硬化症など）	病変と反対側の同名半盲（右脳なら左同名半盲、左脳なら右同名半盲）	視交叉より中枢寄りになるほど視野変化の調和性が高い	原因疾患への治療
外側膝状体症候群	脳梗塞（前脈絡叢動脈または外側脈絡叢動脈）、脳腫瘍、炎症	水平楔状同名半盲 同名四重分画盲	外側膝状体は、視神経から大脳への中継点で、6層構造	原因疾患への治療
視放線、後頭葉病変	脳梗塞、脳出血、外傷、脱髄（多発性硬化症など）	Pie in the sky（側頭葉）病変と反対側の非調和性上1/4半盲 同名半盲＋中心回避（後頭葉）	後頭葉障害は同名半盲で最も頻度が高い	原因疾患への治療

症状や治療方法については個人差がありますので、担当医にお尋ねください。

MEMO

眼球打撲（鈍的眼外傷）

> **ポイント**
>
> ①眼球を強くぶつけた場合には、さまざまな病態が起こります。
> ②急性期には、出血、眼圧上昇（緑内障）、網膜剥離、黄斑円孔、ひどくぶつけると眼球破裂や水晶体脱臼、眼窩骨骨折、視神経損傷などが起こります。
> ③慢性期には、緑内障や低眼圧による視力低下、白内障などが起こります。
> ④出血が多くて吸収が遅い場合、眼圧が下がらない場合、あるいは網膜剥離や眼球破裂が疑われた場合には手術が必要です。
> ⑤目や視力に後遺障害を残し、その程度はさまざまです。
> ⑥目と同時に顔面や頭部を打撲している場合には、耳鼻科や形成外科、そして脳外科での診療が必要です。急性・慢性の頭蓋内出血を起こすことがあるので、特に高齢の人には、まわりの人が注意をして観察してあげてください。

眼球を強くぶつけてしまいました（眼球打撲）

眼球を強くぶつけると、さまざまな病態が起こります（図1）。打撲が軽度であれば、軽い炎症（虹彩炎）程度ですみますが、強くぶつけると眼内に出血が起こり、くもって何も見えなくなります。出血以外にも大きな異常を伴うことが多く、手術が必要な場合があります。眼球打撲に伴うさまざまな合併症を図と表にしました（表1）。

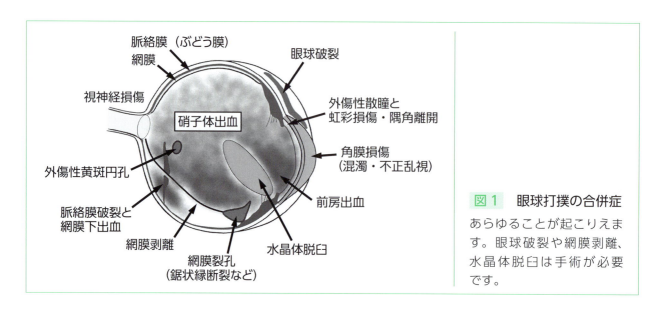

図1　眼球打撲の合併症
あらゆることが起こりえます。眼球破裂や網膜剥離、水晶体脱臼は手術が必要です。

白内障手術を受けた目の打撲

白内障手術後の目を強く打撲すると、手術創が開いて、移植した眼内レンズが飛び出ることがあります（図2）。この場合にはすぐに手術が必要です。状況によっては複数回の手術が必要になることがあり、修復が不可能な場合も多いです。

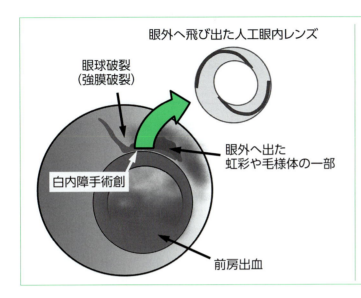

図2　白内障手術後の眼球打撲

白内障手術を受けた目は打撲に弱く、手術創が開いて移植した人工レンズが眼外へ飛び出ることがあります。この場合は手術創から眼球の後方の深いところまで破裂創が続いていることが多いです。

表1　眼球打撲の直後・急性期に起こりうる合併症（図1、2を参照）

	合併症	解説	治療	備考・予後
当初は内科的治療が中心になるもの（すぐに手術が必要ではないもの）	眼圧異常（高眼圧・低眼圧）	眼圧とは「目の硬さ」で、打撲により虹彩（茶色目）や隅角（虹彩の付け根）が外傷によりダメージを受けると、正常な眼圧コントロールができなくなる。その結果、目は高眼圧や低眼圧になり、さまざまな合併症が起こる。	点眼・内服・手術（程度による）	頻度が高く、長期間の治療が必要。受傷後の高眼圧は、次第に低眼圧に移行することが多い。受傷直後からの著しい低眼圧は、眼球破裂を疑う。
	虹彩損傷・隅角離開			
	前房出血	前房とは、角膜（黒目の皮）と虹彩（茶色目）の間。前房出血の多くは、虹彩や隅角の損傷や異常を伴う。	点滴、点眼、手術（程度による）	出血は数週以内に自然吸収されることが多いが、眼圧が下がると再出血することがある。
	硝子体出血	目の中のゼリー状組織「硝子体」中への出血。	経過観察・手術（程度による）	出血だけのことは少なく、網膜裂孔や網膜剥離を伴うことが多い。
	外傷性黄斑円孔	「黄斑」とは網膜の中央部で、視力にとって非常に重要な部分。外傷によりここにキズができる。野球やテニスボールによる外傷に多い。	経過観察・手術（年齢と程度による）	若年者では自然に閉鎖することがあるが、視力回復には限界がある。
	脈絡膜破裂と網膜下出血	網膜の下の「脈絡膜」にキズ（脈絡膜破裂）があると、受傷から何年も経ってから出血が起こって視力が低下する。	経過観察・内服	受傷から何年も経過して急に視力が低下する（新生血管黄斑症：表2）。
手術や他科での治療が必要なもの	眼球破裂	角膜（黒目）と強膜（白目）の境界から、眼球後方へかけて裂けていることが多い。水晶体（目の中のレンズ組織）や眼内レンズが眼外に飛び出ていることがある。	手術	眼球の修復が不可能なことがある。交感性眼炎（慢性期の表1を参照）の原因となる。

症状や治療方法については個人差がありますので、担当医にお尋ねください。

眼球打撲（鈍的眼外傷）

手術や他科での治療が必要なもの	水晶体（眼内レンズ）脱臼	水晶体や眼内レンズを支えている組織「チン小帯」が打撲の衝撃で損傷され、水晶体や眼内レンズが眼内へ落ち込んでしまう。	手術	視力回復に限界がある。他の合併症を伴う場合には複数回の手術を要することがある。
	網膜裂孔・網膜剥離	目の内側にある光を感じる神経組織「網膜」に孔（裂孔）があき、眼内へ剥がれてくる。	手術	自然治癒することはなく、放置すると必ず失明する。硝子体出血を伴うことが多く、視力回復に限界がある。網膜剥離は再発することがあり、鋸状縁断裂という巨大な裂孔になっている場合は、特に再発率が高い。
	眼窩骨吹き抜け骨折	眼球周囲の骨の骨折。鼻出血（はなぢ）を伴うことがある。正面から目全体をふさぐように打撲したとき（やや大きなボールやげんこつなど）に起こりやすい。眼球運動障害があり、（ある一定の方向を向くと）ものが二重に見える。	形成外科や耳鼻科で手術を行う	眼科的治療や視力予後は眼球損傷の程度による。
	視神経損傷	眼球の後方にある視神経の損傷で、視神経周囲の骨の骨折による。眼球よりも、眉毛の部分を打撲した時に多い。	点滴など	打撲の瞬間から視力が低下する。眼球は無傷でも失明することがある。
	その他（頭蓋内出血・顔面骨骨折など）	痛みや意識消失のほか、慢性硬膜下血腫は麻痺や認知症の原因となる。	他科で治療	受傷時は無症状でも数日〜数ヵ月後に症状がでることがある。特に子どもや高齢者は周囲の注意が必要。

表2　眼球打撲の慢性期に起こりうる合併症

合併症	発症時期	解説	治療	備考・予後
外傷性散瞳	直後から	打撲を受けた目のひとみが大きく開いたままの状態で、瞳孔径に左右差がある。	点眼など	徐々に改善するが、難治。
低眼圧と再出血	数日〜数週	受傷時に高眼圧だったものが次第に下がり、正常以下になる。そのころ、前房に再出血を起こすことがある。	点滴、点眼、手術（程度による）	次の低眼圧黄斑症を併発すると視力が大きく下がる。
低眼圧黄斑症	数日〜数週	著しい低眼圧が続くと、網膜の中央部「黄斑」が腫れて視力が下がる。	経過観察、手術	治療をしても視力は回復しにくい。
外傷性緑内障	数週〜数年以上	眼内の水の出口（隅角）に損傷や癒着が起こると眼圧が上がり、緑内障になる。	点眼・手術	難治なことがある。
角膜混濁	直後〜数ヵ月	角膜（黒目）のキズが治ったあとが白く濁る。	点眼手術（角膜移植）	程度により治療法が異なる。視力障害が残る。
乱視	直後から	角膜がキズによりゆがんでしまう。	眼鏡、コンタクトレンズ	不正乱視（角膜の不規則なゆがみ）が強いと、眼鏡では視力が出にくい。
交感性眼炎	数週間〜数ヵ月	打撲していない、反対側の目の中に炎症が起こる。	ステロイド投与（ぶどう膜炎の治療）	眼球破裂を起こしている場合にその反対側の目に起こりうる。
白内障	数日〜数年以上	目の中のレンズ組織「水晶体」が濁ってくる。	手術	通常の白内障手術が難しいことがある（水晶体の周囲組織が弱くなっているため）。視力予後は角膜や黄斑の状態による。
新生血管黄斑症	数ヵ月〜数年以上	網膜の中央部「黄斑」の下にキズ（脈絡膜破裂）があると、後日そこから病的血管（新生血管）が生じ、出血などを起こす場合がある。	注射など	視力が急に落ち、治療は困難。

症状や治療方法については個人差がありますので、担当医にお尋ねください。

【解説】眼球打撲と眼圧

眼球の前部は「房水」と呼ばれる水分で満たされています。房水は水晶体の後ろにある「毛様体」で産生され、ひとみを通り虹彩の前へ回って、その付け根である「隅角」と呼ばれているところから眼外へ排出されます（図3）。毛様体での房水の産生量と隅角から出ていく房水の量はバランスがとれていて、目はいつも一定の圧（眼圧）を保持しています。眼圧の正常範囲は、おおよそ10〜21 mmHgの範囲です。

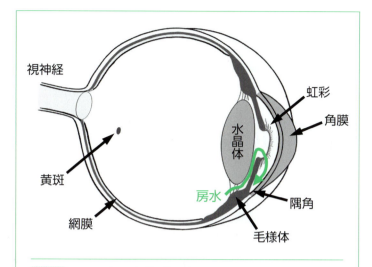

図3　目の中の水分「房水」の流れ
房水は毛様体で産生され隅角から眼外に排出されます。打撲により出血やキズがあると、隅角での房水排出が障害されたり過多になったりして、眼圧が上がったり下がったりします。これが眼球後部の黄斑や視神経に影響し、視力障害を起こす場合があります。

眼内、特に虹彩から出血すると隅角が血液で目詰まりを起こし、房水の排出量は減少します。その結果、「房水は産生されるが排出されにくい」状態になり、眼圧は上昇します。これを緑内障といいます。

出血がひいてくると房水は再び隅角から排出されはじめるので、眼圧は下がってきます。しかし、隅角をふくむ虹彩は外傷の時に傷ついていることが多く、隅角が傷ついていると逆に房水の排出が過多になる場合があり、眼圧は非常に下がってしまいます（低眼圧）。著しい低眼圧が続くと、目の奥にある「黄斑」という部分が腫れ上がり、視力が下がってしまいます（低眼圧黄斑症）。さらに脈絡膜（ぶどう膜）が腫れ上がって脈絡膜剥離という状態になることもあります。

逆に、眼球打撲による虹彩のキズが治る際に隅角が癒着してしまうことがあります。するとこの場合は房水の排出がうまくいかなくなるので、眼圧は慢性的に高くなり、眼球後部の視神経を圧迫して障害を起こします。これを緑内障といいます（外傷に続発した緑内障）。

このように、眼球打撲は眼圧に多くの影響を与えるので、眼圧のチェックは非常に大切です。

視覚障害とロービジョンケア

1 視覚障害の認定

> **ポイント**
> ①視覚障害の認定は自己申告制です。まず、身体障害者手帳を取得できそうかどうか、担当医に相談しましょう。
> ②等級が軽くても公的サービスを受けることができます。
> ③身体障害者手帳は必ず取得しないといけないわけではありません。しかし各種の公的サービスを受ける際に身体障害者手帳が必要です。自分の今の目の状態や、身体障害者手帳によって受けられるサービスをよく把握しておきましょう。

身体障害者手帳

　視力と視野の状況が視覚障害の基準に該当すると、身体障害者手帳（以下、手帳）を申請することができます。視覚障害の手帳は、1級から6級まで等級が分かれています。1級が最も重く、次は2級というように、数字が増えるほど軽くなります。視覚障害には視力障害と視野障害があり、両方の障害をあわせて何級に該当するかを判定します。手帳は必ず申請しなければならないものではありませんが、取得するとしないとでは生活のしやすさがかなり変わってきます。自分の目の状態が手帳を申請できそうなレベルかどうか、担当医へお尋ねください。

手帳を申請する方法

　まず、「身体障害者診断書・意見書」という書類を役所や役場でもらう必要があります。この書類は、本人の住民票がある市区町村の障害福祉担当の課（以下、窓口）が取り扱っていますので、まずは問い合わせてみましょう。この書類を取得したら病院に提出し、必要事項を担当医に記入してもらいます。そして記入済の書類を受け取って、窓口に提出します。窓口に書類を提出すると数ヵ月以内に本人のところへ手帳申請の結果通知が送られてきます。

通知がきたら窓口に手帳を取りに行きます。なお、提出してから結果通知までの期間は市区町村によって異なります。

手帳は更新制ではありませんが、将来的に病状が軽くなる可能性がある場合には再認定を受ける必要があります。病状が重くなり、等級が上がる場合には再申請を行います。

> **重要** ▶▶
> ①身体障害者診断書・意見書は医師であれば誰でも書ける書類ではなく、身体障害者福祉法第15条指定医（以下、15条指定医）という資格をもつ医師しか書くことができません。せっかく書いてもらっても、15条指定医でない医師が書いたものは無効になります。窓口で15条指定医が勤務している眼科を教えてもらいましょう。
> ②医師が記入した障害等級がそのまま手帳の等級になるとは限りません。医師は目安の等級を書類に記入しますが、その書類は審査されて最終的な手帳の等級が決定されます。したがって医師が記入した障害等級と取得した手帳の等級が異なる場合があります。

✦ 手帳を取得するメリット

見えにくくなってくると、これまでできていたこともやりにくくなります。目が悪いことで困っていることを少しでも解消する手段として、いろいろな道具や制度があります。道具は自費でも購入できますが、なかには高額なものもあります。手帳があれば、公の費用負担や制度利用が可能になります。しかし、受けられるサービスは市区町村によって違いがあります。具体的にどのようなサービスがあるのかは、窓口に問い合わせてみましょう。◀◀ **重要**

✦ 手帳を取得するデメリット

患者さんによっては、手帳を取得するほど自分の目が悪くなったとがっかりし、受け入れられない人もいるでしょう。そのような場合には、無理に手帳を申請する必要はありません。本人が手帳の必要性を感じたときに申請手続きを行うとよいでしょう。しかし、今は手帳を申請しなくても、手帳を取得すればどのようなことが可能になるのかは、前もって把握しておきましょう。◀◀ **重要**　何も知らないままでいて、あとで「早く申請しておけばよかった！」という患者さんも時にいます。次の項に手帳を取得することで可能になることを説明します。

1 視覚障害の認定

➕ 手帳取得で可能になること

　以下のようなことが可能になりますが、世帯収入や市区町村によって異なります。詳しくは窓口に問い合わせてご確認ください。　◀◀ 重要

　また、平成25年度から障害者総合支援法に「難病」が定められました。定められた「難病」が原因で手帳基準に該当する程度に目の悪い場合には、手帳がなくても下記のサービスを利用できる場合があります。ここでいう「難病」は指定難病と重複するものもありますが、しないものも含まれますので、ご注意ください（参考ホームページ参照）。

①補装具の支給

　視覚障害を対象にした補装具には、盲人安全つえ（白杖）、義眼、眼鏡（矯正用、コンタクトレンズ、弱視用、遮光用）があります。本人の負担額は原則1割ですが、世帯収入によっても異なります。

②日常生活用具の給付

　拡大読書器、視覚障害者用ポータブルレコーダー、点字タイプライター等が含まれます。手帳の等級、市区町村によって対象品目に違いがあります。本人の負担額は原則1割ですが、世帯収入によっても異なります。

③家事支援

　家族などの協力が得られにくく、見えにくいために家事全般に困っている場合には、家事支援を依頼することができます。事前に医師意見書を作成してもらう必要があります。医師意見書は眼科医であれば15条指定医でなくても記入が可能です。医師意見書の結果を含め、ヘルパーを必要とする時間が算出されます。

④同行援護

　通院や買い物など、目が悪いために一人で外出することが難しい場合には、ガイドヘルパー（外出時に一緒に行ってくれる人）を依頼することができます。家族などがいても、常に一緒に同行するのが難しい場合にはガイドヘルパーの依頼が可能な場合があります。家事支援と同様の手続きが必要です。

⑤税の控除・減免

　所得税および住民税の障害者控除、自動車税などの減免制度があります。詳しくは、本人の住民票がある市区町村の税務担当の課にお問い合わせください。

⑥医療費の助成

　1～2級（市区町村によっては1～3級）の場合には、医療費の助成を受けられます。手帳があれば、目の手術を受けるときに医療費の一部を助成してもらえる場合があります。

⑦その他の割引・控除・減免

　鉄道、バス、タクシー、航空、有料道路通行、NHK受信料、郵便料金、NTT番号案内、携帯電話料金、水道料金、各種施設など、割引・控除・減免の制度などがあります。詳しくは窓口や各会社にお問い合わせください。

⑧雇用

　仕事を探すときに障害者雇用率制度を利用することができます。詳しくは地元のハローワークにお問い合わせください。

⑨機能・職業訓練

　見えにくくなったことで日常生活動作や仕事上で困ることが増えた場合には、専門の施設で訓練を受けることができます。施設を利用するには、手帳を持っていることが原則です。

参考ホームページ

- 厚生労働省　障害者総合支援法の対象疾病（難病等）
  http://www.mhlw.go.jp/stf/seisakunitsuite/bunya/hukushi_kaigo/shougaishahukushi/hani/
- ロービジョン支援ホームページ
  http://www.shikakuriha.net/dousa-hoko.html
- 認定NPO法人タートル
  http://www.turtle.gr.jp/

2 障害年金

ポイント

①障害年金と身体障害者手帳（以下、手帳）と、まったく別のものです。障害年金の申請に手帳は必要ありません。
②申請には「診断書」に加え、今かかっている眼科と初診の眼科が異なる場合には「受診状況等証明書」が必要です。
③障害の程度が基準に該当しても、眼科受診歴や年金納入の状況によっては申請できないことがあります。
④人それぞれで、受給の可否や受給額がかなり異なります。年金事務所などでよく相談し、ご確認ください。

障害年金とは？

視力と視野の状況が障害年金の基準に該当し、なおかつ年金納付の条件等を満たしている場合に、障害年金を申請することができます。障害年金の等級は1〜3級までありますが、次項で述べる障害年金の種類によって等級が異なります。仕組みが身体障害者手帳（手帳）と似ていますが、手帳とは関係がなく、まったく別のものです。

> **重要** ▶ 手帳は障害年金の申請に不要です。

手帳がなくても、障害年金の基準と条件を満たしていれば申請できます。

障害年金の種類

障害年金は大きく障害基礎年金と障害厚生年金に分けられます（図1）。

年金は2階建て構造と表現されることがありますが、1階部分に相当する障害基礎年金だけを受給できる人と、1階部分に加えて2階部分に相当する障害厚生年金も含めて受給できる人がいます。つまり、国民年金加入者（20歳以上の学生、自営業者、主婦などの被扶養者を含む）は1階部分の障害基礎年金のみで、厚生年金加入者（会社員や公務員など）は1階部分と2階部分とを受給できるという仕組みです。障害基礎年金は1級と2級、障害厚生年金は1〜3級に分かれています。

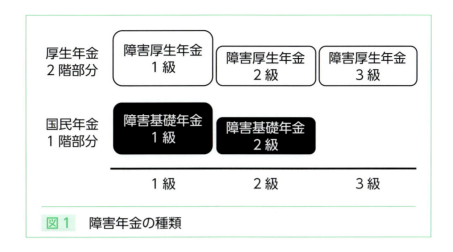

図1　障害年金の種類

障害年金を受給できる条件

障害年金を受給するには、基本的に視力と視野が障害年金基準に該当していること、年金加入の時期に眼科の初診日があること、決められた年金を納付していることなど、いくつかの条件があります。

　障害年金は、たとえ目の状態が基準に該当していても、眼科受診や年金納入に関する条件を満たしていなければ申請することができません。患者さん各々で状況が異なるため、年金事務所などで直接ご相談ください。

20歳前傷病による障害基礎年金

20歳になる前に眼科で今の病気を診断してもらった人は、「20歳前傷病による障害基礎年金」を申請することができます。ただし、規定以上の収入がある場合には、一部または全部の「20歳前傷病による障害基礎年金」を受け取ることはできません。たとえ20歳前から今の病気が始まっていても、病気や受診の経過によっては、障害年金の申請に必要な書類を整えるのが難しく、この年金を受け取れない場合もあります。

受給額

障害年金はいずれも非課税で、家族の構成などによって受給額は異なってきます。

　障害年金支給額は年々見直しや変更がありますので、詳細は年金事務所にお問い合わせください。

①障害基礎年金

平成31年度（令和元年度）からの基本支給額は、障害基礎年金1級の場合は780,100円×1.25倍、2級の場合は780,100円となっています。規定を満たす子どもがいる場合には加算があります。

②障害厚生年金

障害厚生年金の受給額は、報酬比例部分から算出され、配偶者の加給年金が加算されます。つまり、障害厚生年金1級と2級に該当する人で、規定を満たす子どもや配偶者がいる場合には、障害基礎年金と障害厚生年金の1級または2級の年金に加えて、加給年金が加算されます。

申請方法

障害年金の申請は、目の病気が起こってからずっと同じ眼科に通院している場合と、違う眼科に通院している場合で、必要な書類が異なってきます。

①目の病気が起こってからずっと同じ眼科に通院している場合

この場合は「診断書」のみで障害年金を申請できます。まず診断書の用紙「国民年金・厚生年金保険の診断書（眼の障害用）」を年金事務所でもらいます。それを通院している眼科に持参して記入してもらい、年金事務所に申請します。この診断書は手帳の診断書と異なって眼科医であれば誰でも記入でき、特別な資格は必要ありません。

②眼の病気が起こって最初に診断してもらった眼科と、現在通院している眼科が異なる場合

この場合は、前述の診断書に加えて「受診状況等証明書」が必要です。「受診状況等証明書」の用紙は年金事務所でもらいます。それをまず初診の眼科へ持参して、記入、発行してもらいます。次に、現在通院している眼科へ、「国民年金・厚生年金保険の診断書（眼の障害用）」の用紙を初診の眼科で発行してもらった「受診状況等証明書」と一緒に提出し、記入して発行してもらいます。最後に、この二つの書類を年金事務所に申請します。

障害年金の更新

継続して障害年金を受け取るためには、障害年金の更新が必要です。各自で異なりますが、1～5年に一度、診断書を年金事務所に提出して更新を受ける必要があります。更新のため

の診断書の提出は誕生月に求められることが多く、必要な場合には診断書の用紙を通院している眼科に提出してください。なお、診断書には眼科医の診察結果に加えて視力や視野検査などの結果が必要ですので、受診して眼科検査を受ける必要があります。

相談先

障害年金は各々の状況により受給の可否や額が異なります。詳しくは地域の年金事務所、市区町村の国民年金担当の課（障害基礎年金のみ対応）、特定非営利活動法人 障害年金支援ネットワーク、街角の年金相談センター、あるいは社会保険労務士にご相談ください。

参考ホームページ

- 日本年金機構
  http://www.nenkin.go.jp/
- 特定非営利活動法人 障害年金支援ネットワーク
  http://www.syougai-nenkin.or.jp
- 街角の年金相談センター
  http://www.shakaihokenroumushi.jp/consult/tabid/217/Default.aspx

3 介護保険

> **ポイント**
>
> ①視覚障害をもつ方は高齢者も多く、介護保険の対象となる場合があります。
> ②65歳以上の方、あるいは40〜64歳で「特定疾病」にかかっている方は介護保険が利用できる可能性があります。
> ③介護保険は介護が必要になったらすぐに利用できるわけではなく、準備期間が必要です。利用条件を満たしている場合や、近い将来に必要になりそうなときには、早めに相談しましょう。
> ④介護保険は再認定が必要です。定期的に再認定手続きを行う必要があります。
> ⑤介護保険と身体障害者手帳の両方に該当している場合には、介護保険サービスを優先して受けます。しかしそれでカバーできない障害特有のサービスが必要なときには、障害福祉サービスを併用することができます。

介護保険とは？

高齢者の生活を社会全体で支える仕組みとしてできた制度です。日常生活の介助を自己負担でヘルパーさんにお願いするとかなり高額になりますが、介護保険を利用すれば自己負担は原則1割になります。

利用条件

65歳以上の要介護または要支援の認定を受けた方、あるいは40〜64歳で表1に列挙した16種類の特定疾病が原因で介護を要する状態になった方が対象になります。40歳未満の人はいかなる場合も介護保険を利用することはできません。

申請方法

利用条件を満たしている場合には地域の介護保険担当の課に相談し、介護保険を申請しましょう。申請は、本人や家族のほか、地域包括支援センター、居宅介護支援事業所や介護保険施設が代行することもできます。申請手続きの後、役所の担当者や介護支援専門員（ケアマネジャー）が家庭を訪問調査します。そこで、日常生活の中での本人の状態を、決められ

表1　16種類の特定疾病

①がん末期（医師が一般に認められている医学的知見に基づき回復の見込みがない状態に至ったと判断したもの）
②筋萎縮性側索硬化症
③後縦靱帯骨化症
④骨折を伴う骨粗しょう症
⑤多系統萎縮症
⑥初老期における認知症（アルツハイマー病、脳血管性認知症等）
⑦脊髄小脳変性症
⑧脊柱管狭窄症
⑨早老症（ウェルナー症候群等）
⑩糖尿病性神経障害、糖尿病性腎症および糖尿病性網膜症
⑪脳血管疾患（脳出血、脳梗塞等）
⑫進行性核上性麻痺、大脳皮質基底核変性症およびパーキンソン病
⑬閉塞性動脈硬化症
⑭関節リウマチ
⑮慢性閉塞性肺疾患（肺気腫、慢性気管支炎等）
⑯両側の膝関節または股関節に著しい変形を伴う変形性関節症脳血管疾患

た調査項目にそって聞き取り調査を行います。それに合わせて、主治医に意見書を作成してもらいます。主治医意見書の用紙は本人を介さず役所の担当課から直接医療機関へ送られます。意見書には目の障害そのものに関する項目は一切ありません。したがって介護保険を申請する場合には、日常生活上、見えにくいためにどのようなことで困っているか、主治医に要点を伝えておくとよいでしょう。

訪問調査と主治医意見書の結果が出たら、介護認定審査会（保健、医療、福祉領域の専門家メンバーで構成されている会）で最終的な介護度が決まります。介護度は、要介護1〜5、要支援1〜2、非該当（自立）に分類されます。数字が多い方がより介護が必要な状態です。介護度によって介護保険を利用できるサービス内容や利用時間が決まります。

介護保険でできること

介護度によって異なりますが、おおむね次のサービスがあります（表2）。介護保険サービスには、障害者総合支援法に基づく障害福祉サービスと同じようなサービスも含まれます。障害者でなおかつ介護保険の対象者である場合には、介護保険サービスを優先して受けるこ

とになっています。しかしそれでカバーできない障害特有のサービスが必要なときには、障害福祉サービスを併用することができます。

表2　介護保険で受けられるサービス

(1) 介護サービス（介護給付）…要介護1〜5が対象
・居宅（在宅）サービス ・施設サービス ・地域密着型サービス ・居宅介護支援（ケアマネジメント） ・住宅改修
(2) 介護予防サービス（介護予防給付）…要支援1・2が対象
・介護予防サービス ・地域密着型介護予防サービス ・介護予防支援（介護予防ケアマネジメント） ・介護予防住宅改修

4 指定難病

ポイント

①以前は「特定疾患」と呼ばれていましたが、平成27年から「指定難病」という名称になりました。
②手続きは、関係書類を含めてすべて保健所で行います（役所・役場ではありません）。
③更新は毎年必要で、臨床調査個人票の記入は指定を受けた眼科医しか行えません。
④医療費助成も含まれますが、研究が主たる目的でできた制度です。
⑤特定疾患から指定難病に変わり、決まりごとがいくつか変わっています。詳しくは住民票がある地域の保健所に相談しましょう。

指定難病制度とは？

難病とは、原因がわからず治療法が確立されていない病気で、今後さらに研究を進めて解決していかなければならないものです。「指定難病」とは難病法という法律で決められた難病で、これにかかっている場合には所定の手続きをすることで医療費の助成を受けることができ、市区町村によっては見舞金が支給される場合があります。

しかし、指定難病制度の本来の目的は難病を解決するための研究、調査を進めることです。具体的にはそれぞれの疾患の疫学、原因、治療に関する研究が含まれます。したがって、自分の難病を解決する研究に協力したいという気持ちで申請される患者さんもいます。

指定難病の申請は任意で、該当する難病であれば必ず申請しないといけないわけではありません。臨床調査個人票の発行にもお金がかかります。しかし高額な治療や薬が必要な難病の場合には、指定難病に申請しておいたほうがよいでしょう。

指定難病の種類

平成27年度に難病法という法律ができ、これまで「特定疾患」と呼ばれていたものが「指定難病」に名称が変わりました。それと同時に対象となる難病が56疾患から300疾患以上へと大きく増えました。眼科疾患では、網膜色素変性症、黄斑ジストロフィ、ベーチェット病、サルコイドーシス、レーベル遺伝性視神経症、多発性硬化症などが含まれます。詳しくは以下の厚生労働省URLをご参照ください。

症状や治療方法については個人差がありますので、担当医にお尋ねください。

厚生労働省 HP ＞ 政策について ＞ 分野別の政策一覧 ＞ 健康 ＞ 指定難病
http://www.mhlw.go.jp/stf/seisakunitsuite/bunya/0000084783.html

申請方法

　まず該当疾患の「臨床調査個人票」の用紙を入手します。「臨床調査個人票」は上記URLのほか、各都道府県ホームページからダウンロードできます。インターネットが使えない場合には、自分の住民票がある地域の保健所で「臨床調査個人票」を入手します。

　「臨床調査個人票」は、指定を受けた医療機関で指定を受けた医師に記入してもらいます。「新規」は難病指定医のみ記入対応可能で、「更新」は難病指定医と難病指定協力医の両方が記入対応可能です。指定医療機関と難病指定医・難病指定協力医の情報は、各都道府県のホームページで検索できます。

　保健所へ「臨床調査個人票」を提出すると、数ヵ月後に指定難病受給者証というものが自宅へ送られてきます。指定難病は更新制で、毎年1回「臨床調査個人票」を医師に記入してもらい、その他の必要書類と一緒に保健所へ提出しなければなりません。期限が切れると、再度「新規」での申請が必要です。

指定難病制度による医療費の助成

　指定難病に関連したことで医療機関を受診した場合には、あらかじめ決められた自己負担額を超えた額について医療費が助成されます。自己負担額は世帯収入の状況によって異なります。

5 補助具

> **ポイント**
> ①補助具には多くの種類があり、使うことで生活が少しでも便利になることがあります。
> ②身の回りにあるものを活用することもできます。
> ③補装具・日常生活用具には、耐用年数があります。その間は原則として新たなものは購入できないので、購入の際には慎重に選びましょう。

補助具とは？

補助具とは、見えにくさによる不便を少しでも補うための道具のことです。補助具があるとないとでは、生活のしやすさがかなり違ってきます。見えにくさで困っている場合には、まず試してみましょう。

補助具の種類

各種眼鏡、拡大鏡（ルーペ等）、拡大読書器、罫プレート等、いろいろな種類があります。ちなみに、補装具・日常生活用具という用語もありますが、これらは行政用語であり、いずれも補助具に含まれます。

1. 補装具

盲人安全つえ（白杖）、義眼、眼鏡（矯正用、コンタクトレンズ、弱視用、遮光用）が含まれます。身体障害者手帳（以下、手帳）を持っている人は原則として1割の自己負担で購入可能です。詳しくは自分の住民票がある市区町村の障害福祉担当の課（以下、窓口）でご確認ください。

2. 日常生活用具

拡大読書器、視覚障害者用ポータブルレコーダー、盲人用体温計・体重計・血圧計、視覚障害者用音声化ソフト・画面拡大ソフト等が含まれます（図1）。補装具と同じく、手帳を持っている人は原則として1割の自己負担で購入できます。ただし、音声関連のものは1級、2級の手帳を持っている人に限定されることが多いです。日常生活用具の対象品目は市

症状や治療方法については個人差がありますので、担当医にお尋ねください。

5　補助具

区町村によって違いがありますので、必ず窓口でご確認ください。

3．生活便利グッズ

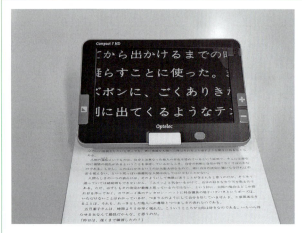

携帯型拡大読書器　　　　　　　据置型拡大読書器

図1　拡大読書器

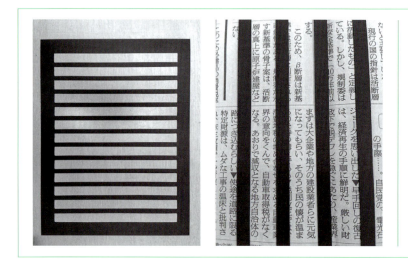

図2　罫プレート

罫プレートを使うと文字が書きやすくなり、タイポスコープを使うと文字が読みやすくなります。

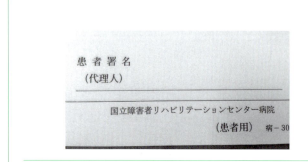
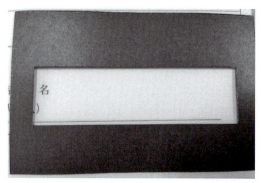

図3　サインガイド

印刷物の上に置くと、コントラストがついて文字が書きやすくなります。

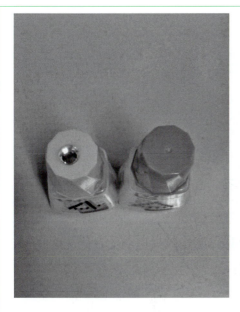 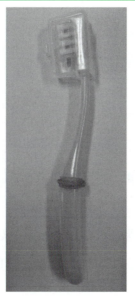 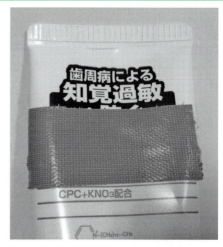

厚めのシール　　　　　　　輪ゴム　　　　　　　　　　テープ

図4　日常品への工夫
（左）目薬の蓋に厚みのあるシールを付けて識別をしやすくします。
（中）歯ブラシに輪ゴムを巻くと自分のものがわかります。
（右）チューブにガムテープを巻くと種類の識別がつきます。

罫プレートやサインガイドなどが含まれます（図2、3）。

特別に視覚障害者向けに販売されているものでなくても、日常の小物を活用することで視覚障害者の生活を便利にするものがいろいろあります。たとえば、他人の物や他種の物を区別するために、身近にある、厚めのシール、輪ゴム、テープ等を使うだけでもかなり便利になります（図4）。

補助具に関する注意

対象品目によって異なりますが、補装具・日常生活用具には耐用年数が定められています。したがって耐用年数の間に新たなものを購入する場合は、原則として公的補助の利用はできず、全額を自費で負担して購入することになります。ですから申請して購入してから「やっぱり別のものがよかった…」と思っても、公的補助を使って別のものに交換することはできません。補助具は慎重に選びましょう。

6 ロービジョン外来

> **ポイント**
>
> ①病気そのものを治す外来ではありません。
> ②見え方で困っている人が対象です。見え方で困っていることを解決できる可能性があります。
> ③ロービジョン外来で、これまで得られなかった有益な情報や手段を得ることができる場合があります。見え方で困っているときにはぜひロービジョン外来を受診してみましょう。

ロービジョンとロービジョンケア

　見えにくい状態のことをロービジョンといいます。視覚障害という言い方もありますが、ロービジョンの方がもっと大きな概念で、身体障害者手帳の有無にかかわらず見え方全般で困っている人のことをロービジョン者という場合もあります。治療により病気が落ち着いていても、見え方で困っている患者さんは多く、ロービジョンケアが有効なことがあります。
　ロービジョンケアとは、見え方で困っている人を少しでも生活しやすくなるようにすることです。視機能が上がるわけではありませんが、ロービジョンケアを取り入れることで生活がずいぶんしやすくなります。最近、クリニックや病院の眼科の中にロービジョン外来という特殊外来を設けている眼科も以前より増えてきました。見えにくさで困っているときには、自分一人で悩まずに、まずはロービジョン外来を受診してみてはいかがでしょうか。

ロービジョン外来の実際

(1) あなたはどのくらい見えていますか？

　ロービジョンの見え方にはいろんなパターンがあります。まずは今の視力と視野の状態をよく調べる必要があります。あなたがいま見えている力を「保有視機能」といいます。

(2) あなたのニーズは何ですか？

　見えにくいことで具体的に困っていることをニーズといいます。自分自身のニーズをはっきりさせることはロービジョンケアを有効に進めるためにも大切です。しかし自分では自分のニーズがはっきりとわからないこともあります。ロービジョン外来ではスタッフが問診を

行いながら、あなたのニーズを一緒にはっきりとさせていきます。

(3) できることをさがす

具体的なニーズがわかったら、各種補助具を使ったり、公的サービスの利用を取り入れたりします。人によっては、学校で、職場で、家庭で、各々の背景によっても補助具やサービスの取り入れ方が異なります。できるだけそれぞれの場所で生活しやすくなるように、スタッフでサポートしていきます。

(4) ロービジョン者に必要な情報

ロービジョン者にとって、各種の情報はとても大切です。いまはインターネットを通してかなりの情報を得ることが可能になりましたが、ロービジョン外来でも関連情報を得ることができます。

参考ホームページ

ロービジョン外来のある眼科は下記の参考ホームページで検索することができます。

- 日本眼科医会　ロービジョンケア施設

　http://www.gankaikai.or.jp/lowvision/

- 日本ロービジョン学会　ロービジョン対応医療機関リスト

　https://www.jslrr.org/low-vision/institutions

眼病と遺伝

> **ポイント**
> ①眼病には遺伝するものがあります。
> ②その代表は、色覚異常を含む網膜/黄斑ジストロフィと角膜ジストロフィ、遺伝性視神経症などです。
> ③遺伝形式には、常染色体優性遺伝、常染色体劣性遺伝、X染色体劣性遺伝、ミトコンドリア遺伝などがあります。
> ④常染色体優性遺伝は、50％の確率で子孫に遺伝します。
> ⑤常染色体劣性遺伝は、血族結婚をしなければ、子孫に遺伝する確率は1％か、それ以下です。
> ⑥X染色体劣性遺伝（先天色覚異常など）は、ほとんど男性にだけ発病します。
> ⑦遺伝病に確立した治療法はありません。しかし、再生医療（iPS細胞やES細胞など）、人工角膜や人工網膜、遺伝子治療、神経保護治療などが試みられています。

遺伝子と遺伝病

　遺伝病とは遺伝子の異常が原因で起こる病気のことで、目の病気に限らず、たくさんの種類があります。遺伝子とは体を構成しているあらゆるたんぱく質の設計図で、数万種類あると言われています。その中で目に関係している遺伝子に異常があれば、目の病気を発症する可能性があります。

　遺伝病の遺伝形式には「常染色体優性遺伝」、「常染色体劣性遺伝」、「X染色体劣性遺伝（性染色体劣性遺伝、伴性劣性遺伝）」があり、まれに「ミトコンドリア遺伝」というものがあります。

　ヒトは誰でも1対の遺伝子を持っていて、そのうち片方は父親から、片方は母親から来た遺伝子です。その1対の遺伝子のどちらかに異常があれば発病するものを「常染色体優性遺伝」、両方に異常があって初めて発病するものを「常染色体劣性遺伝」、X染色体（性染色体）の上にある遺伝子が原因で起こる病気を「X染色体劣性遺伝」といいます。劣性遺伝の場合、1対の遺伝子の片方にだけ異常を持つ場合には発症しません。これをキャリア（保因者）といいます（図1）。

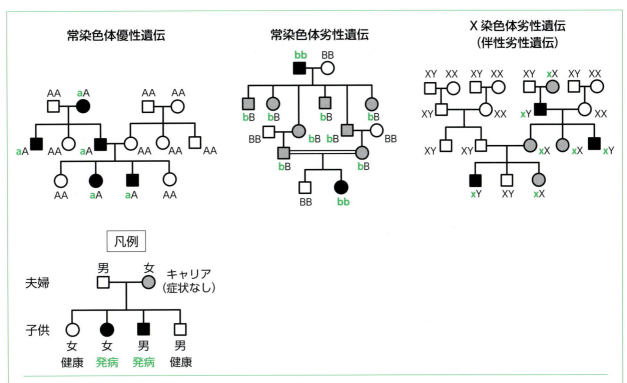

図1 遺伝の種類とその家系図の例（白：正常、黒：発病者、グレー：キャリア）

この図では、a, b, x（小文字、緑）は異常遺伝子、A, B, X, Y（大文字、黒）は正常遺伝子を表します。人はみな、父親と母親からの遺伝子をペアで持っています。XYの組み合わせは男性、XXの組み合わせは女性であることを示します。

①常染色体優性遺伝では、片方の遺伝子が異常なだけで発病します。各世代に発症し、キャリアはいません。
②常染色体劣性遺伝では、二つの異常遺伝子が重なって発病します。片方だけが異常遺伝子の場合は発病せず、キャリアとなります。常染色体劣性遺伝は、血族結婚（いとこ結婚など；二重線）で発病することが多いです。
③X染色体劣性遺伝（伴性劣性遺伝）では、X染色体上の異常遺伝子によって発病します。男性はX染色体は1つしか持たないので、異常x遺伝子があれば発病しますが、女性はX染色体を2つ持つので異常x遺伝子がひとつでは発症せず、キャリアとなります。その結果、患者はほとんど男性で、キャリアは女性だけです。

遺伝病で、家族や親族に同じ病気が見当たらない場合を「孤発」といいます。孤発とは本当に遺伝のないこともありますが、実は隠れた常染色体劣性遺伝やX染色体劣性遺伝が多いと思われます。近年は、兄弟が少ないうえに先祖のこともよくわからないことが多いからです。

子孫に遺伝する確率は？

病気が遺伝する確率は、遺伝形式や、誰と結婚するかによって異なります。

①常染色体優性遺伝

発症した人の場合は、50％の確率で遺伝します。発症しなかった人の場合は子孫に同じ病気が起こることはありません。しかし「現在発病していない人」の中にはこれから発病する人が混じっている可能性があります。もしそうであれば50％の確率で遺伝します。

症状や治療方法については個人差がありますので、担当医にお尋ねください。

②常染色体劣性遺伝

　この場合は血族結婚が問題になります。血族結婚では、発症している人の結婚相手がキャリアでなければ子どもに発症しませんが、相手がキャリアであれば50％の確率で発症します。キャリア同士の血族結婚は、25％の確率で子どもに発症します。キャリアとは、遺伝子異常は持つが発症しない人（見かけは正常な人）ですので、眼科で診察してもキャリアであるか否かはわかりません。

　しかし、発症している人が血縁関係にない人と結婚した場合には、子どもに発症する確率は1％以下です。よく「劣性遺伝は隔世遺伝する」と言われますが、血縁関係にない人と結婚した場合には隔世遺伝しません。

③X染色体劣性遺伝（先天色覚異常など）

　発症している男性がキャリアでない女性と結婚した場合、生まれてくる男の子の50％は発症し、女の子は全員キャリアとなります。キャリアの女性が健康な男性と結婚した場合、生まれてくる男の子の50％は発症し、生まれてくる女の子の50％がキャリアになります。つまり発症している男性の子孫は、子でも孫でも男の子なら50％に発症します。

■ 原因となる遺伝子

　遺伝性眼疾患の原因遺伝子は100種類以上発見されています。しかし遺伝子に関する研究はまだ発展途上で、たとえば網膜色素変性という網膜の病気では、日本人患者を調べてもまだ半数以上で原因遺伝子を特定できません。これはつまり日本では遺伝病に関する研究が遅れているからで、現在、国をあげて研究に取り組んでいます。

■ 遺伝病の治療

　現在、遺伝病に有効な治療法はありません。しかし再生医療（iPS細胞やES細胞を用いた治療）、人工臓器（角膜、網膜）、そして遺伝子治療が研究され、特に欧米では一部で実験的に試みられています。しかし副作用などわからないことも多く、今後の研究が待たれます。

■ 福祉

　目の遺伝病は深刻な視力障害をもたらすことがあります。この場合、視覚障害、障害年金、介護保険などを申請することができます。また疾患によっては指定難病になっていて、補助金を受けられるほか、難病に対する研究の一助になっています。これらは別項を参照してください。

MEMO

＜監修＞

下村　嘉一（しもむら　よしかず）

近畿大学 名誉教授

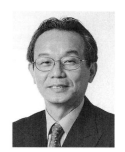

1977年	大阪大学医学部卒業
1981年	ジョージア医大細胞分子生物学教室講師
1983年	大阪大学眼科助手
1988年	大阪労災病院眼科部長
1990年	松山赤十字病院眼科部長
1993年	大阪大学眼科講師
1997年	大阪大学眼科助教授
1999年	近畿大学眼科主任教授
2018年	近畿大学名誉教授（現在に至る）

＜編著＞

國吉　一樹（くによし　かずき）

近畿大学医学部眼科学教室　講師

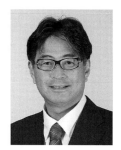

1988年	大阪市立大学医学部卒業
1996年	医学博士（近畿大学）
1996年	ハーバード大学スケペンス眼研究所
1998年	近畿大学医学部眼科助手
2000年	近畿大学医学部眼科講師（現在に至る）

眼科インフォームド・コンセント
ダウンロードして渡せる説明シート

2018年4月5日　第1版第1刷 ©
2019年7月1日　第1版第2刷

監　修	下村嘉一	SHIMOMURA, Yoshikazu
編　著	國吉一樹	KUNIYOSHI, Kazuki
発行者	宇山閑文	
発行所	株式会社　金芳堂	

〒606-8425　京都市左京区鹿ヶ谷西寺ノ前町34番地
振替　01030-1-15605
電話　075-751-1111（代）
http://www.kinpodo-pub.co.jp/

印刷・製本　亜細亜印刷株式会社

落丁・乱丁本は直接小社へお送りください．お取替えいたします．

Printed in Japan
ISBN978-4-7653-1748-1

> **JCOPY** ＜（社）出版者著作権管理機構　委託出版物＞
>
> 本書の無断複写は著作権法上での例外を除き禁じられています．複写される場合は，そのつど事前に，（社）出版者著作権管理機構（電話 03-5244-5088，FAX 03-5244-5089，e-mail：info@jcopy.or.jp）の許諾を得てください．

> ●本書のコピー，スキャン，デジタル化等の無断複製は著作権法上での例外を除き禁じられています．本書を代行業者等の第三者に依頼してスキャンやデジタル化することは，たとえ個人や家庭内の利用でも著作権法違反です．

PDFのダウンロード方法について

本書の各項目をPDFファイルでダウンロードしてご利用いただけます。
PDFファイルは下記の手順でダウンロードいただけます。

1．下記のURLにアクセスしてください

http://www.kinpodo-pub.co.jp/ganka_ic

もしくは、右のQRコードか、弊社Webサイトの本書籍詳細ページにあるリンクからもアクセスできます（http://www.kinpodo-pub.co.jp）。

2．ログイン方法

- 下記のシリアルナンバーと書籍内に記載されたシークレットナンバー（5桁のコード）の2点が必要です。
- シークレットナンバーは、本書のページ番号横にランダムで5ヵ所配置されています。シリアルナンバー入力後、ログイン画面で指定されたページ番号横に記載された、アルファベットと数字による5桁のコードを入力してください。
- ログインには、あわせて利用規約への同意が必要となります。

≪シリアルナンバー≫（シールを剥がしてください）

3．利用上の留意点

- 第三者へのシリアルナンバーの貸与・譲渡・共有を禁止します。
- 紛失された場合であっても、シリアルナンバーの再発行はできません。
- ダウンロードしたPDFファイルのご利用は、患者さんへの説明を目的とした場合のみを許可し、それ以外の目的による配布、複製、転載等を禁じます。
- 一度に大量に配布することを禁じます。患者さんには個別に説明をしたうえでお渡しください。
- PDFデータを利用された結果によるどのような影響も責任を負いかねます。
- 図書館など、館外貸し出しを目的とする施設では、本サービスは利用できません。
- その他、PDFご利用サイトに記載の利用規約を順守してご利用ください。

＜閲覧環境について＞
- Adobe Acrobat Reader：DC/2017などの最新バージョン
  Windows
  - OS：Windows 7/8.1/10
  - ブラウザ：IE、Chrome、Firefoxなどの最新バージョン

  Macintosh
  - OS：10.8〜10.13
  - ブラウザ：Safari、Chrome、Firefoxなどの最新バージョン